鲜冬虫夏草的研究与应用

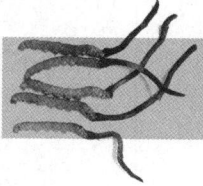

主编 ◎ 梅全喜　　李文佳

中国中医药出版社

·北 京·

图书在版编目（CIP）数据

鲜冬虫夏草的研究与应用/梅全喜，李文佳主编．—北京：中国中医药
出版社，2019.6

ISBN 978 - 7 - 5132 - 5541 - 7

Ⅰ．①鲜…　Ⅱ．①梅…②李…　Ⅲ．①冬虫夏草 - 基本知识　Ⅳ．①R282.71

中国版本图书馆 CIP 数据核字（2019）第 071808 号

中国中医药出版社出版

北京经济技术开发区科创十三街 31 号院二区 8 号楼
邮政编码　100176
传真　010 - 64405750
三河市同力彩印有限公司印刷
各地新华书店经销

开本 710×1000　1/16　印张 15.5　字数 269 千字
2019 年 6 月第 1 版　2019 年 6 月第 1 次印刷
书号　ISBN 978 - 7 - 5132 - 5541 - 7

定价　62.00 元
网址　www.cptcm.com

社 长 热 线　010 - 64405720
购 书 热 线　010 - 89535836
维 权 打 假　010 - 64405753

微信服务号　zgzyycbs
微商城网址　https://kdt.im/LIdUGr
官 方 微 博　http://e.weibo.com/cptcm
天猫旗舰店网址　https://zgzyycbs.tmall.com

　　鲜药治病是中医学的特色之一，也是中医药传统用药经验的精华。中医临床应用鲜药治病具有悠久的历史，几千年来，鲜药作为中医药防病治病的重要手段，为中华民族的生存繁衍发挥了重要的作用。一种药物，不论是西药还是中药，其对人体的药效作用首先与其所含的物质基础，即活性成分直接相关。而鲜药的活性成分含量高，药理作用比相应的干品好，且多数鲜药含有丰富的抗氧化物质，能提高人体免疫功能，抑制细胞癌变和癌细胞转移，防止多种疾病的发生等，用于治疗多种常见病、疑难杂症及各种肿瘤等均有较好的效果，这是人们选用鲜药的重要依据。近年来开展的鲜冬虫夏草研究和应用取得的显著成效就是鲜药应用的一个典型范例。

　　冬虫夏草最早的应用是从古代藏医开始的，现存最早的藏医学著作《月王药诊》首次记载了冬虫夏草（藏语"牙儿札更布"）的功效是治肺部疾病，其后《藏本草》中也记载了其"补肾，润肺"的功能。随着藏汉民族间的文化交流，藏医药学更多地被汉族的中医药学借鉴与吸收，不少藏医所用的药物也被中医用于临床。冬虫夏草亦是如此，其在中医药中大范围的应用大概始于明代，最早记载冬虫夏草的中医著作是明代的《寿世保元》，其作为药物则是始载于清代汪昂的《本草备要》，其后各种本草书籍多有记载，现代中药专著及药典如《中药大辞典》《中华本草》《中华人民共和国药典》等也都有记载及论述，其在中医临床和民间应用越来越广泛。

　　现代研究表明，冬虫夏草除了含有核苷类、氨基酸类、甘露醇、麦角甾醇类、多糖类成分外，尚含有维生素类、无机元素、多胺类成分及脂肪酸、酯、烷烃等其他成分。其中多糖类成分是冬虫夏草含量最丰富的活性成分，种类达20多种，可活化巨噬细胞，刺激抗体产生，具有抗肿瘤、抗肝纤维化、提高人体免疫力、降血糖等多方面的药理活性，并且是冬虫夏草滋补作用的有效成分。在药理作用研究方面，大量实验已证明，冬虫夏草具有调节机体免疫功能、调节呼吸系统功能、抗肿瘤、抗菌、抗病毒、调节心血管功能、调节中枢神经系统、抗氧化、抗疲劳、耐缺氧、益智，以及保护肾脏、肝脏、胰脏等多种药理作用，这些为冬虫夏草的扩展应用提供了理论依据。冬虫夏草已被广泛用于治疗各种肿瘤，如肺癌、黑色素瘤、肝癌、甲状腺癌、胃癌、宫颈癌、白血病及淋巴瘤等；心脑血管疾病，如冠心病、心律失常、高血压、高脂血症等；呼吸系统疾病，如慢性阻塞性肺疾病、肺间质病、老年反复呼吸道感染、肺源性心脏病、呼吸衰竭、肺结核、哮喘及肺气肿等；泌尿系统疾病，如慢性肾炎、狼疮性肾炎、肾病综合征、肾移植抗排异、肾病蛋白尿、早期糖尿病肾病、血尿、性功能低下等；消化系统疾病，如慢性肝炎、乙型肝炎、病毒性肝炎、肝硬化等，均取得了较好效果。近年来开展的鲜冬虫夏草研究表明，在其干燥过程中伴随着成分的转换、丢失，使有效成分种类减少，有效成分含量降低，经对比发现，鲜冬虫夏草在部分有效成分方面均明显优于干冬虫夏草。鲜冬虫夏草的药理实验结果表明，在免疫调节方面，鲜冬虫夏草能够提高小鼠的免疫功能；在抗肿瘤方面，鲜冬虫夏草提取物对部分肿瘤细胞有直接抑制作用，水提物能够在增强顺铂药效的同时降低化疗药物导致的毒性，鲜冬虫夏草小分子提取物对多种肿瘤细胞的生长具有抑制作用，水提物具有明显的抗肿瘤转移作用；在呼吸系统疾病方面，鲜冬虫夏具有抗PM2.5、祛痰和抗肺部炎症的作用；在抗氧化方面，鲜冬虫夏草水提物具有显著的抗氧化作用；在调节血糖方面，鲜冬虫夏草水提物具有改善正常小鼠糖耐量的作用。由此表明，鲜冬虫夏草在调节免疫、抗肿瘤、治疗肺部疾患、抗氧化、调节血糖等方面均有较好的药理作用，且有些作用均明显优于干冬虫夏草。相信随着鲜药应用的更加广泛和研究的更加深入，鲜冬虫夏草将会有更广泛的发展前景。

但冬虫夏草野生资源极度匮乏，已被列入国家二级濒危保护植物名录，广东东阳光药业有限公司在尊重自然的基础上，遵循冬虫夏草的生活习性，运用智能生态科技和大数据统计分析技术，模拟冬虫夏草生长发育所需的土壤、光照、紫外线、温度、湿度、气压及食物等相关因素变化规律，高度模仿并创造出适宜冬虫夏草生长的生态环境条件，进行生态繁育冬虫夏草取得成功，并采用专利清洁加工技术及智能保鲜技术，批量生产出鲜冬虫夏草（繁育品）。该项目连续获得国家工业和信息化部、国家中医药管理局、湖北省科学技术厅等多个重大项目资助，累积获得资助经费达5000余万元。生态繁育成功的冬虫夏草经中国食品药品检定研究院、广东省药品检验所、中国中医科学院、中国科学院微生物研究所、广州中医药大学附属中山中医院等多家权威机构与野生冬虫夏草在种源、性状、显微、化学成分、药理活性及临床应用等方面进行系统比较研究显示，两者一致，且冬虫夏草（繁育品）重金属及有害元素不超标，为鲜冬虫夏草的推广应用提供了可靠的保障。鲜冬虫夏草（繁育品）获得了广东省药品标准和农业部农产品质量安全中心颁发的《无公害农产品证书》。该项目产生了巨大的经济和社会效益，解决了珍稀濒危中药资源冬虫夏草可持续发展问题，科技创新性高，目前已荣获广东省科学技术一等奖等多项科技成果奖励。

本书由东阳光冬虫夏草生态繁育研究团队与广州中医药大学附属中山中医院中药药理与临床研究团队及深圳市宝安纯中医治疗医院研究团队合作，在生态繁育冬虫夏草鲜用研究的基础上，参考国内外冬虫夏草研究的成果编著而成。全书共分五章，全面阐述了冬虫夏草尤其是鲜冬虫夏草的应用历史、生药学研究、化学成分、药理作用及临床应用等内容。本书对医师、药师、医药工作者及中医药爱好者都具有较高的参考价值，对冬虫夏草尤其是鲜冬虫夏草的深入研究与推广应用具有重要的推动作用。

本书编写过程中参考应用了许多同道的研究资料（参考文献附后），在此一并致谢！

由于时间仓促，加之水平有限，书中若出现遗漏和差错，敬请广大读者提出宝贵意见，以便再版时修订提高。

梅全喜　李文佳

2019 年 4 月 18 日

第一章　鲜冬虫夏草的应用历史

冬虫夏草又名虫草、冬虫草、夏草冬虫、雅扎贡布（藏语，即长角的虫子），是一味中药，因其与季节成熟状态相关的、独特的形态特征和临床疗效而得名。鲜冬虫夏草为麦角菌科真菌冬虫夏草菌 *Cordyceps sinensis*（BerK.）Sacc. 寄生在蝙蝠蛾科昆虫幼虫上的子座和幼虫尸体的复合体。子座出土、子囊鞘未形成时挖取，除去泥土及似纤维状的附着物鲜用。中医学认为其气微腥，味微苦，性甘、平，归肺、肾经，具有补肾益肺、止血化痰的功效，与鹿茸、人参同被称为"中药三大宝"，闻名全世界；因其具有温而不火、补而不峻、滋而不腻的药效特点，故有"百药之王"的美称。同时，冬虫夏草是我国稀缺的传统名贵滋补中药，既可入药，也可养生食用，自唐代开始就有文字记载，具有悠久的药用历史。冬虫夏草野生资源稀缺，年产量低，价格一直居高不下，而且只能干燥保存使用。过去一直认为冬虫夏草是不可以繁育（培植）的，直到近年来东阳光冬虫夏草研究团队成功实现冬虫夏草产业化繁育，不仅使冬虫夏草的来源有了保障，而且使冬虫夏草鲜用成为可能。随着鲜草应用的推广，越来越多的人认识到鲜冬虫夏草的优势，本书将全面系统介绍鲜冬虫夏草的相关知识，供鲜冬虫夏草应用者参考。

第一节　冬虫夏草的药用历史

一、冬虫夏草药用历史

1. 清代之前冬虫夏草的药用历史

冬虫夏草是传统名贵珍稀中药材，具有悠久的药用历史，其医疗和保健作用历来被众多医家所推崇。关于冬虫夏草的文字记载首见于我国藏医籍，明清以后中原地区医籍文献中的记载逐渐增多。

710年，唐中宗时，金城公主嫁到西藏，带来了大批医药人员和书籍，成书于此时的《月王药诊》（亦称《医法月王论》，图1-1）就有冬虫夏草的藏语"牙儿札更布"的记载，这是笔者找到的现存最早的有关冬虫夏草记载的藏医学著作，首次记载了冬虫夏草功效——治肺部疾病。其后，经过70年，在《藏本草》中也记载了冬虫夏草"补肾，润肺"的功能。它们是中国关于冬虫夏草药用价值最早的文字记载。后来其他藏医著作陆续有冬虫夏草的记载，在《图鉴》中写到，冬虫夏草一般是生长在高山和灌丛林地，可以清解肺热，主要治疗肺病和

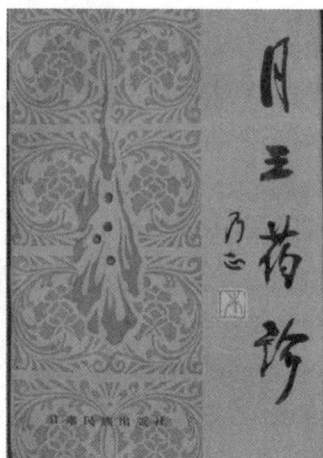

图1-1　《月王药诊》

"培根"病；在《吾三卷香》中提到，冬虫夏草可以治疗胃痛和筋骨痛等疾病；《金汁甘露宝瓶札记》中记载："冬虫夏草味甘，性温，滋补肾阴，润肺。"这三本藏医书籍主要讲述了冬虫夏草对肺病和胃痛等疾病具有较好的疗效。

15世纪，《医学千万舍利》（图1-2）中首次对冬虫夏草的生长环境及形态进行了描述，称在药性方面，它性微温，味甘、辛，在治疗生命气息疾病和胆汁疾病的同时又不增加痰液，且在增加精液、提高性欲方面具有特别的效果。《甘露宝库》中亦记载冬虫夏草具有多种功效，可以恢复精气，调节身体机能。此后，冬虫夏草逐渐传到中原并开始得到应用，慢慢有了汉方中医药著作对其的记载。

在中医药著作中能查到的最早记载见于明代龚廷贤的《寿世保元》。书中记载有"冬虫夏草，味甘性温，虚劳咯血，阳痿遗精"。明代之后中医药著作对于冬虫夏草的记载逐渐增多，内容也越来越广泛

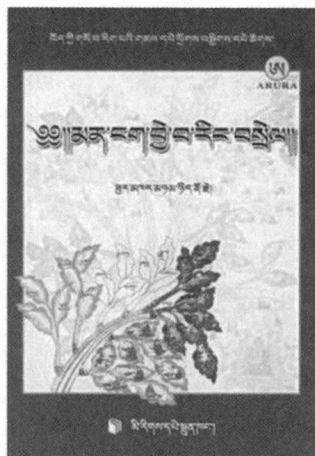

图1-2　《医学千万舍利》

了。可见在清代之前虫草的应用主要是藏医药，功效主要是润肺、补肾，临床应用于虚劳咯血、阳痿遗精等之类疾病。

2. 清代冬虫夏草药用历史记载

随着汉藏民族文化的深入交流，越来越多的藏医药学被汉族的中医药学借鉴

与吸收，并应用于临床。关于冬虫夏草的始载本草，此前几十年来一直被误认为是清代吴仪洛的《本草从新》（1757年），如江苏新医学院主编的《中药大辞典》、国家中医药管理局《中华本草》编委会编写的《中华本草》及高等医药院校的教材《中药学》均认为冬虫夏草始载于《本草从新》，但笔者经过考证认为，作为药物最早的记载是比《本草从新》早60多年的清代汪昂的《本草备要》（1694年）。

显然，从成书的时间可以明显看出《本草备要》要早《本草从新》63年。且关于这两本书之间的关系，《本草从新·原序》做了实事求是的表述："新安汪氏，著《备要》一编，卷帙不繁。""独惜其本非岐黄家，不临证而专信前人，杂采诸说，无所折中，未免有承误之失。余不揣固陋，取其书重订之，因仍者半，增改者半。"吴仪洛明确表明《本草从新》是在《本草备要》的基础上重新修订而成，补充一些新的内容，故订名曰《本草从新》。因此，溯本求源，最先记载冬虫夏草入药的本草当为《本草备要》。冬虫夏草收载于《本草备要》的"新增"药物栏，汪昂在自序中写道："世尚有仪余药味之简者……兹因重梓，更增备而可用者约六十品，以厌言者之口。"从中可以看出，"新增"栏内所有药物均出自汪氏之手，所以冬虫夏草作为药物最早见于《本草备要》而非《本草从新》是无可争辩的。同时，此时对于冬虫夏草产地有了明确的讲究，对冬虫夏草产地的记载也扩大至云贵一带了。

随后，赵学敏在《本草纲目拾遗》中对冬虫夏草产地、形态和功效等方面做了详细记载，认为其"功与人参同"，充分肯定了冬虫夏草的滋补作用。他还率先发明了虫草的食疗方法——虫草炖老鸭法。至今在岭南地区非常流行的食疗名汤"虫草煲水鸭"就是在这个基础上延续下来的。

《植物名实图考》（1848年）全部转载自吴仪洛《本草从新》中有关虫草的内容，并加按语："此草两广多有之，根如蚕，叶似初生茅草，羊城中采为馔，云：鲜美。"吴其濬的这种冬虫夏草在广东、广西多有产，在广州采的冬虫夏草很鲜美的认识，应该是不准确的。因为广州的气候并不适合冬虫夏草的生长，虫草蝙蝠蛾的分布具有区域性、地带性和垂直性规律，其总分布趋势与地势相吻合。云南冬虫夏草总的分布幅度在海拔3850～5080m之间。而广东属于丘陵地带，海拔最高不过2000m，不适合冬虫夏草的生长。对于其认识有两种解释：一是晚清的广州是中外贸易及国内货物集散中心之一，广州的冬虫夏草可能是从西部转运而来；二是两广的冬虫夏草并非真正的冬虫夏草（*Cordyceps sinensis*），而是虫草属（*Cordyceps*）的其他种类，如生境包括两广的亚香棒虫草（*Cordyceps hawkesli*）。

清末唐宗海在《本草问答》（1893 年）卷上对冬虫夏草做了细致的论述，他从阴阳的角度阐述了冬虫夏草虫和草的变化，并提出了"欲补下焦之阳，则单用根，若益上焦之阴，则兼用苗"的观点，而众所周知，冬虫夏草的功效为"补肺益肾"，这里的上焦应指的是肺，下焦应指的是肾。唐宗海先生从本草学的角度，对冬虫夏草的虫体及子座的功效差异做出阐述，对冬虫夏草的临床应用有一定的指导意义。

除了本草医籍外，一些地方志、杂文笔谈、诗文等也有对冬虫夏草的记载。《青藜馀照》收载有冬虫夏草："四川产夏草冬虫，根如蚕形，有毛能动，夏月其顶生苗，长数寸，至冬苗抵，但存其根，严寒积雪中，往往行于地上。"研究者芦笛在《上海高校图书情报工作研究》（2015 年第 1 期）上撰文对此进行了考证。他认为，清代唐秉钧《文房肆考图说》和赵学敏《本草纲目拾遗》均包含一则出自《青藜馀照》的关于夏草冬虫的记载，过去有关夏草冬虫（或冬虫夏草）的文献研究对此亦有所注意，且均未对《青藜馀照》一书予以深究，事实上《青藜馀照》的作者是康熙时期上海县人唐方沂，其对夏草冬虫的记载源于青浦县居京文人兼官员董宏的叙述，书中关于夏草冬虫的文字记录于 1712 到 1722 年间，是目前已知除藏文文献以外的最早关于冬虫夏草的记载。据现在文献考证，明代龚廷贤的《寿世保元》（1615 年）和清代汪昂的《本草备要》（1694 年）等中医药文献中都有记载冬虫夏草。《青藜馀照》对虫草的记载应是除藏文文献和中医药文献之外的中文书籍中最早关于虫草的记载。

雍正年间的《四川通志》（1735 年）记录了冬虫夏草性温暖，补精益髓，产自拨浪工山。拨浪工山位于四川省甘孜藏族自治州理塘县，《四川通志》是首本记载冬虫夏草的地方志。

1744 年，袁栋撰的《书隐丛说》卷 6 "夏草冬虫"条载："昔有友人自远来，饷予一物，名曰'夏草冬虫'，出陕西边地，在夏则为草，在冬则为虫，故以是名焉。浸酒服之，可以却病延年。余所见时，仅草根之枯者，然前后截形状、颜色各别，半青者，仅作草形，半黑者，略粗大，具有蠕蠕欲动之意。不见传记书之以俟后考云。"《书隐丛说》记载了冬虫夏草可以泡酒服用，具有却病延年的功效。

1749 年，吴敬梓所著的《儒林外史》中描写了扬州盐商万雪斋邀牛玉团等到酒楼聚饮的场景，其中头一碗上的就是冬虫夏草，并介绍此物"扬州城里偏生多"。《儒林外史》虽是小说，但是也从侧面反映了当时的社会生活。可见，在当时，冬虫夏草便已从西域流通至扬州，且极其普遍了。1777 年，满人七十一（号椿园）撰《西域闻见录》中也记载了冬虫夏草的生长史及药性。

1778 年，唐秉钧等《文房肆考图说》转载了《青藜馀照》和《本草从新》中有关冬虫夏草的记载，并提出了自己的疑问："以意察之，其不畏寒而行雪中，则其气阳性温可知。"又载："应奎书院山长孔老师，述伊弟患怯，汗大泄，虽盛暑，处密室帐中，犹畏风甚，病三年，医药不效，症在不起。适戚自川解组归，遗以夏草冬虫三斤，逐日和荤蔬作肴炖食，渐至全愈。"虽然作者提出了自己的疑问，但他也引用了一个当时冬虫夏草补肺气的案例，充分证明了虫草的临床疗效。这种既具有批判精神又具有实践案例的记载，对于人们认识冬虫夏草的真实作用与疗效具有一定的参考价值。

随后在陈镛《樗散轩丛谈》中载其叔从四川带归一物，名"冬虫夏草"，煎汤食之可治疗心头痛，亦可炖鱼肉鸡鸭，大补肾水。1890 年心禅僧撰《一得集》中记载有冬虫夏草、西洋参、川贝等治疗肺虚喘咳之症，服二十余剂而愈。可见，在这些文学、史志、诗歌及杂记类的书籍中也有不少有关冬虫夏草功效与治病的记载。

冬虫夏草在我国作为药材出口到国外的历史远远早于文字的记载。早在明代初期到中叶，冬虫夏草就作为贵族广泛食用的滋补品从浙江传到日本。1723 年，欧洲的传教士巴多明将在中国得到的冬虫夏草寄到了法国，后经过雷奥米尔、杜赫德、桑伯格、桑德斯、苏贝伊然等众多西方学者的研究。早期的冬虫夏草英文译为 " Hia Tsao Tong Tchong "" Hea Tsaon Tsong Chung " 等，日文译为 " Tochukaso "。早期国外的研究也大多是对虫草或虫草菌进行物种鉴定的研究。据芦笛考证，19 世纪西方学者开始把冬虫夏草和真菌联系起来，着手对其进行物种鉴定。而真菌学的发展也导致其拉丁名不断更换，其实早年的西方学者也用拉丁名 " *Sphaeria sinensis* " 或 " *Cordyceps sinensis* " 描述冬虫夏草中药材。1841 年，英国昆虫学家斯特伍德最早开始对冬虫夏草进行鉴定研究，1843 年，中国的冬虫夏草真菌部分被贝克莱（Berkeley）所鉴定，为 " *Sphaeria sinensis* "，1857 年将其归为真菌界虫草属 *Cordyceps*，更名为 " *Cordyceps sinensis* "，并注明夏草冬虫在中国是一种药物。1892 年，Antwerp Edgar Pratt 记述了四川和西藏的药材出口，他还给虫草附上了学名 " *Sphaeria sinensis* "，并解释其为一种根似毛虫的植物，具有滋补作用。1895 年，George Massee 描述 "*Cordyceps sinensis*" 的形态特征。1918 年，Curtis Gates Lloyd 撰文《来自齐天锡的中国的夏草冬虫 (*Cordyceps sinensis*)》中附有一幅一束夏草冬虫的照片。稍后 John Lindley 提到了用作药材的夏草冬虫采用了 Berkeley 的定名 "*Sphaeria sinensis*"，同时还附有夏草冬虫的两幅插图。自此，冬虫夏草开始在国外引起重视，中国的冬虫夏草也因此闻名于世。

3. 近现代冬虫夏草药用历史与研究概况

民国时期，冬虫夏草已被广泛接受，在中医临床配伍应用及民间使用中，都将冬虫夏草作为一味重要的名贵中药或滋补品。

民国名医张山雷在所著《本草正义》中转载了《本草从新》《四川通志》及《文房肆考》中有关虫草功效及应用的记载，并指出："冬虫夏草可治肾阳不充，阴虚于下、冲气上升之虚嗽，治虚人气冲干咳、面色惨白、脉小不劲、唇舌淡白滑润者，颇能得效。惟唇舌鲜赤，虚火上炎者，颇不敢用，恐其助阳，扰动阴中之火，反以滋害。"

中华人民共和国成立以后，冬虫夏草作为传统中药材其应用范围越来越广，应用量也逐年增加，这一段时间出版的医药专著、教材、地方药志、药典等书籍也都有记载，对于虫草的研究也更深入。从药典的记载变化就可以知道其应用情况，1963 年版《中华人民共和国药典》（以下简称《中国药典》）一部收载了冬虫夏草，载其"功能保肺益肾，秘精益气，主治虚劳咳嗽，咯血，多汗，阳痿遗精，腰膝酸疼"。其后历版药典都有收载，但功能主治有所变化，如 1977 年版《中国药典》载其功能与主治为："补肺益肾。用于气短喘咳，腰膝软弱。" 1985 年版《中国药典》又载其："补肺益肾，止血化痰。用于久咳虚喘，劳嗽咯血，阳痿遗精，腰膝酸痛。" 此后的 1990、1995、2000、2005 年版《中国药典》都是这样记载的。2010 年版《中国药典》的记载稍有改变，其功能主治为："补肾益肺，止血化痰。用于肾虚精亏，阳痿遗精，腰膝酸痛，久咳虚喘，劳嗽咯血。" 2015 年版《中国药典》延续了 2010 年版的记载。

此外虫草还有"补精髓"（《山西中药志》）、"补精水"（《重庆中药》）、"益精"（《天津中草药》）、"益肾壮阳，补肺平喘"（《甘肃中草药资源志》）、"保肺气，实腠理，补肾益精"（《中华本草》）、"补肺固表，补肾益精"（《中药大辞典》）等功效，还可用于"盗汗，病后虚损"（《吉林中草药》）、"肺结核、痰中带血"（《陕甘宁青中草药选》）、"阳虚自汗"（《甘肃中草药资源志》）、"自汗、盗汗"（《中药大辞典》《中华本草》）、"病后体虚不复，自汗畏寒"（《中药学》）等。

综上可知，冬虫夏草的药用历史悠久，在古代早就以药用的形式出现于中医药的治疗实践中，得到了诸多医学家的认可。到了近现代，对冬虫夏草的研究和应用更加全面深入，在其产地、品种、成分、药理、临床应用及综合开发利用等方面的研究均取得了许多新的进展和成果。

在产地方面，冬虫夏草主要分布于西藏、青海、四川、云南和甘肃等地区。如《青海药材》中记载："冬虫夏草为肉座菌科，麦角菌属，下部是虫，上部是草，乃虫菌和成之体。我省玉树、果洛、同德、同仁等地均产，以玉树产量较多，质量最佳。"《山西中药志》记载："产地：阳城、释县等地有产，但产量少，不够用；仍由四川进货。"《陕甘宁青中草药选》记载："为寄生于鳞翅目昆虫幼虫的真菌植物。""甘肃、青海有分布。味甘性温。益肺肾，止血，化痰。"《新疆中草药》记载："生境分布：生于山坡草地与灌木丛的草根下。阿尔泰和伊犁地区有分布。"《西宁中草药》记载："生于海拔 3600～4000m 的高山草甸和灌丛草甸中。大通地区偶见于宝库、向化一带，西宁产。全省分布于玉树、果洛、黄南、海南等地。"《贵州中药资源》记载："产都匀、清镇、安顺。"《云南中药资源名录》记载："分布于迪庆、丽江、怒江等地区。"可见，冬虫夏草产地分布广泛。

在品种方面，发现全国各地除了以正品冬虫夏草 Cordyceps sinensis 为主要使用品种外，还有其他虫草，如凉山虫草 Cordyceps liangshanensis、蛹虫草 Cordyceps militaris、亚香棒虫草 Cordyceps hawkesli、香棒虫草 Cordyceps barnesii、新疆虫草 Cordyceps gracilis、分枝虫草 Cordyceps ramosa、地蚕 Stachys geobombycis、草石蚕 stachys sieboidii. 等共 59 种，一般视为正品冬虫夏草的混淆品而予以区别。由此可见，正品冬虫夏草只有一种，但是其混淆品种类繁多。

冬虫夏草为我国名贵濒危中药材，其繁育技术研究一直是科学研究的难点和热点。20 世纪 70 年代后期，国内就有多家研究机构开始了冬虫夏草繁育的技术研究，冬虫夏草最初的繁育研究主要集中于真菌部分的分离及培养方面。1980年沈南英教授分离并鉴定了冬虫夏草真菌为中国被毛孢，随后沈南英教授研究组又在三角瓶固体培养基上成功繁育出冬虫夏草子实体。期间还有报道从天然冬虫夏草中分离得到冬虫夏草菌，并在培养基上进行培养生长，使其进行无性和有性繁殖，并取其孢子接种于寄主昆虫，在模拟天然环境的条件下长出子座。重庆市中药研究院自 1991 年开始进行冬虫夏草寄主昆虫饲养及繁殖、人工接种及子实体发育的研究工作，其在半野生的环境下人工饲养蝙蝠蛾幼虫方面取得了较大进步，饲养出一定规模蝙蝠蛾幼虫。至今，越来越多的单位加入研究冬虫夏草的行列，但这些研究均没有突破冬虫夏草产业化繁育技术瓶颈，包括规模化虫菌侵染技术和可重复成草技术。

自 2007 年以来，东阳光冬虫夏草研究团队开展了冬虫夏草生态繁育技术的研究，在尊重自然的理念下，遵循冬虫夏草的生活习惯，利用智能生态科技复原整个青藏高原的生态系统，国际首创冬虫夏草生态繁育技术，建立了冬虫夏草生态繁育基地，并率先突破冬虫夏草产业化生产。且项目成果——生态繁育的冬虫夏草在外观形态、显微结构、DNA 条码、化学成分、药理效果上均与野生冬虫夏草一致，样本经中国科学院、中国中医科学院和中国食品药品检定研究院等权威机构鉴定为正品冬虫夏草，符合《中国药典》（2015 年版）冬虫夏草质量标准。目前生态繁育冬虫夏草已实现批量生产，2017 年产量已达到 15 吨，东阳光的冬虫夏草生态繁育技术及产业化研究也获得 2017 年度广东省科学技术一等奖。

在化学成分研究方面，发现冬虫夏草除了含有核苷类、氨基酸类、甘露醇、麦角甾醇类、多糖类、脂肪酸成分外，尚含有维生素类、无机元素、多胺类成分。其中多糖类成分是冬虫夏草重要的活性成分，约占冬虫夏草总干质量的 3% ~8%，其种类多达 20 多种，其药理活性主要体现在可活化巨噬细胞，刺激抗体产生，提高人体免疫力、抗肿瘤、降血糖等。

大量实验表明，冬虫夏草可以调节机体免疫系统、呼吸系统、心血管系统、中枢神经系统功能，具有抗肿瘤、抗病毒、抗氧化、抗疲劳等药理活性，能够保护肾脏、肝脏、胰脏等，已被用于多种疾病的治疗。如临床用于治疗肿瘤如肺癌、黑色素瘤，心脑血管疾病如冠心病、心律失常，呼吸系统疾病如慢性阻塞性肺病、肺间质病，泌尿系统疾病如慢性肾炎，消化系统疾病如慢性肝炎等。随着应用的更加广泛和研究的更加深入，冬虫夏草未来将会有很好的发展前景。

除上述冬虫夏草干品的历史应用及文献记载，近年来在冬虫夏草鲜品的化学成分及药理研究方面也取得了不少进展。冬虫夏草含有多种功能性化学成分，包括甾醇、核苷、多糖、蛋白、多肽、氨基酸、SOD 酶、脱氢酶、脂肪酸和挥发性成分等。鲜冬虫夏草和干冬虫夏草比，在工艺上减少了干燥的步骤，从而避免了在干燥过程中伴随的有效成分转换和丢失，因此鲜冬虫夏草在部分有效成分方面明显优于干冬虫夏草。鲜冬虫夏草的药理实验结果表明，鲜冬虫夏草繁育品在调节免疫、抗肿瘤、治疗肺部疾病、抗氧化、调节血糖等方面均有较好的药理作用，且部分作用效果明显优于干冬虫夏草。

在服用方法方面，主要多为传统用法，如煮水当茶喝、同肉类产品炖着吃、用来泡酒喝、做成制剂服用等。以上传统服用方法或多或少会对冬虫夏草中的活性成分造成破坏或丢失，造成药材资源的浪费，因此，笔者建议推崇一种新的最佳食用方法——冬虫夏草鲜着吃。新鲜的冬虫夏草直接嚼服，早上空腹细细咀嚼、慢慢咽服，是最环保、最有效、最方便，且利用率最高的一种服用方法。目前，鲜冬虫夏草直接嚼服的方法已逐渐被人们接受并得到广泛认可。

此外，在冬虫夏草综合开发利用方面也有很好的进展，目前已有冬虫夏草含片、冬虫夏草胶囊、冬虫夏草粉等虫草产品的问世。冬虫夏草的综合开发利用研究已取得了显著的经济效益和社会效益，其前景是十分广阔的。相信随着冬虫夏草研究工作的深入开展，冬虫夏草这个"百药之王"将会为防病治病、保障人民健康发挥更重要、更积极的作用。

二、历代文献对冬虫夏草的记载

自 710 年以来，中国历代本草医籍大量记载了冬虫夏草。

710 年，现存最早的藏医药学古典著作《月王药诊》，首次记载了冬虫夏草功效——"治肺部疾病"。

780 年，《藏本草》中记载了冬虫夏草"补肾，润肺"的功能。

《藏医药》记载："补肺益肾，强精，化痰。主要用于肾腰疼痛，阳痿遗精，虚弱劳损，老年性慢性支气管炎。"

《图鉴》中记载："冬虫夏草生长在高山雪线灌丛林地，清肺热，治肺病、培根病。"

《吾三卷香》记载："冬虫夏草可治胃痛，筋骨疼痛。"

《金汁甘露宝瓶札记》记载："冬虫夏草味甘，性温。滋补肾阴，润肺，治肺病、培根病。"

15 世纪，藏医南方学派创始人索卡年姆尼多吉所著《藏医千万舍利》记载："生于高寒山区草丛，夏季变为草，冬季地下部分变为虫，花状如阿娃花，秋末地上部分状如茴香。味甘、微涩，消化后味苦，性温，效润而柔。清'隆'及'赤巴'病，补精液。"

15 世纪，西藏的《甘露宝库》记载了冬虫夏草。日本金城典子博士的译文如下："冬虫夏草能够恢复身体失去的精气，调理全身的身体机能，除去因为过于偏重体力的增强而产生的疾病，避免罹患消化器官方面的疾病。对于任何疾病都很有效，无副作用，是具有多种效能的宝库。"

此后，冬虫夏草的应用逐渐传到中原，而冬虫夏草在中原地区的应用一般认为是明末清初开始的。1615 年，明朝内府大御医、著名医学家龚廷贤的《寿世保元》药性歌四百味中载："冬虫夏草，味甘性温，虚劳咯血，阳痿遗精。"

1694 年，清朝汪昂的《本草备要》载："冬虫夏草，甘平，保肺益肾，止血化痰，止劳咳。四川嘉定府所产者佳。冬在土中，形如老蚕，有毛能动，至夏则毛出土上，连身俱化为草。若不取，至冬复化为虫。"

1712~1722 年间，唐方沂的《青藜馀照》载："四川产夏草冬虫，根如蚕形，有毛能动，夏月其顶生苗，长数寸，至冬苗抵，但存其根，严寒积雪中，往往行于地上。京师药铺近亦有之，彼尚康熙时也。迩年苏郡渐有，但古来本草及草木诸典故从未之及，未详性味。"

1735 年，雍正年间的《四川通志》卷二十一"西域"篇"里塘"之"物产"部分记录有："冬虫夏草，出拨浪工山，本草不载，性温暖，补精益髓"。

朱枫（字近漪，1695—?）《柑园小识》（成书年代不详）载："冬虫夏草生打箭炉，冬生土中如蚕，夏则头上生苗形，长寸许，色微黄，较蚕差小，如三眠状，有口眼，足十有二，宛如蚕形，苗不过三四叶。以酒浸数枚啖之，治腰膝间痛楚，有益肾之功，以番红花同藏则不蛀。或云：与雄鸭同煮食，宜老人。"

1749 年，吴敬梓所著的《儒林外史》第 23 回中就有这样的记载："扬州盐商万雪斋邀牛玉团等到酒楼聚饮，奉过酒，头一碗上的冬虫夏草。万雪斋请诸位吃着，说道'像这样的东西也是外方来的，我们扬州城里偏生多'。一个雪虾蟆，就偏生寻不出来！"

1757 年，清朝吴仪洛《本草从新》载："冬虫夏草，甘平，保肺益肾，补精髓，止血化痰，已劳咳，治膈症皆良。四川嘉定府所产者最佳。云南、贵州所出者次之。冬在土中，身活如老蚕，有毛能动，至夏则毛出土上，连身俱化为草。若不取，至冬则复化为虫。"

1765 年，赵学敏《本草纲目拾遗》载："夏草冬虫，出四川江油县化林坪，夏为草，冬为虫，长三寸许，下趺六足，屈以上绝类蚕，羌俗采为上药。功与人参同。""按：物之变化，必由阴阳相激而成，阴静阳动，至理也。然阳中有阴，阴中有阳，所谓一阴一阳，互为其根。如无情化有情，乃阴乘阳气，有情化无情，乃阳乘阴气。故皆一变而不复返本形，田鼠化，化田鼠，鸠化鹰，鹰化鸠，悉能复本形者，阳乘阳气也。铷石化丹砂，断松化为石，不复还本形者，阴乘阴气也。夏草冬虫，乃感阴阳二气而生，夏至一阴生，故静而为草，冬至一阳生，故动而为虫。辗转循运，非若腐草为萤，陈麦化蝶，感湿热之气者可比，入药故能治诸虚百损，以其得阴阳之气全也。然必冬取其虫，而夏不取其草，亦以其有一阳生发之气可用。炖老鸭法：用夏草冬虫三五枚，老雄鸭一只，去肚杂，将鸭头劈开，纳药于中，仍以线扎好，酱油酒如常蒸烂食之。其药气能从头中直贯鸭全身，无不透浹。凡病后虚损人，每服一鸭，可抵人参一两。"

徐大椿（1693—1771）的《药性切用》载："性味甘平，滋肾保肺，功专止血化痰，能已劳嗽。"

檀萃（1724—1801）撰写的《黔囊》，成书时间不详，云："夏草冬虫者，出乌蒙塞外，暑苗土为草，冬蜇土为虫，故以名。"

1777 年，满人七十一（号椿园）撰《西域闻见录》载："冬虫夏草，生雪山中，夏则叶歧出，类韭，根如朽木，凌冬叶干则根蠕动化为虫，入药极热。"

1778 年，唐秉钧的《文房肆考图说》载："《青藜馀照》载：太史董育万宏，偶谈四川产夏草冬虫，根如蚕形，有毛能动，夏月其顶生苗，长数寸，至冬苗槁，但存其根，严寒积雪中，往往行于地上。京师药铺近亦有之，彼尚康熙时也。迩年苏郡渐有，但古来本草及草木诸典故从未之及，未详性味。近出吴遵程《从新》，有此品，言保肺益肾，不道从何考据。余仍疑之，未敢轻尝。以意察之，其不畏寒而行雪中，则其气阳性温可知。应奎书院山长孔老师，讳继元，号裕堂，系先圣裔，桐乡乌镇人，诚正君子也。述伊弟患怯，汗大泄，虽盛暑，处密室帐中，犹畏风甚，病三年，医药不效，症在不起。适戚自川解组归，遗以夏草冬虫三斤，逐日和荤蔬作肴炖食，渐至全愈。因信此物之保肺气，实腠理，确有征验。嗣后用之俱奏效，因信此品功用不下人参，故附志之。"

1792 年，马揭、盛绳祖的《卫藏图识》之"识略下卷"篇内所列"裡塘"物产中也包括冬虫夏草。载："冬虫夏草，出拨浪工山，本草不载，性温暖，补精益髓。"

1792 年，徐后山所著《柳崖外编》载："冬虫夏草，一物也。冬则为虫，夏则为草，虫形似蚕，色微黄，草形似韭，叶较细。入夏虫以头入地，尾自成草，杂错于蔓草间，不知其为虫也，交冬草渐萎黄，乃出地蠕蠕而动，其尾犹簌簌然带草而行。盖随气化转移，理有然者，和鸭肉顿食之，大补。绍兴平菜仲先生言：其尊人曾任云南丽江府中甸司马，其地出冬虫夏草，其草冬为虫，一交春，虫蜕而飞去，土人知之，其取也有期，过期无用也。"

1795 年，龙柏撰的《脉药联珠》载："卷6《药性考》之'虫部'有'冬虫夏草'条：冬虫夏草，味甘性温，秘精益气，专补命门。"

1804 年，陈镛《樗散轩丛谈》载："嘉庆八年冬，余叔由四川秀县旋里，带归一物，其形类蚕，长经寸，尾生草，长二寸许。问何物？曰：此小金川所产，名'冬虫夏草'。虫性忍寒，故冬月则到处蜿蜒，夏日则缩身入土，虫腹精液即化绿草，而从尾出。该草长一二寸，虫乃死。土人往往取以炖鱼肉鸡鸭食之，大补肾水。亦可配合补药。老年人食之更宜。"余求得数十枚，夸示于人。或曰：人患心头痛，以此虫煎汤食之，立愈，永远不发。"

1808 年，王秉衡《重庆堂随笔》云："冬虫夏草，论物之变化，必由阴阳相激而成，阴静阳动，至理也。然阳中有阴，阴中有阳，所谓一阴一阳，互为其根，如无情化有情，乃阴乘阳气，有情化无情，乃阳乘阴气。故皆一变而不复返本形。田鼠化驾，习化田鼠，鸠化鹰，鹰化鸠，悉能复本形者，阳乘阳气也。铆石化丹砂，断松化为石，不复还本形者，阴乘阴气也。夏草冬虫，乃感阴阳两气而生，夏至一阴生，故静面为草，冬至一阳生，故动而为虫，辗转循运，非若腐草为萤，陈麦化蝶，感湿热之气者可比。入药故能治诸虚百损，以其得阴阳之气全也。然以冬取者良。"

1825 年，章楠撰《医门棒喝》载："冬虫夏草，冷反活而变虫，热反死而变草，又何也？不明阴阳至理，安可以浅见臆度乎？是热能生物，而过热者惟病，南方中热邪而暴死者，常多于北方中寒者矣。寒无生意，而过寒则伐尽。然则热无伤，是何言与？《内经》论热病致死者，常多于他病，岂经言非乎？而寒可畏，非寒强于热乎？"

1840 年，姚澜撰《本草分经》载："冬虫夏草，甘，平。补肺肾，止血化痰，治劳嗽。"

1845 年，姚莹撰《康輶纪行》载："打箭炉至藏地，物产亦各有同异。曰青稞。曰耗牛，长毛野牛。曰山羊。曰酥油。曰园眼，似罗葡而圆蛮种也。曰白菜，炉城产也。曰麸金。曰葡萄根木盌。曰凤眼菩提子。曰贝母。曰冬虫夏草，出拨浪工山，本草不载，性温暖，补精益髓。"

1848 年，吴其濬（字瀹斋）撰《植物名实图考》载："冬虫夏草，甘平，保肺益肾，补精髓，止血化痰，已劳咳，治膈症皆良。四川嘉定府所产者最佳。云南、贵州所出者次之。冬在土中，身活如老蚕，有毛能动，至夏则毛出土上，连身俱化为草。若不取，至冬则复化为虫。"

1862 年，王士雄撰《随息居重订霍乱论》载："刘氏妇患病，已两月不纳谷矣。忽吐泻转筋，舌光声哑，气液两亡也。亟以人参、炙草、石脂、余粮、龙、牡、斛、芍、木瓜、乌梅、冬虫夏草为方，服两剂，音开脉续，诸证皆平。所亲沈则甫，按法调补而瘳。吴氏子患此，脉微弱，舌色淡红，口微渴，此本虚邪不盛也。宜清解药中，加参以扶正气，则甫亦如法施治而愈。时余体愈，畏热惮燥，谨记大略如此。"

1890 年，心禅僧撰《一得集》，卷中医案陈信良肺虚喘咳治验记载："宁波蓬莱宫羽士陈信良，患虚喘，咳逆无痰，动喘乏力，脉虚自汗。症属肺脾两虚。与西洋参、冬虫夏草、川贝、青盐陈皮、阿胶、当归、杞子、枇杷叶、蒺藜、牡蛎等。土金相生。服二十余剂而愈。"

1893 年，唐宗海撰《本草问答》载："又如冬虫夏草，《本草》不载，今考其物真为灵品，此物冬至生虫，自春及夏，虫长寸余粗如小指，当夏至前一时犹然虫也。及夏至时，虫忽不见，皆入于土，头上生苗，渐长到秋分后，则苗长三寸，居然草也。此物生于西蕃草地，遍地皆草，莫可识别。秋分后即微雪，采虫草者，看雪中有数寸无雪处，一锄掘起，而虫草即在其中。观其能化雪，则气性纯阳，盖虫为动物，自是阳性，生于冬至，盛阳气也。夏至入土，阳入阴也，其生苗者，则是阳入阴出之象，至灵之品也。故欲补下焦之阳，则单用根，若益上焦之阴，则兼用苗。总显其冬夏二令之气化而已。"

1920 年，张山雷所著《本草正义》载："山雷尝于物理上体会求之，此物入冬化虫，于至阴之令，独能黍谷春回，盎然生意，则可治肾阳不充，效果必巨。但既能温养肝肾，则摄纳下焦元气，未始不可治阴虚于下、冲气上升之虚嗽，吴氏谓已劳嗽，盖即此意。不佞从前用此以治虚人气冲干咳、面色惨白、脉小不劲、唇舌淡白滑润者，颇能得效。盖亦与蛤蚧之治虚嗽虚喘，异苔同岑。惟唇舌鲜赤，虚火上炎者，颇不敢用，恐其助阳，扰动阴中之火，反以滋害。此为不才曩日之主见。"

1941 年，周志林编写《本草用法研究》载："冬虫夏草，产于四川云贵等省，多寄于蝼蛄蜘蛛等体，冬时发生菌丝蔓延其内，至夏菌杆既成……上粗下细，黑褐色，形如韭叶而细，凌冬苗叶枯萎。根如朽木，长三寸许，色微黄有毛，并有口鼻足十有二……味甘酸，性平，气香。入肺肾经，为补肺益阴、化痰止嗽之品。保肺益肾、止血化痰，治虚劳久咳。"

1956 年，《中国药物学》载："甘平补肺，止血，化痰，治诸虚百损。为强壮剂。主治咳嗽、气喘、吐血、神经衰弱、体虚、贫血等症。一钱半至三钱。"

1958 年，《青海药材》中对冬虫夏草的科属、产地、规格做了详细描述："冬虫夏草为肉座菌科，麦角菌属，下部是虫，上部是草，乃虫菌和成之体。我省玉树、果洛、同德、同仁等地均产，以玉树产量较多，质量最佳。晾至半干，刷去外皮，或已晾干后用酒精喷成半干，然后刷去外面的黑皮。以虫草相连、外皮色黄、内肉色白、虫身肥大、条粗、无杂质、不碎、无霉烂变质者佳。"

1959 年，《山西中药志》载："补肺肾，补精髓，止血化痰。治虚劳咳嗽痰血、阳痿、腰膝酸痛、遗精等症。"

1959 年，《本草纲要》载："甘温。入肺、肾二经。添精益髓，补肺止血。适用于：①劳嗽，痰中带血，气短，盗汗；②阳虚肾亏，阳痿遗精，腰膝酸软；③血虚羸瘦，怯冷。配沙参、甜杏仁、川贝、阿胶、麦冬等，治劳嗽痰血，配款冬花、桑皮、甘草，治老人久咳气短。民间以之填老鸭腹中煨食，治劳咳咯血有效。虚劳、肺燥而热者忌用。"

1959 年，原卫生部药政管理局编写的《中药材手册》记载："冬虫夏草是一味名贵中药，近年来陆续发现一些同属不同种的菌座如亚香棒虫草、蛹草（北虫草）、凉山虫草等用以充当冬虫夏草。另有唇形科植物地蚕的地下块茎冒充冬虫夏草，更为严重的是用石膏、面粉等做原料压模伪造，这些伪品与冬虫夏草显然不同，均应注意鉴别。产地：主产于四川西北部、青海、甘肃、西藏和云南。采收及加工：夏季6～7月采收。当积雪尚未融化，子座多露于雪面时采集。在虫体潮湿未干时，除去外层的泥土及膜皮，烘干或晒干即成。品质优劣：以身干、枝粗、虫身色黄发亮、丰满肥壮、断面类白色、子座短、味香者为佳。效用：补肺益肾，止血化痰。治久咳虚喘，劳嗽咯血，阳痿遗精，腰膝酸痛。"

1962 年，《重庆中药》中不仅记载了冬虫夏草味微腥，略苦，还对冬虫夏草的性状进行了详细的描述："本品习惯分草（菌座）与虫（寄主）两个部分。草部褐黄色，长 1～2 寸，近虫之颈部粗约半分；质脆，折断中空，有粉状物。虫体长 1 寸左右，粗约 1 分；表面橙红色或褐黄色，通体密生环节，腹部能见短足的痕迹；质轻泡，用手捏时有绵软的感觉，折断后内多为白色粉质。"并且提到冬虫夏草应如何保存："本品潮湿后要化苗，即虫体成室壳，捏时变扁。用干酒喷虫草（每 100 斤虫草用半斤酒），喷后再喷水，用硫黄熏，可保存几个月不化苗。保存时注意防潮。"

1970 年，《天津中草药》记载："为带菌类子座的干燥虫体。甘温补肺肾、益精、止血、化痰。①虚劳咳嗽；②阳痿遗精。用量 1 钱五至三钱。"

1971 年，《西藏常用中草药》记载："菌座单生，高约 6 公分，稍弯曲，上部稍膨大呈圆锥形，紫黑色；下部细长，棕色，内部白色，外表粗糙，背部有多数横生皱纹，腹部有足 8 对，中部 4 对较明显，菌柄略显膨大，黑棕色。5 ~ 6 月采集，晒干。"

1971 年，《陕甘宁青中草药选》记载："为寄生于鳞翅目昆虫幼虫的真菌植物，全长 7 ~ 13cm。幼虫部分很像蚕，深黄色，长 3 ~ 5cm，环纹明显，有 8 对足痕。菌座自幼虫头部生出，棒状，长 4 ~ 8cm，有细小纵纹，顶端稍膨大，棕色，断面丝状。甘肃、青海有分布。味甘性温。益肺肾，止血，化痰。主治肺结核咳嗽、咯血、老年虚喘；贫血，病后虚弱，阳痿，遗精；肾虚腰痛。1 ~ 5 钱，水煎服。"

1975 年，《新疆中草药》记载："生境分布：生于山坡草地与灌木丛的草根下。阿尔泰和伊犁地区有分布。采集加工：药用带菌类子座的干燥虫体。6 ~ 7 月份采挖，去掉泥土，晒干备用。主治：①肺结核咯血，老年虚喘。冬虫夏草 1 两，贝母 5 钱，百合 4 钱，水煎服。②贫血，病后虚弱，阳痿，遗精：黄芪 1 两，冬虫夏草 5 钱，水煎服。③肾虚腰膝痛：冬虫夏草、枸杞子各 1 两，用黄酒 2 斤浸泡 1 周，日服 2 次，每次 10mL，1.5 ~ 3 钱。成分：含虫草酸、脂肪油、蛋白质及其水解产物、多种氨基酸。"

1975 年，《全国中草药汇编》载："形态：子座单生，细长如棒球棍状，全长 4 ~ 11cm，下头部稍膨大呈窄椭圆形，与柄部近等长或稍短，表面深棕色，断面白色；柄基部留在土中与幼虫头部相连，幼虫深黄色，细长圆柱状，长 3 ~ 5cm，有 20 ~ 30 环节，腹部足 8 对，形略如蚕。常见于海拔 4000m 以上的高山上带翅目蝙蝠蛾 *Hepialus armoricanus* Bberthur 等的幼虫体上。主治用法：肺结核咳嗽，咯血，虚喘，盗汗，遗精，阳痿，腰膝酸痛。用量 1.5 ~ 3 钱。"

1979 年，《西宁中草药》记载："生境分布：生于海拔 3600 ~ 4000m 的高山草甸和灌丛草甸中。大通地区偶见于宝库、向化一带，西宁产。全省分布于玉树、果洛、黄南、海南等地。主治：劳嗽痰血，盗汗阳痿，遗精，产后虚软，老年体弱。冬虫草 10 个，冰糖 9g，炖熟，第一次饮冰糖汁；第二次再加冰糖 9g，炖熟，连虫草一道服下。一日二次，连服 10 日。"

1989 年，《中国道地药材》记载："植物形态：麦角科（Clavicipitaecae）植

物虫草菌 *Cordyceps sinensis*（BerK.）Sacc.，上年夏、秋孢子侵入蛾体，致其僵死。次年 5 月自僵死寄主蝠蛾的头部生出子座，单生，细长如棍棒状；子囊壳近表面生，椭圆形至卵形，子囊细长孢子，有许多横隔，不断裂。动物形态：虫草菌的寄主为蝙蝠蛾科（Hepialidae）昆虫蝙蝠蛾 *Hepialus armoricanus* Oberthhiiz，幼虫似蚕，浅黄色。头部暗红色，两侧各具单眼 6 个，2 行。胸足发达，爪呈钩状，腹足 4 对明显，臂足 1 对。1 龄毛前胸 12，背毛 1；2 龄时毛变细；3 龄时脱落留孔痕。虫草菌与蝙蝠蛾共生于海拔 3000m 雪线以上的高山草甸带，在同属真菌中垂直分布位置最高。山地阴坡、半阴坡灌丛，坡度 15°~30°，地表平均温度 4.4~9℃，湿度 40%~60%。虫草菌与虫草寄主均不止一种，贵州、江苏、广东、广西、福建、江西、浙江、安徽、陕西、甘肃、河南、河北、吉林、台湾均发现有同属其他种。国外南北、东西半球也都有发现当地的虫草。采集加工：子座变空，虫体腐烂以前及时采挖，去净泥土、杂质，晒干。成分：含 16 种氨基酸，尤以赖氨酸、精氨酸、谷氨酸含量最高。"

1992 年，《贵州中药资源》载："产都匀、清镇、安顺。菌核及子座入药。补精益髓，化痰益肺，益肾。治肺结核，虚劳咳嗽，咯血，盗汗，阳痿，遗精，腰膝酸痛，病后久虚不复。"

1993 年，《云南中药资源名录》载："分布于迪庆、丽江、怒江等地区。"

1997 年，《常用藏药志》载："本品为麦角菌科虫草属冬虫夏草 *Cordyceps sinensis*（BerK.）Sacc. 去菌座的虫体。冬虫夏草 *cordyceps sinensis*（Berk.）Sacc. 菌类是虫与菌的复合体。当冬季时真菌类子囊菌纲的一种菌丝入鳞翅昆虫的幼虫体内后，寄生在幼虫体内，吸收其养分，以幼虫化为菌丝，并因此而死。夏季此菌生长子实体，伸出地面，基部仍在土中与幼虫头部相连，即是冬虫夏草。菌座单生，从寄主头部生出，柄部长 6cm，圆形，初时淡棕色，以后变为深褐色，系由许多细长菌丝所组成；头部长约 3cm，较柄部粗大，颜色较深，为紫黑色，外皮粗糙，具有多数微小凸起，是为球果，卵形或椭圆形，每球果内有多数长条形的子囊，每个囊内有 8 个具有隔膜的子囊孢子，是传给下一代菌丝体于幼虫体上的工具。"

2002 年，《中华本草》载："功效主治：保肺气，实腠理，补肾益精。主治肺虚咳喘，劳嗽咳血，自汗，盗汗，肾亏阳痿、遗精，腰膝酸痛。应用与配伍：治肺肾两虚，咳喘不已，呼长吸短者，常与人参、胡桃肉等同用，以补益肺肾，纳气平喘。若肺虚阴亏，劳嗽痰血，常与阿胶、麦冬、川贝母等同用，以补肺养阴，化痰止咳。治阳虚自汗不止，可用本品作菜肴常食；如配黄芪、人参、白术等同用，则益增止汗之效。若阴虚盗汗，可配生地黄、熟地黄、黄芪等同用，以滋阴益气而止汗。治肾气不足，阳痿，遗精，腰膝酸痛，配菟丝子、潼蒺藜、巴戟天等，可增强补肾秘精之效。用法用量：煎汤内服，5～10g；或入丸、散；或与鸡鸭炖服。宜忌：有表邪者慎用。"

2002年，《中华本草》藏药卷载："冬虫夏草味甘、咸，消化后味甘，性温，效润而柔。滋补强肾，壮阳补精，补肺益肾，主治体虚多病，"龙"及"赤巴"病，肺病，支气管炎，肾火亏损，阳痿遗精。"

2002年，肖培根主编的《新编中药志》中记载："药材及产销：主产于四川西北部、青海、西藏东南部。此外，甘肃东南部、贵州、云南也产。目前天然野生品数量日益减少。销全国各地，并有出口。化学成分：冬虫夏草所含复杂，其有效成分尚不十分明确，主要有核苷类成分：尿嘌呤、腺嘌呤及腺嘌呤核苷。性状鉴别：全长5～14.5cm，分为虫体与子座两个部分。虫体长2.7～4.8cm，直径3～4mm，表面深黄棕色，近头部的环纹较细；近头部有足3对，中部4对明显，尾部有1对。子座深棕色，细长圆柱形，长2.5～8cm，直径2～4mm。子座顶部有一2～3mm的不育部分。以色黄、完整、丰满、子座短者为佳。显微鉴别：虫体横切面不规则形，四周为虫体的躯壳，其上着生长短不一的小刚毛和长线毛，有的似分枝状。躯壳内为大量菌丝，其间有裂隙。子座横切面：周围由子囊壳组成，子囊壳卵形至椭圆形，（230～280）μm×（90～150）μm，下半部埋于凹陷的子座内。子囊壳内有多数细长子囊，每个子囊内有数个具有横膈膜的子囊孢子，不育部中间充满菌丝，其间有裂隙，无子囊壳。附注：①冬虫夏草混淆品：亚香棒虫草、香棒虫草、凉山虫草、蛹草。②伪品：唇形科地蚕的干燥块茎、僵蚕和肠衣加工的伪虫草、豆粉和淀粉加工的伪虫草、草石蚕（甘露子）或毛叶地瓜儿苗的根茎。"

2002年，黄兆胜主编的《中药学》中记："临床应用：肾虚腰痛，阳痿遗精，肺虚或肺肾两虚之久咳虚喘，劳嗽痰血。此外，病后体虚不复，自汗畏寒等，可以与鸭、鸡、猪肉等炖服，有补虚扶弱之效。用法用量：煎汤或炖服，5～10g。使用注意：阴虚火旺者，不宜单独应用。本品为平补之药，久服方效。性能特点：本品甘平，入肺肾二经。功善补肾阳，益精血，补肺气，益肺阴，兼能止血化痰，为平补肺肾之品。既可治肾虚精亏之腰痛、阳痿等；又善治肺肾两虚之虚喘或劳嗽痰血；且可用于病后体虚、自汗畏寒等，为补虚扶弱的平和食疗佳品。"

2004 年，《甘肃中草药资源志》载："冬虫夏草产陇南、甘南、武威等地区。夏初子座出土、孢子未发散时采挖，晒至六七成干，刷去似纤维状的附着物及杂质，低温烘干或晒干。生用。资源少。自产自销。益肾壮阳，补肺平喘，止血化痰。①肺虚喘咳，或肺肾两虚，喘咳不已，呼长吸短：可与人参、蛤蚧、胡桃肉等同用；肺肾阴亏，劳嗽痰血：可配阿胶、麦冬、川贝母、北沙参等药。②肾虚腰痛，阳痿遗精：可单品浸酒服，或与菟丝子、沙苑子、巴戟天、枸杞子等同用。③阳虚自汗：可配黄芪、人参、白术等，以益气止汗。④阴虚盗汗：可与生地、熟地、黄芪等同用，以滋阴益气止汗。煎服，3 ~ 9g；或入丸、散服；或与鸡鸭炖服。有表邪者慎用。"

2005 年，《中药大辞典》载："补肺固表，补肾益精，主治肺虚咳嗽，劳嗽痰血，自汗盗汗，肾亏阳痿、遗精，腰膝酸痛。用法用量：内服，煎汤，5 ~ 10克；入丸、散；或与鸡、鸭炖服。宜忌：有表邪者慎用。"

2006 年，王筠默主编的《中药研究与临床应用》中记载："冬虫夏草为寄生的真菌植物，幼虫死后，菌丝发育成子座，自幼虫头部出土，即为虫草，常被误认为昆虫变为植物。近年已用人工分离培养，得虫草菌丝体。备注：①人工虫草菌丝体：培养的菌丝体，药理和临床与天然品近似。一些厂商生产的虫草制剂，多系此种菌丝体制造。②虫草的类似品。有北虫草（蛹虫草）；亚香棒虫草（产湖南、安徽、江西）；香棒虫草，为香棒虫草的子座及虫体；凉山虫草，为凉山州虫草的子座及虫体（主产四川凉州）。③据药材行业经验，虫草的伪品有：分枝虫草（产于浙江）；地蚕，以广西冬虫草或土冬虫草等名称出现，为唇形科地蚕的块茎；广东发现人工作假，用面粉、玉米粉、石膏经模压而成的假虫草，久尝粘牙，遇碘呈蓝色。"

2008 年，梅全喜主编的《现代中药药理与临床应用手册》中记载："主要成分含核苷类、多糖、麦角甾醇、甘露醇、虫草酸、冬虫夏草素、多种氨基酸、微量元素等。具有护肝、增强免疫功能、抗肿瘤、抗菌等作用，临床上主要用于慢性活动性肝炎、肝硬化、急性肾功能不全等。"

中华人民共和国成立以后，历版《中国药典》对冬虫夏草均有记载。《中国药典》（2015 年版）记载了冬虫夏草的来源、性状、性味归经、含量测定、用法与用量、贮藏等，规定其腺苷（$C_{10}H_{13}N_5O_4$）含量不得少于 0.010%。

2016 年 6 月实施的《四川省中药饮片炮制规范》（2015 年版）对鲜冬虫夏

草进行了收载，其来源中加工方法有别于《中国药典》（2015 年版），记载为：挖出的冬虫夏草淋洗去除似纤维状的附着物及杂质，摊晾 2 小时，装入玻璃瓶中，密封。对冬虫夏草新增了重金属及有害元素的检查，对鲜品中铅规定不得超过 5mg/kg；镉不得过 0.3mg/kg；汞不得过 0.2mg/kg；铜不得过 20mg/kg，同时对鲜品中腺苷含量做了不得少于 0.015%（按干燥品计算）的规定。此外，规定鲜品用量为 1～2g，鲜品应在 -10 ～ -15℃条件下贮藏。

综上可知，冬虫夏草的应用历史悠久，应用范围广泛，知名度高，从古至今历代医籍都有丰富记载。

第二节 冬虫夏草的古代和近现代临床应用

冬虫夏草具有补肾益肺、化痰止血的功效，历代医家多配伍用于咳嗽、咳喘等呼吸系统疾病的治疗，清代王士雄、民国丁甘仁等医家医籍记载中，多见配伍用于消渴、失眠、虚劳、腹泻等的治疗。

一、治疗肺部疾病

1. 《一得集》

刊于 1890 年，清代心禅僧所撰《一得集》在 "卷中医案 陈信良肺虚喘咳治验" 中记载："宁波蓬莱宫羽士陈信良，患虚喘，咳逆无痰，动喘乏力，脉虚自汗。症属肺脾两虚。与西洋参、冬虫夏草、川贝、青盐陈皮、阿胶、当归、杞子、枇杷叶、蒺藜、牡蛎等。土金相生。服二十余剂而愈。"

2. 《王氏医案绎注》

刊于 1919 年，清代王士雄撰，石念祖绎注的《王氏医案绎注》卷九记载："董哲卿妻胎前患嗽，娩后不痊，渐至寝汗减餐，头疼口燥，奄奄而卧，略难起坐。孟英诊脉虚弦数，视舌光赤无苔。曰：此头疼口燥，乃阳升无液使然，岂可从作感治，是冲经上逆之嗽，初非伤风之证也。予苁蓉、石英、龟板、茯苓、冬虫夏草、牡蛎、豆衣、甘草、小麦、红枣、藕数帖。嗽减餐加，头疼不作。加以熟地。服之遂愈。"

3. 《回春录》

王士雄亦在其著作《回春录》一书的 "内科咳嗽" 一章中记载，王浍涵室，年逾六旬，久患痰嗽，食减形消，夜不能眠，寝汗舌绛，广服补剂，病日以增。孟英视之曰：固虚证之当补者，想（系）未分经辨证，而囫囵颟顸，翻与证悖，是以无功。投以：熟地、苁蓉、龟板、胡桃、百合、（紫）石英、茯苓、冬虫夏草等药，一剂知，旬日愈。

4. 《费绳甫先生医案》

清代费承祖先生所著的《费绳甫先生医案》章节四也记载了冬虫夏草治疗肺部咳嗽等的案例："《经》谓'形寒饮冷则伤肺'。前月初着寒，咳嗽延今月余，咳嗽虽减，肺阴受伤，络血上溢，内热口干，脉来弦细而数。势已入损，治宜清养肺阴，兼化痰热。京元参一钱，北沙参四钱，女贞子四钱，生熟谷芽各四钱，生甘草五分，生白芍一钱半，甜川贝二钱，冬虫夏草五分，川石斛三钱，瓜蒌皮四钱，鲜生地四钱。"

5. 《景景医话》

1913 年出版的陆锦燧所著《景景医话》在"记继室汪氏怯病治愈情形"章节记载，丙午春，余以忤长官罢职归，寓湖州，子女林立，而宦囊如洗，继室汪氏忧甚，肝郁生火，木火刑金，得咳症，余不敢自医，延医医之，久不愈，且日剧，加经断、吐血，继以白血，大便艰，医咸曰"怯成矣"，辞不治。余乃遍检方书，用《备急千金要方》意，以生粉沙参一味治之，日服五钱。五日后，便中下血块者一，再服，又下血块者二，咳顿止，乃以百合、冬虫夏草两味常服之，元日复，饮食渐如常。又数月，觉腹胀如向来经将至之状，余亦意其可至也，用丹皮之辛以动之，丹参之咸以降之，果通，病全愈。始终未用养阴养血之套药也。盖肺与大肠相表里，脏病而驱之自腑出，则肺不病，肺不病则自能制肝，虽病起于肝，未尝治之而火自平矣。

其中，用冬虫夏草治疗咳嗽症状，最后一句提到"肺不病则自能制肝，虽病起于肝，未尝治之而火自平矣"，通过治疗肺病而平肝，最终达到治疗效果。

6. 《凌临灵方》

前清凌晓五先生遗著《凌临灵方》在"久嗽吐白血"章节中亦应用蜜炙冬虫夏草治疗咳嗽：台参须（五分入煎），陈清阿胶（一钱五分，藕粉炒成珠），北杏仁（三钱，去皮尖），悉尼膏（一两，分冲），冰糖水炒石膏（三钱），连心麦冬（一钱五分），炙冬花（一钱五分），川贝（去心，二钱），酒炒丹皮（一钱五分），生蛤壳（五钱，青黛五分拌打），霜桑叶（二钱五分），冬虫夏草（一钱五分，蜜炙），枇杷叶（三张），炒马兜铃（二钱），玫瑰花（八分，后入）。

7.《儿科要略》

民国时期吴克潜在《儿科要略》第六章"咳嗽论治"的第三节"内伤咳嗽"记载，内伤咳嗽之初起，饮食起居，虽能如常，然往往无端咳呛，或吐清痰，或吐浓痰，继则饮食不为肌肤，咳嗽时作时止，甚者咳伤肺络，竟至咯血……其由频患感冒，动辄咳嗽有汗者，宜玉屏风散加北沙参、百合、马兜铃之属，或合四君子汤治之。其由过饮不化，水停心下，以致咳嗽呕水者，宜茯苓饮或茯苓桂枝白术甘草汤治之。其由咳伤肺络者，始宜治咳之中加三七、茜草、郁金或桃仁、大黄以行其瘀，继宜生地、茅根、白芍、丹皮等以凉其血，然后用白及、沙参、阿胶、冬虫夏草、百合、麦冬、熟地、归身、燕窝等以补肺养血。咳嗽久而恶寒者，宜治咳之中，加白术、桂枝、黄芪等以扶其阳气。方中以冬虫夏草等补肺养血，治疗咳嗽。

8.《中医临证经验与方法》

治疗肺部疾病、咳喘及支气管炎的案例，在现代也有很多。

2005年朱进忠所著的《中医临证经验与方法》在"内科·喘"一节中记载："阴虚燥痰者，反用温燥去痰。例如，患者苏某，女，成。夏季喘咳发作数十年，今年入夏以来咳喘尤剧，频频应用中、西药物三个多月无效。细审前医所用诸方不外定喘汤、麻杏石甘汤、小青龙汤、射干麻黄汤等加减而成，舌苔薄白，脉弦滑。沉思良久，云：'夏季阳气在外，肺主皮毛，主上焦，故里寒而肺热；冬季阳气入里，故肺寒而里热，阴虚燥痰，入夏必甚，故夏季喘而冬季瘥，此时若以温燥伤阴，燥火更甚，痰热尤增，故治宜养阴润燥化痰。'处方：百合15g，麦冬15g，冬虫夏草15g，淡菜10g，药进2剂，咳喘即减，继进10剂喘咳停止。"

同样是此书，在"内科·支气管扩张"一节中亦记载："患者某，大口咯血反复发作5年多。医诊支气管扩张。每次发病，一用西药即很快好转。但近1年来，咯血日渐加重，尤其是近3个月来，发作更加频繁。此次发病虽用西药治疗3d，配合中药咯血方、清热解毒汤加减2剂仍无效。审其咯血正作，瞬间即咯血半痰盂多，并见其面色黄而微青，胸满胸痛，舌苔薄白，脉弦数而涩。综而思之，云：面色黄而微青即仲景所谓萎黄也，脉弦数而涩者瘀血兼热也，合之于证论之，证乃瘀血阻滞血不归经，且肝肺俱热热迫血行也。前用诸药之止血、养阴、泻火而不愈者，乃活血之力不足耳。治从活血降逆，泻火止血。处方：射干

10g，黄芩 10g，降香 10g，茜草 10g，元参 15g，冬虫夏草 10g。"

9. 《医学经验录·医案》

熊慧生所著《医学经验录·医案》在"内科·喘咳"一节中记载治疗方："益智仁二钱，巴戟天二钱，胡芦巴二钱，戈半夏钱半，冬虫夏草二钱，云磁石钱半，另用双料黑锡丹二钱，随药吞下。"

10. 《三十年临证经验集》

邹孟城在 1998 年著《三十年临证经验集》也记载了治疗内科类虚劳咳嗽拯阴蠲的方剂："党参 9g、麦冬 6g、五味子 3g、黄芪 6g、当归 9g、炙草 3g、炙紫菀 9g、炙百部 9g、阿胶 3g、（烊冲）冬虫夏草 4.5g、陈皮 4.5g。"

11. 《500 种中药现代研究》

《500 种中药现代研究》记载，蛤蚧 2 对（去头足），冬虫夏草、川贝母各 60g，海螵蛸 80g，冰糖 80 ~ 120g。喘重者加白果仁 60g，顽痰黏稠不易咳吐者加葶苈子 30g，形寒肢冷吐白色泡沫痰者加白芥子适量。上药共研细末，为 1 个疗程量。每次 8g，每日早晚各 1 次，开水送服，服完为止。每年 2 疗程。治疗老年慢性喘息性支气管炎 116 例，支气管哮喘 12 例。结果：显效 51 例（39.8%），好转 59 例（46.1%），无效 18 例（14.1%）。总有效率 85.9%。

另外，亦记载了治疗慢性支气管炎的方剂：黄精、百部各 10g，冬虫夏草、贝母、白及各 5g，用白酒 500mL 浸泡 1 周，去滓口服，每次 5 ~ 10mL，日服 3 次。治疗 134 例，服药 20 天，有效率为 90.2%。

二、治疗消渴症

1. 《丁甘仁医案》

清代丁甘仁（1865—1926）所著《丁甘仁医案》卷五记载消渴案："大生地（四钱），抱茯神（三钱），潼蒺藜（三钱），川贝母（二钱），浮小麦（四钱），生白芍（一钱五分），左牡蛎（四钱），熟女贞（三钱），天花粉（三钱），肥玉竹（三钱），花龙骨（三钱），冬虫夏草（二钱），五味子（三分）。"方中便取用冬虫夏草治疗消渴症，即现今的糖尿病。

2. 《鲁楼医案》

《鲁楼医案》在章节 22 "周安庆母曹氏糖尿病至昏厥不省人事一案"记载，

久病口苦便秘，烦渴引饮，溲溺无度，心荡欲吐。半月来，头痛脑胀，项背强，腰肢疼，左臂拘挛不能举。近五日间，先寒后热如疟状，一日三四度发，时时眩晕昏厥，今且历两日夜不省人事矣。切其脉微细若绝，视其舌浊垢满布，痰腻喉鸣，自汗肢凉。制参芪薯蓣汤与服。方用：潞党参二两，生黄芪二两，山药二两，云母石二两，磁石二两，白石英一两，五味子一两，葡萄干一两，冬虫夏草三钱，红枣、桂圆各五枚。一日夜服两剂。

内容：昏昏沉沉，不省人事，仍在危险状态中。方用：潞党参二两，生黄芪二两，山药二两，云母石二两，磁石二两，白石英一两，五味子一两，葡萄干一两，冬虫夏草四钱，红枣、桂圆各六枚。一日夜服两剂。

内容：浊苔渐化，口臭渐除。方用：潞党参一两，生黄芪一两，山药一两，五味子三钱，石斛三钱，广陈皮三钱，冬虫夏草二钱，茯神三钱，酸枣仁三钱，红枣、桂圆各四枚。

内容：糖尿日渐减少，只有一个"十"字了。方用：潞党参一两，生黄芪一两，山药一两，五味子三钱，广陈皮三钱，冬虫夏草二钱，茯神四钱，腊梅花二钱，红枣、桂圆各四枚。

内容：汗已止，溺如常，眠食均安。方用：潞党参一两，生黄芪一两，山药一两，五味子三钱，冬虫夏草二钱，茯神四钱，酸枣仁三钱，莲须三钱，莲肉四钱，黑枣、桂圆各四枚。

内容：前方连服五剂，汗不复出，口不复渴，大便秘结。方用：潞党参一两，生黄芪一两，山药一两，五味子二钱，冬虫夏草二钱，黑脂麻五钱，黄精五钱，玉竹五钱，葡萄干五钱，黑枣、桂圆各四枚。

内容：已能步行出外也。方用：潞党参五钱，生黄芪五钱，山药一两，枸杞子五钱，冬虫夏草二钱，黑脂麻五钱，黄精五钱，天门冬四钱，麦门冬四钱，葡萄干五钱，黑枣、桂圆各五枚。

此案可见，在曹氏从"昏昏沉沉，不省人事，仍在危险状态中"直至"已能步行出外也"的过程中，每次开方皆开冬虫夏草，可见冬虫夏草对于治疗糖尿病的确切疗效。

《鲁楼医案》在章节 23 中"白竹侪糖尿病一案"中记载，方用：枸杞五钱，黑脂麻五钱，茯神三钱，五味子三钱，酸枣仁五钱，山药三钱，山茱萸三钱，潞党参一两，黄芪一两，冬虫夏草二钱，石斛四钱来治疗糖尿病。

三、治疗虚证

1.《张聿青医案》

清代张聿青（1844—1905）在其《张聿青医案》中大量运用冬虫夏草治疗疾病，其中治疗虚损症状时，更是每次必用。

例如，在"卷四·虚损"章节中便记载治疗虚损的方：

（1）大生地（三两）、奎党参（三两）、真川贝（去心一两）、生牡蛎（四两）、麦冬（二两）、大熟地（五两）、西洋参（二两制）、金石斛（劈开，一两）、杭白芍（酒炒，一两五钱）、生熟甘草（各一两）、甘杞子（三两，炒）、茯苓神（各一两）、紫蛤壳（六两）、女贞子（酒炒，三两）、肥玉竹（二两）、浓杜仲（二两）、天冬（一两）、生山药（二两）、当归炭（一两五钱）、冬虫夏草（八钱）、炒萸肉（一两五钱）、潼沙苑（盐水炒，三钱）、建泽泻（盐水炒，二两）、五味子（蜜炙，七钱）、粉丹皮（一两五钱，炒）、牛膝炭（三两）、甜杏仁（二两，打）。

（2）阿胶珠（三钱）、金石斛（四钱）、生扁豆（三钱）、大天冬（二钱）、青蛤散（四钱）、生白芍（一钱五分）、生甘草（四分）、怀牛膝（三钱）、冬虫夏草（二钱）、琼玉膏（二次冲，五钱）。

（3）大生地（五钱）、川贝母（二钱）、生白芍（一钱五分）、炙款冬（二钱）、大麦冬（三钱）、青蛤散（三钱）、粉丹皮（一钱五分）、牛膝炭（三钱）、冬虫夏草（二钱）、都气丸（三钱）。

2.《邵兰荪医案》

清代邵兰荪撰《邵兰荪医案》在治疗虚劳证时也大量应用冬虫夏草作为治疗药物。例如，"卷二·虚劳"章节，有三处用方皆用了冬虫夏草：

（1）北沙参（三钱）、云母石（三钱）、紫菀（钱半）、光杏仁（三钱）、生牡蛎（四钱）、茯神（四钱）、川贝（二钱）、橘络（钱半）、清炙皮（八分）、五味子（十粒）、冬虫夏草（钱半，加）、红枣（三枚）。

（2）北沙参（三钱）、白及片（钱半）、蛤壳（四钱）、紫菀（钱半）、生牡蛎（四钱）、橘络（钱半）、光杏仁（三钱）、白薇（钱半）、川贝（二钱）、侧柏炭（三钱）、冬虫夏草（钱半）（引）、枇杷叶（五片，去毛）。

介按：肺主皮毛，肺伤则失其卫护之职，热伤元气，气伤则不能生津而敛液，以致呛咳形寒而盗汗。但虚劳而至于失血，诚属重极之症。照此证候，宜用黄芪建中汤急建中气，俾饮食增而津液旺，以至充血生精而复其真阴之不足。惟此人肺气受戕，故初方全是清肺生津之品，又佐以善治肺劳之冬虫夏草、最益肺经之云母石，确治肺劳之妙剂。据戴氏白及枇杷丸（用白及一两，枇杷叶、藕节各五钱，为细末，另以蛤粉炒阿胶五钱，生地汁调之，火上顿化，入前药为丸，如龙眼大，每服一丸）为治咳咯肺血之专方，今次诊仿佛戴氏之意以拟治，真是异曲而同工。

3.《重订广温热论》

清代戴天章撰，陆懋修删补，1911 年何廉臣重订的《重订广温热论》在"第二卷　验方妙用·补益法"一章中记载：滋养血液，如集灵膏（缪仲淳《先醒斋医学广笔记》方）、白凤膏（蓬头白鸭一只，宰好，去毛及肠杂，用生地黄、熟地黄、天冬、麦冬、全青蒿、地骨皮、女贞子各四两，冬虫夏草二两，共入鸭腹中，酒水各半，煮取浓汁，和入鳖甲膏四两，真阿胶二两，冰糖一斤收膏，每服一两，开水冲下）。

4.《全国名老中医秘方》

《全国名老中医秘方》在第九篇"长寿滋补秘方"的"滋阴补阳方"中记载了两个关于冬虫夏草的方剂，分别为：①冬虫夏草、白酒各适量。制用法：取上等白酒，放入冬虫夏草（分量不拘）及泡，密封，至酒气消尽、味醇色美后即可服。宜每夜服，每次不超过 50g。②冬虫夏草 4 枚，雄鸭 1 只，姜、盐、酱油、味精各适量。制用法：将鸭开膛洗净（不要内脏），整只鸭放入锅中，下冬虫夏草及各调料，加入适量水，先用武火烧开，改用中小火炖至鸭熟为止。吃肉饮汤，日用 2 次。

可以看出，冬虫夏草在肺部疾病方面的应用还是最多的，其次是补益和治疗糖尿病，对于新药的开发也具有很好的借鉴作用。

第三节　冬虫夏草的鲜用

中药鲜药的应用是中医用药的一种特殊形式，我国有着长期临床使用鲜药的经验和丰富的鲜药资源，包括冬虫夏草、山药、生姜、鱼腥草、地黄、葛根、蒲公英、青蒿等中药都以鲜品形式在临床上长期应用，并取得良好临床疗效。

一、鲜药应用历史及价值

1. 鲜药应用历史

鲜药，是指鲜、活应用的药物，包括新鲜动、植物药，是中药应用的始祖，为中医治病的特色之一。鲜药在中医临床应用的历史悠久，在中药的发展史中早有"神农尝百草，一日而遇七十毒"的传说，此处的百草必为鲜草无疑。它寓意着人们在漫长的岁月中，通过长期与大自然的生存斗争和与各种疾病抗争的实践，不断认识并利用身边的植物、动物、矿物等作为药物，在探索和丰富中传承。在没有正式的专门医家形成以前，这种随采随用的草根、树皮，随猎即食的各种飞禽走兽，绝大多数为鲜品。可以肯定地认为，历史上鲜药的应用远在干品以前，即鲜药实则是中药的元祖。在未有加工炮制方法之前，先人多运用鲜药治疗各种疾患，起到了神奇的效果。最早在战国时期的《山海经》中就有用鲜药外用的记载，佩带，如薰草佩之已疠；坐卧，如溪边，席其皮者不蛊；涂抹，如天婴之已痤；洗浴，如黄浴之已疥。

随着社会上专门医家的出现和中医药理论的逐步形成与不断发展，人们对药物的要求也越来越高，医生必须常备数十种至上百种药物，才能满足日常治病救人之需。加之人们认识到各种药物在应用上，干品与鲜品的性味及功效有的相同，有的相近，而有些差异较大，不能混而论之。各医家根据自己临床用药体会，对各种药物的加工、保存、携带等提出不同的要求，逐步形成生、熟、鲜等诸多药物品种。在清代以前的中医药文献中，凡鲜品并不明确记为"鲜"，而只言"生"，致使有人误认为应用鲜药始于清代。故在考证文献时，应根据不同品种慎重区分"生"字之真正所指。其实早在我国最早的药学专著《神农本草经》中，述及"干地黄"与"干姜"的条文下均记有"生者尤良"。从《名医别录》起及以后的本草著作中，已将这两种药物之干鲜品种分条述之。其中在唐代《千金翼方》中，述及"麝香"的条文下也记有"生者益良"，此两处古人所说"生"即是指"鲜"而言，这一点已为历代医家所承认。

从《名医别录》《本草经集注》《新修本草》《证类本草》直至《本草纲目》等主流本草著作中，所载的内服鲜药的品种所占比例较少，似不多见，但有关鲜药应用仍是一直不断。诸如在唐朝，国家设立的药学学校（时称"药国"）就种植了数百种药材以向学生进行教学，并应用鲜药于临床；唐代朝廷还在长安开辟30亩药园，专供太医署获取鲜药之用；宋代有城郊药农专门为各大药店提供鲜药；明代的药学巨著《本草纲目》中也有1100多条应用鲜药的附方等。而在宋代苏颂的《图经本草》和王介的《履巉岩本草》则有较多鲜药记载，其中《图经本草》还汇集了大量民间使用鲜药的经验。除了本草著作，历代方书中亦有大量应用鲜药单方或以鲜药组方的记载。如《伤寒论》的生姜泻心汤，生姜起和胃散水作用。《金匮要略》的百合地黄汤，以百合与生地黄汁组方。《肘后备急方》记载："青蒿一握，以水二升渍，绞取汁，尽服之。"青蒿鲜品应用于治疗寒热诸疟，具有良好疗效；生天冬用于"肺痿咳嗽"；生葛根汁"治服药失度，心中苦烦"；生刺蓟汁加蜜少许，治"心闷吐血即"；生香薷汁"治舌上忽出血如钻孔者"等。可以看出，很多鲜品药皆以其寒凉清热、凉血止血之性能而取效。从竹沥散、麦门冬饮、大蓟饮、四生丸、四汁饮等名方中，足以说明鲜药在临床应用中所起到的独特作用。

明清以来，温病学说逐步形成，鲜药的适应证亦日趋广泛。温病学派创始人之一叶天士，在其多年临床实践中善用鲜荷叶、鲜莲子、鲜生地黄、鲜石菖蒲等治暑邪，且收屡验屡效之功。吴鞠通之《温病条辨》卷一中"清络饮"，方中鲜荷叶、鲜金银花、鲜扁豆花、西瓜翠衣皆轻清芳香之品，质轻入上焦，透肺中热邪，并有化湿之功；鲜竹叶轻清透热，并导热下行。另外，新加香薷饮，亦采用鲜扁豆花。清代名医王旭高，亦以应用鲜药见长，如鲜生地黄、鲜石斛、鲜芦根、鲜荷叶、鲜薄荷根、鲜藿香、鲜佩兰、鲜佛手、鲜藕等。在应用古方时，根据临床体会常以鲜品代替其中之干品。民国初年名医张锡纯，不但在沟通中西医学术方面对医学界深有影响，对临床应用鲜药也颇有独到之处，在其代表著作《医学衷中参西录》及临床医案中记有大量有关的内容，如山药宜用生者煮汁饮之，不可炒用，瓜蒌须用新鲜者方效，白茅根必用鲜者其效方著等。民国时期江浙著名医家丁甘仁，对外感病善能融汇伤寒与温病的辨证治法，其处方中亦多应用鲜药，如常用鲜荷梗以治壮热、汗多不解；用鲜生地黄、鲜沙参、鲜石斛清肺生津；清暑之品则多用鲜荷叶、鲜薄荷、鲜藕节之类。中华人民共和国成立前，曾名噪北平的汪逢春医师擅长治疗时令温病，在其医案中常用鲜佩兰、鲜藿香、鲜枇杷叶等，治疗春温、伏暑之证。中华人民共和国成立前后的北京四大名医尤为推崇鲜药，他们的一个处方中常有两三味鲜药，使用得心应手，疗效甚佳。肖龙友擅长根据不同季节、不同证候运用鲜药，取鲜药有生发之气以提高疗效。孔伯华认为，鲜药具有芳香通窍、除秽通达的性能，特别是用以治疗急性热病更有心得。如鲜芦根清热生津止咳效佳，在杂病中见有烦热口渴、胃热呕哕者用之；

生茅根消热凉血、生津止渴、甘不腻膈、寒不伤胃、利不伤阴，在热病阴津不足时用之；鲜菖蒲开窍除痰，对湿热痰浊蒙闭清窍更为适宜，无论温病还是杂病都可选用。施今墨用鲜药"取其清新之气，清暑生津力强"，常用鲜茅根、鲜芦根为伍，治疗温病之发热、烦渴、烦躁不安等症。汪逢春长于治疗时令病，在其医案中常用鲜佩兰、鲜藿香、鲜枇杷叶等，治疗春温、伏暑之证。根据文献记载及有关人士提供的资料来看，从清末民初直至中华人民共和国成立初期时间内，是中医临床应用鲜药之鼎盛时期，所用鲜药品种达40余种，各大药店均设有自家药园，中小药肆则将常用鲜药以盆钵种之或湿沙埋之，对本地不易得之鲜品则用土冰柜（天然冰）保存，病家随用随付。

近代中医临床常用之鲜药品有冬虫夏草、地黄、生姜、石斛、荷叶、藕、藕节、莲子、艾叶、侧柏叶、扁豆花、葛根、大蓟、小蓟、百部、白薇、枇杷叶、沙参、麦冬、天冬、广藿香、佩兰、茅根、山药、葱白、马齿苋、瓜蒌皮、金银花、蒲公英、薄荷、石菖蒲、芦根、何首乌、竹茹、地骨皮、香薷、西瓜翠衣、浮萍、佛手等。《全国中草药资源汇编》收载中草药两万余种，其中大量品种可供鲜用。近10多年来，鲜药制剂的研发也取得了可喜的进展与成绩。据不完全统计，截止到2012年11月，我国已开发的鲜药相关产品有49种，有批准文号的产品41种，其中属于药品的有6种（金龙胶囊、金水鲜胶囊、鲜益母草胶囊、鱼腥草滴眼液、垂盆草冲剂、鲜竹沥口服液），其余35种为保健食品。在这6种药品中，金龙胶囊和金水鲜胶囊为复方鲜中药制剂，而鲜益母草胶囊、鱼腥草滴眼液、垂盆草冲剂、鲜竹沥口服液则是对单味鲜药的提取加工。此外，现代鲜药大家郝近大教授在鲜药研究方面也取得较大成果，其主持的"生姜、地黄、石斛保鲜技术及其鲜干活性对比研究"课题获得2001年度北京市科技进步三等奖，"鲜地黄制剂的制备方法"获国家技术专利；编写的《鲜药的研究与应用》《鲜药图谱》《鲜药用动物图谱》等鲜药著作均已出版。

从以上可以看出，中医临床应用鲜药历史源远流长，贯穿于中医药学起源与发展的整个过程，众医家在实践中不断丰富鲜药应用的学术思想，确立了鲜药在某些疾病治疗中不可替代的作用。

2. 鲜药应用价值

传统中医药专家认为鲜药与干品比较，其特点明显、优点突出。首先，鲜药在性味上，药性更突出，比如寒凉之性的鲜药较干品偏凉偏润，芳香辛窜气味的鲜药较干品味厚力峻；鲜药的药汁鲜纯、汁多，其润燥之性明显强于干品，并且吸收见效快。其次，鲜药药汁在制备时简便易行，一般药工皆能完成。再从现代药理研究来看，新鲜中药所含有效成分保存更加完整、充分，干品在晾晒、干燥、炮制等过程中则会失去部分药性。此外，外界因素比如环境、温度、湿度等方面对药材的有效成分也会产生影响。药物试验已证明，新鲜中药较传统干品中药含有更多的有效成分，如鲜薄荷、鲜广藿香、生姜等在烘干变为干品的加工过程中，其挥发性活性成分也会随之散失，其药物作用也会有所减弱或改变；生姜在止呕、解热、解毒方面的药效就明显强于干姜。正因鲜药具有药鲜、汁醇、气味俱纯正的特点，最能保持药品的天然性能和活性成分，金元四大医家之一的刘完素就对鲜药称赞有加："采其鲜者，其力足耳。"从大量的古代本草及方书文献中可以发现，鲜药在治疗疑难杂病、急危重症的抢救、解毒及外伤治疗等方面有着别于干药的特殊效用。

鲜药在临床应用时，其适应证较为广泛：①外感疾病（各类感冒及温热病）；②肺系疾病（肺炎、肺痈、肺结核、慢性气管炎、百日咳等）；③各种出血性疾病（咯血、衄血、吐血、便血等）；④一些急危重症（包括虫、蛇、犬咬伤等）的急救与解毒；⑤一些杂症（如腮腺炎、乳腺炎、急性菌痢腹泻、脉管炎、痔疮等）等。尤其对一些热性病、血证、外伤病症及疑难重症等病的治疗，确有其特殊的功效，不仅因为鲜药性自然味"纯正"，最能保持药物的天然特性，还因其有直接的生津增液、助阴之效而极大地增强了药物的效用。如梨汁、荸荠汁、鲜苇根汁、麦冬汁、藕汁等甘凉轻清之鲜品，不仅可以清热，还可直接滋阴补液，对上焦温热病热盛阴伤之证有奇效。在广东等南方地区，民间治疗外感病，煎服马鞭草、（泥）鱼鳅串、葫芦革（车前草）等鲜品草药，对于外感热证，此法往往也能药到病除，故民间常有"感冒发烧，鱼鳅串加马鞭草"之说。

作为中药应用起源的鲜药，在经过历代医家长期的应用经验积累后，其所适应的疾病甚为广泛，在用法上也是多种多样，有的适宜内服，有的适宜外敷，也有的用于煎汤熏洗，其用法多种，但均有奇效，实为历代中医药学家临床用药的经验结晶，也逐步形成了一套独到的理论体系，使得"鲜药"成为中医药国粹的一个重要分支。

二、鲜冬虫夏草的应用

同其他中药应用历史过程一样，冬虫夏草也经历了从鲜冬虫夏草应用到以干冬虫夏草应用为主、鲜冬虫夏草应用为辅的过程。在冬虫夏草没有广泛得到认识和应用前，其应用都是以随采随用的方式，绝大多数为鲜品应用。随着社会上专门从事医药工作的医家出现及冬虫夏草性能得到广泛认识后，为满足更大范围人群的需求，受限当时的技术条件，采摘后的鲜冬虫夏草通常需加工成干品后才能有效保存并便于携带，至此冬虫夏草的应用方式逐步转变为以干品应用为主。

冬虫夏草作为一种特殊的虫菌共生的生物体类中药，主要含有核苷、多糖、虫草酸、麦角甾醇、脂肪酸、蛋白、多肽等活性成分。鲜冬虫夏草在加工成干品的过程中水分会蒸发 50% 以上，而在水分蒸发的同时虫草体内的上述活性成分也大量快速地流失，导致其有效成分的种类减少和含量下降，这样干品在临床疗效方面也不如鲜品。同时，目前普通的冬虫夏草干品食用方法主要是炖煮或打粉服用，这些方法对冬虫夏草中的活性成分均可造成破坏或损失，致使药效减弱，甚至造成污染加重、质量控制难度加大等问题。

在冬虫夏草所含的活性成分中，有脂溶性和水溶性的，还有需要靠酶来分解的活性成分。从这个角度来说，冬虫夏草煮水当茶喝或跟肉类产品炖着吃这两种方法，虽然水溶性成分容易在水中释放出来（实际上水溶性成分也只能溶解出 60%~70%），但脂溶性成分是完全不溶解的，而且当温度一旦超过 60℃，其精华成分如生物酶、多肽、挥发性物质等将被破坏，造成冬虫夏草主要成分的组成比例改变而显著降低其功效。此外，当冬虫夏草在 80℃ 以下加热 15 分钟时，虫草中含有的一些具有抗肿瘤作用的酸性非限制性 DNA 内切酶将会永久失活。冬虫夏草属于贵细类药材，煎煮时间不宜太久，且不宜长时间高温加热，否则其部分药用成分就会分解，药效利用率降低，达不到预期的保健、治疗目的，造成不必要的浪费。

用冬虫夏草浸泡酒，主要是能把其醇溶性的成分释放出来，一般浸泡 1~3 个月即可饮用，但是一旦浸泡时间过长，随着时间的推移，其有效成分就会被氧化及分解，从而影响冬虫夏草的功效。且过敏体质的人不能喝酒，因而这种方法不能适应广大群众服用。冬虫夏草做成制剂携带方便，容易服用，但是在制作过程中会丢失大量的粉末，而且传统的粉碎设备只能够将冬虫夏草粉碎成 200 目以下的粉末，还会因为设备的限制导致其在粉碎过程中活性成分丢失，造成宝贵资源的浪费。粉碎过程中使用金属粉碎机还会造成重金属污染，且将冬虫夏草磨成粉制成制剂后往往无法判断其品种真假及质量好坏，容易上当受骗。

由于以上四种主要传统服用方法都存在诸多问题，加上冬虫夏草本身价格高，造成了极大的浪费。新鲜的冬虫夏草则能保持原生态，更好地保留活性成分的原始结构，能留住百分百营养，其营养价值和药用功效高于传统干制的冬虫夏草，一根鲜草能抵三根干虫草。现代研究表明，鲜冬虫夏草在抗氧化、清除自由基、调节免疫、抗肿瘤及抑制肿瘤转移、改善化放疗副作用等方面优于干虫草。特别是鲜冬虫夏草的抗氧化作用比其干品好，主要体现在其超氧化物歧化酶（SOD）活性比干冬虫夏草更强，约为烘干品的三倍；与干冬虫夏草相比，鲜冬虫夏草还在抗氧化、增强免疫和抗肿瘤方面效果更好，如鲜虫草水提物能够在增强肿瘤化疗药物作用的同时，降低化疗药物的副作用。还有一点值得指出的是，生态繁育鲜冬虫夏草的安全性更高，其有害物质砷及重金属的残留均低于国家规定的限度。

中医传统认为药材鲜用偏凉、偏润性，药材干用偏温、偏燥性，鲜冬虫夏草应用较干虫草偏凉、偏润，比干虫草更适合用于肿瘤患者及肾虚精亏，阳痿遗精，腰膝酸痛，肺燥久咳虚喘，劳嗽咯血等病症人群。由于鲜冬虫夏草性平力缓，能平补阴阳，所以也是年老体弱、病后体衰、产后体虚者的养生佳品。

因此，本书推崇一种新的最佳食用方法——冬虫夏草鲜着吃。新鲜的冬虫夏草直接嚼服，早上空腹细细咀嚼、慢慢咽服，是最环保、最有效、最方便，且利用率最高的一种服用方法。当前，在回归自然、崇尚原汁原味生活的理念下，人们对中药品质有极高的要求，本色、原生态、自然的才是上选，冬虫夏草鲜用又被重新倡导。以广东东阳光药业有限公司（以下简称东阳光公司）为代表的企业已成功研发出生态繁育冬虫夏草，扩大了冬虫夏草的来源。同时，采用现代保鲜技术对该品种进行保鲜，推出了鲜冬虫夏草，为鲜冬虫夏草的广泛应用奠定了坚实的基础。

>> 参考文献

[1] 陈蔚文，周祯祥，于虹，等 . 中药学［M］. 北京：人民卫生出版社，2012.

[2] 黄雪峰，黄宝菊，郑方毅，等 . 冬虫夏草成分及其药理作用研究进展［J］. 福建农业科技，2015，48（8）：69-73.

[3] 徐方云 . 冬虫夏草及发酵虫草菌丝体的临床应用［J］. 药品评价，2005，2（4）：255-265.

[4] 常章富，高增平. 冬虫夏草 [M]. 北京：北京科学技术出版社，2002.

[5] 张山雷著，程东旗点校，路志正审定. 本草正义 [M]. 福州：福建科学技术出版社，2006.

[6] 楞本嘉整理. 藏医千万舍利 [M]. 兰州：甘肃民族出版社，1993.

[7] 柯传奎. 话说冬虫夏草 [M]. 杭州：浙江科学技术出版社，2007.

[8] 汪昂著，谢观，董丰培评校. 全图本草备要 [M]. 重庆：重庆大学出版社，1996.

[9] 吴仪洛著，郭薇整理. 本草从新 [M]. 北京：红旗出版社，1996.

[10] 王士雄著，石念祖译注. 王氏医案绎注下 [M]. 北京：商务印刷馆，1920.

[11] 王孟英著，周振鸿重编. 回春录新诠 [M]. 长沙：湖南科学技术出版社，1982.

[12] 戴天章著，张家玮点校. 重订广温热论 [M]. 福州：福建科学技术出版社，2005.

[13] 曹炳章著，芮立新校. 中国医学大成（第八册）医案医话分册 [M]. 北京：中国中医药出版社，1997.

[14] 费承祖著，吴九伟点校. 费绳甫先生医案 [M]. 上海：上海科学技术出版社，2004.

[15] 江苏新华医院. 中药大辞典 [M]. 上海：上海科学技术出版社，1977.

[16] 国家中医药管理局《中华本草》编委会. 中华本草第一册 [M]. 上海：上海科学技术出版社，1999.

[17] 赵学敏. 本草纲目拾遗 [M]. 北京：人民卫生出版社，1983.

[18] 芦笛.《青藜徐照》唐方沂和夏草冬虫综考 [J]. 上海高校图书情报工作研究，2015（1）：48.

[19] 常明，杨芳灿. 嘉庆四川通志 [M]. 成都：巴蜀书社，1984.

[20] 芦笛. 南图藏《柑园小识》抄本初探 [J]. 长江学术. 2014，16（2）：88 - 93.

[21] 吴敬梓. 儒林外史 [M]. 北京：人民文学出版社，1977.

[22] 檀萃. 黔囊 [M] // 黔南丛书（第五集第二册）. 贵阳：贵阳文通书局，1922 - 1943.

[23] 徐大椿. 药性切用卷之三中 [M]. 1693 - 1771.

[24] 七十一. 西域闻见录 [M]. 乾隆四十二年刊本.

[25] 唐秉钧. 文房肆考图说 [M]. 乾隆四十三年刊本.

[26] 马揭, 盛绳祖. 卫藏图识 [M] // 中国西藏及甘青川滇藏区方志汇编 (第 1 册). 北京: 学苑出版社, 2003.

[27] 徐昆. 柳崖外编 [M]. 北京: 京华出版社, 2006.

[28] 龙柏. 脉药联珠 [M]. 南京: 江苏科技出版社, 1993.

[29] 陈镛. 樗散轩丛谈 [M]. 同治三年刊本.

[30] 王学权. 重庆堂随笔 [M]. 南京: 江苏科学技术出版社, 1986.

[31] 章楠著, 李玉清, 曹金虎, 黄娟, 等校注. 医门棒喝 [M]. 北京: 中国 医药科技出版社, 2011.

[32] 姚澜. 本草分经 [M]. 清光绪十五年刊本.

[33] 姚莹. 康輶纪行 [M]. 清同治刻本.

[34] 吴其濬. 植物名实图考 [M]. 上海: 商务印书馆, 1956.

[35] 王士雄著, 陈明见点校. 随息居重订霍乱论 [M]. 北京: 人民卫生出版 社, 1993.

[36] 心禅僧. 珍本医书集 14 杂著类一得集 [M]. 上海: 上海科学技术出版 社, 1986.

[37] 张伯龙, 唐宗海, 黄杰熙. 本草问答评注 [M]. 太原: 山西科学教育出 版社, 1991.

[38] 汪玲玲, 钟士清, 方祥, 等. 冬虫夏草多糖研究综述 [J]. 微生物学杂 志, 2003, 23 (1): 43-45.

[39] 纪莎, 施小兵, 易骏. 冬虫夏草化学成分研究概况 [J]. 福建中医学院学 报, 1999, 9 (2): 46-47.

[40] 许周善, 周晓燕. 冬虫夏草多糖的研究进展 [J]. 工业微生物, 2000, 30 (1): 56-57.

[41] 苏颖, 周选围. 改进苯酚-硫酸法快速测定虫草多糖含量 [J]. 食品研究 与开发, 2008, 29 (3): 118-121.

[42] 姚风良, 陈洪宇. 冬虫夏草及其制剂治疗慢性肾病的研究及进展 [J]. 浙 江中医药大学学报, 2014, 38 (2): 230-232.

[43] 田野, 李文佳, 钱正明, 等. 冬虫夏草抗肿瘤活性药理实验和临床研究进 展 [J]. 沈阳药科大学学报, 2017, 34 (10): 943-948.

[44] 严明, 闫兆, 周林福, 等. 冬虫夏草药用特点及其临床应用现状 [J]. 首

都食品与医药, 2017, 23 (6): 68.

[45] 田建红. 中药冬虫夏草与混淆品种的初步研究 [J]. 黑龙江中医药, 2001, 60 (6): 57-58.

[46] 王国栋. 冬虫夏草类: 生态培植应用 [M]. 北京: 科学技术出版社, 1995.

[47] 杜双有, 杨明华. 从鲜益母草胶囊的研制谈中药鲜品的开发 [J]. 中国中药杂志, 2002, 27 (10): 86-87.

[48] 李文佳, 张鸿, 魏江春. 鲜冬虫夏草药理作用研究进展 [J]. 2016 中药临床药学学术年会论文集, 2016: 185-190.

[49] 陆晋笙. 景景医话 (附医谈录旧) [M]. 1913.

[50] 周志林. 本草用法研究 [M]. 北京: 中华书局, 1941.

[51] 谢观. 中国医学大辞典 [M]. 北京: 中国中医药出版社, 1994.

[52] 时逸人. 中国药物学 [M]. 上海: 上海卫生出版社, 1956.

[53] 青海省药材公司. 青海药材 [M]. 西宁: 青海人民出版社, 1958.

[54] 山西省卫生厅. 山西中药志 [M]. 太原: 山西人民出版社, 1959.

[55] 江苏省西医学习中医讲师团, 南京中医学院本草教研组. 本草纲要 [M]. 北京: 人民卫生出版社, 1959.

[56] 卫生部药政管理局. 中药材手册 [M]. 北京: 人民卫生出版社, 1959.

[57] 重庆市卫生局. 重庆中药 [M]. 重庆: 重庆人民出版社, 1962.

[58] 吴克潜. 吴氏儿科 [M]. 南京: 大众书局, 1934.

[59] 长春中医学院革命委员会. 吉林中草药 [M]. 长春: 吉林人民出版社, 1970.

[60] 西藏自治区革命委员会卫生局, 西藏军区后勤卫生处. 西藏常用中草药 [M]. 拉萨: 西藏人民出版社, 1973.

[61] 裘庆元. 三三医书 (第一册) [M]. 北京: 中国中医药出版社, 1998.

[62] 朱进忠. 中医临证经验与方法 [M]. 北京: 人民卫生出版社, 2003.

[63] 《全国中草药汇编》编写组. 全国中草药汇编 (上册) [M]. 北京: 人民卫生出版社, 1975.

[64] 邹孟城. 三十年临证探研录 [M]. 上海: 上海科学技术出版社, 2000.

[65] 胡世林. 中国道地药材 [M]. 哈尔滨: 黑龙江出版社, 1989.

[66] 贵州省中药资源普查办公室, 贵州省中药研究所. 贵州中药资源 [M].

北京：中国医药科技出版社，1992.

[67] 云南省药材公司. 云南中药资源名录 [M]. 北京：科学出版社，1993.

[68] 田淑琴. 常用藏药志 [M]. 成都：四川科学技术出版社，1997.

[69] 国家中医药管理局《中华本草》编委会. 中华本草 [M]. 上海：上海科技出版社，2002.

[70] 丁甘仁. 丁甘仁医案 [M]. 太原：山西科学技术出版社，2013.

[71] 肖培根. 新编中药志 [M]. 北京：化学工业出版社，2002.

[72] 黄兆胜. 中药学 [M]. 北京：人民卫生出版社，2002.

[73] 赵汝能. 甘肃中草药资源志（上册） [M]. 兰州：甘肃科学技术出版社，2004.

[74] 南京中医药大学. 中药大辞典上册 [M]. 2版. 上海：上海科学技术出版社，2005.

[75] 王筠默. 中药研究与临床应用 [M]. 上海：上海中医药大学出版社，2006.

[76] 梅全喜. 现代中药药理与临床应用手册 [M]. 3版. 北京：中国中医药出版社，2008.

[77] 张乃修. 张聿青医案 [M]. 北京：中国医药科技出版社，2014.

[78] 王志圣，郭培文. 复方蛤蚧散治疗老年慢性喘息性支气管炎疗效观察 [J]. 中医药研究，1990（2）：36.

[79] 张振廷. 以扶正为主治疗慢性支气管炎 [J]. 吉林中医药，1986（2）：26.

[80] 赵定国，白皋. 冬虫夏草治百病 [M]. 2版. 上海：上海科学技术文献出版社，2014.

[81] 郑依玲，梅全喜，李文佳，等. 冬虫夏草的药用历史及现代服用方法探讨 [J]. 中药材，2017，40（11）：2725－2728.

[82] 郝近大. 鲜药的研究与应用 [M]. 北京：人民卫生出版社，2003.

[83] 陈小露，梅全喜.《肘后备急方》之鲜药应用探讨 [J]. 中药材，2014，37（7）：1294－1298.

[84] 贾晓斌，郑智音，黄洋，等. 基于组分结构理论的鲜药物质基础研究思路与方法 [J]. 中国中药杂志，2011，36（18）：2595－2598.

[85] 周锡龙，陆丽. 鲜药的历史沿革、现状与对策 [J]. 基层中药杂志，

2001，15（6）：58－59.

［86］郝近大．鲜药发展的历史沿革［J］．首都医药，2009（11）：42－44.

［87］陈斌，贾晓斌．鲜药物质基础的研究进展与研究策略［J］．中草药，2012，43（3）：592－597.

［88］郭信涛，李建生，石怀芝．鲜药沿革考略及发展思路［J］．北京中医，2000（2）：45－47.

［89］彭勇，谭芳．鲜药研究的回顾与展望［J］．首都医药，2013（3）：45－46.

［90］郭建华，田成旺，张铁军．鲜药研究的状况与展望［J］．药物评价研究，2011，34（3）：220－223.

［91］孟祥才，王喜军．鲜药研究现状与未来发展的思考［J］．世界科学技术——中医药现代化，2009，11（5）：679－683.

［92］郭晓宇，杜捷．鲜药在临床应用优势中的探索［J］．中国临床医生杂志，2015，43（9）：91－93.

［93］王梦溪，吴启南，乐巍，等．中药鲜药的应用与现代研究［J］．中草药，2015，46（20）：3125－3130.

［94］郝近大，刘文巨．中医临床鲜药应用源流初探［J］．中国医药学报，1986，1（2）：28－30.

［95］金世元．重振传统鲜药应用，提高临床治疗功效［J］．首都医药，2013（1）：38－39.

［96］郑依玲，陈小露，梅全喜，等．中药鲜药的化学成分和药理作用研究概况［J］．中药材，2017，40（10）：2485－2489.

（梅全喜，李春红，曾聪彦，郑依玲，唐志芳，陶盛昌）

第二章　鲜冬虫夏草的生药学研究

　　鲜冬虫夏草为冬虫夏草的新鲜品，1986 年《云南省中药饮片炮制规范》就记载冬虫夏草可鲜用及其使用方法；2015 年《四川省中药饮片炮制规范》将鲜冬虫夏草记录入册。野生鲜冬虫夏草为季节性产品，每年的四至六月为冬虫夏草的产新季节，加之资源、保鲜技术的限制，其应用范围很小。冬虫夏草生态繁育技术的成功，使鲜冬虫夏草真正实现了随时供应。2019 年广东省中药材标准也正式收载了鲜冬虫夏草（繁育品）。目前，鲜冬虫夏草整个行业处于一个迅速发展的时期，已有多家机构、公司在经营鲜冬虫夏草，并形成多个品牌。然而目前关于冬虫夏草的生药学研究多集中于干品，对鲜冬虫夏草的研究较少，这也限制了其应用及发展。本章对鲜冬虫夏草的生药学研究，包括鉴别、品质研究及生态繁育研究等。

第一节　鲜冬虫夏草的鉴别

　　冬虫夏草为我国的名贵中药材，然而由于其资源紧缺，市场需求量大，价比黄金，市场上的冬虫夏草掺杂品、混淆品和伪品现象频出，某些混淆品如凉山虫草、亚香棒虫草、戴氏虫草等由于其外观形态和正品冬虫夏草非常相像，甚至有经验的药工都很难鉴别；另外还有一些混淆品如冬虫夏草菌丝体、发酵虫草菌粉、北虫草等名字和冬虫夏草很像，加之广告片面宣传等，给消费者造成了巨大的困扰及经济损失。本节将对鲜冬虫夏草的真伪鉴别方法进行系统介绍。

一、基原鉴别

　　鲜冬虫夏草为麦角菌科真菌冬虫夏草菌寄生在蝙蝠蛾科昆虫幼虫上的子座及幼虫尸体的新鲜复合体。野生资源主要分布在我国青藏高原的西藏、青海、四川、云南、甘肃等地，其次在尼泊尔、不丹、印度等国的部分地区也有分布。鲜冬虫夏草（繁育品）为模拟原生态条件下繁育而成，全年均可采收，子座出土、子囊壳未形成时挖取，除去泥土及似纤维状的附着物。繁育基地主要分布于广东、湖北、西藏等地。

东阳光鲜冬虫夏草（繁育品）由中国科学院微生物所、中国中医科学院和中国食品药品检定研究院等权威机构鉴定，其菌种和虫种与野生冬虫夏草一致，符合《中国药典》（2015 年版）冬虫夏草质量标准要求。

（一）鲜冬虫夏草菌种鉴别

1996 年国际著名真菌学家、中国科学院昆明植物研究所研究员臧穆对冬虫夏草菌的模式标本进行了形态学和有关文献的研究，结果表明，冬虫夏草菌的模式标本为真菌学家 P. A. Saccardao 在 1878 年定义的 *Cordyceps sinensis*（BerK.）Sacc.，此名沿用至今。此模式标本今妥存于英国皇家植物园，邱园标本馆（K）。

鲜冬虫夏草菌种鉴别主要包括形态学鉴定、分子生物学鉴定及基于柯赫法则的验证。

1. 形态学鉴定

菌落外观：菌落中心呈褶皱隆起，初期棕黄色或黄褐色，颜色逐渐加深至深黑褐色，周缘较宽且表面光滑，可见一圈淡白色菌丝体，菌落由致密的菌丝体组成，较硬实，背面黑褐色，有深色色素向周围扩散（图 2 - 1）。

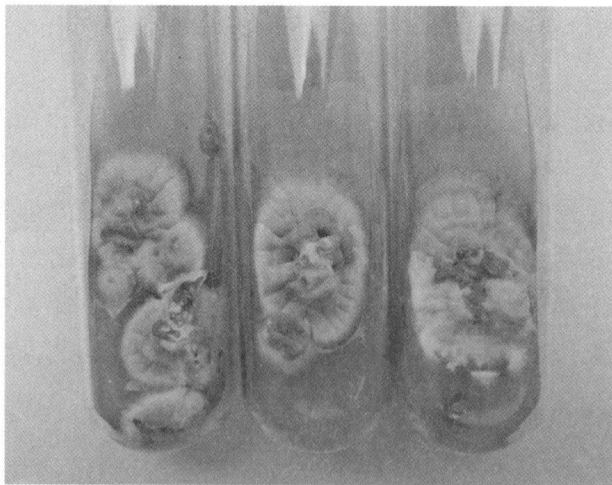

图 2 - 1　中国被毛孢菌落形态

菌体显微特征：无性型，菌丝体无色，有隔膜，分枝，平滑或具微疣。分生孢子梗无色，单生或 2 ~ 8 个簇生于无色球形细胞组成的小子座上，不分枝或分枝，最简单的仅为无柄产孢细胞单生于营养菌丝的顶端。产孢细胞系瓶形小梗，无色，单点内壁产孢，平滑或具微疣，针形或钻形，逐渐向上尖削成一狭窄的颈部。分生孢子肾形，无色，无隔膜，分生孢子可被黏液包被在一起（图 2 - 2）。

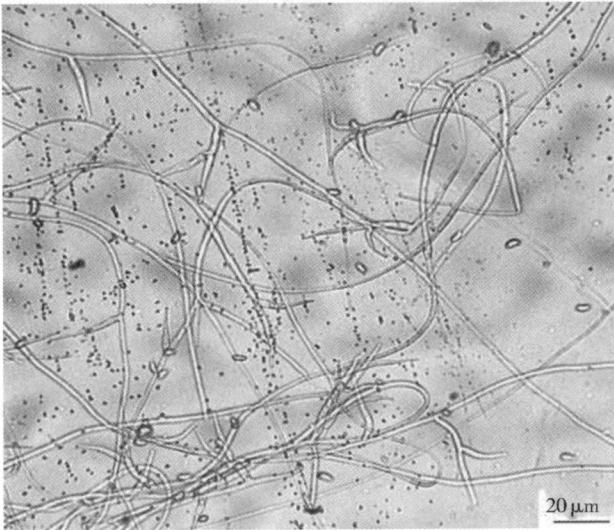

图 2 - 2　菌丝及产孢细胞、分生孢子

冬虫夏草菌有性型（子囊孢子）：成熟的子囊孢子呈线形或柱状，平行或螺旋形排列于子囊内，横隔隔数 20 ~ 45 个，横隔隔距约 0.5 ~ 6.2μm，大小为（180 ~ 350）μm × （3.5 ~ 8.0）μm。成熟的子囊孢子大多上、下粗细均匀，也有个别粗细不一，一般两端略细，中间略粗，未成熟的子囊通常尾部突然变细，内部的子囊孢子看不到横隔。子囊帽圆锥状钝圆收缩，底部与子囊外壁平顺光滑连在一起，中心部有一突出的狭长短柄（图 2 - 3）。

2. 分子生物学鉴定

以东阳光公司提供的冬虫夏草菌为基础材料，通过分子生物学方法获得菌株 DNA，经 PCR 后，进行序列鉴定，直接从基因水平上确定菌株种类。具体步骤：菌丝体制备→DNA 提取、纯化、检测→ITS - PCR 扩增→PCR 产物纯化→测序→比对。图 2 - 4 为某次进行菌种分子生物学鉴定的 DNA 碱基序列，登录

NCBI 网站（http：//www. ncbi. nlm. nih. gov）GeneBank，进行 blast，与 GeneBank 库中冬虫夏草的 ITS 序列的相似度达 99% ~100%，确定检测菌种是冬虫夏草菌（图 2 - 4）。

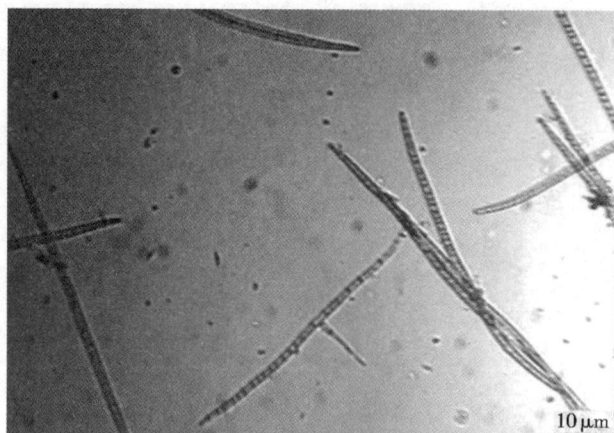

图 2 - 3　子囊孢子

TGGAAGTAAAAAGCGTAACAAGGTCTCCGTTGGTGAACCAGCGGAGGGATCATTATCGAGTCACCACTCCC
AAGCCCCCTGCCGAACACCACAGCAGTTGCCTCGGCGGGACCGCCCCGGCGCCCCAGGGCCCGGACCAGGGCG
CCCGCCGGAGGACCCCAGACCCTCCTGTCGCAGTGGCATCTCTCAGTCAAGAAGCAAGCAAATGAATCAAAA
CTTTCAACAACGGATCTCTTGGTTCTGGCATCGATGAAGAACGCAGCGAAATGCGATAAGTAATGTGAATTGCA
GAATTCAGTGAACCATCGAATCTTTGAACGCACATTGCGCCCGCCAGCACTCTGGCGGGCATGCCTGTCCGAGC
GTCATCTCAACCCTCGAGCCCCCGCCCCGCGGCGGCGGGGCCCGGCCTTGGGGGTCACGGCCCCGCGCCGCCC
CCTAAACGCAGTGGCGACCCCGCCGCGGCTCCCCTGCGCAGTAGCTCGCTGAGGACCTCGCACCGGGAGCGCG
GAGGCGGTCACGCCGTGAAACCACCACACCCTCCAGTTGACCTCGGATCAGGTAGGGATACCCGCTGAACTTAAGC
ATATCAATAAGCGGAGGAA

图 2 - 4　冬虫夏草菌分子生物学鉴定的 DNA 序列

3. 柯赫法则验证

根据柯赫法则（Koch's Rule），以东阳光公司提供的冬虫夏草菌为基础材料，在合适的气压、温湿度等条件下，感染冬虫夏草寄主蝙蝠蛾幼虫，感染成功的蝙蝠蛾幼虫经精细护理发育成幼虫僵体，于适宜的条件下诱导形成冬虫夏草，经第三方权威机构鉴定为正品冬虫夏草（图 2 - 5）。

（二）鲜冬虫夏草寄主昆虫鉴别

1. 寄主种类

冬虫夏草的寄主昆虫不止一种，Nielson 结合邱乙等（2015）的最新整理规则与引入 *Thitarodes* 的归类方法（Nielson et al 2000），列出国内外发表的冬虫夏草寄主昆虫，发现国内分布的寄主昆虫 63 种，国外 11 种，其中不丹 2 种，尼泊尔 8 种，缅甸 1 种。

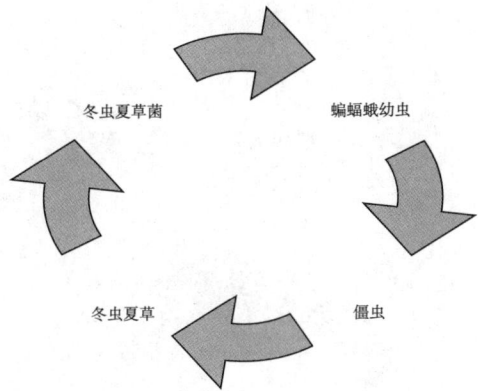

图 2－5　柯赫法则鉴定图谱

2. 寄主鉴定

鲜冬虫夏草寄主昆虫蝙蝠蛾的鉴定方法有形态学鉴定和分子生物学鉴定。

（1）蝙蝠蛾幼虫形态学鉴定　蝙蝠蛾科幼虫由于受生活环境的影响，一般为乳白至黄褐色，身体长筒状，胸部隆起，头部稍下弯，腹部前几节稍下陷，臀部又稍隆起。胸部明显 3 节，腹部明显可见 10 节，各节上有数量不等的小节。气门 9 对，除前胸 1 对生长在前胸盾片后下方外，腹部 1~8 节的身体两侧各有 1 对。胸足发达，由基节、转节、腿节、胫节、跗节组成，端部有爪，各节上有数量、粗细不同的刚毛或用来分泌物质的泡突，腹节上有腹足四对，生长在 3~6 节的腹中线两侧，末节上有臀足 1 对。各腹足与臀足的下方有爬行时用来抓着物体的趾钩，趾钩的排列形状、长短、数量不等，但多为圆多行或圆双行有缺口。腹部各节上有不同数量、不同长短和分布在不同位置的毛，这些原生刚毛的排列称为毛序（图 2－6）。

（2）蝙蝠蛾成虫形态学鉴定　寄主成虫体形中等偏小，翅长在 13~19mm，大多为黄褐色至灰褐色；触角丝状，各节多为宽大于长，端节长锥形；三个胸节背板平均发达，口器退化，下唇须短或极度退化；前足胫节有胫距；前翅有翅轭，后翅无翅缰；脉型属于同脉类，前、后翅 M 脉发育完全，M_1 脉不分叉，均有 Cu_2 脉，R_5 脉在翅基部分出，复行两次分叉；雌蛾第 9 腹节有两个生殖孔；腹部短，一般不超过翅长（图 2－7）。

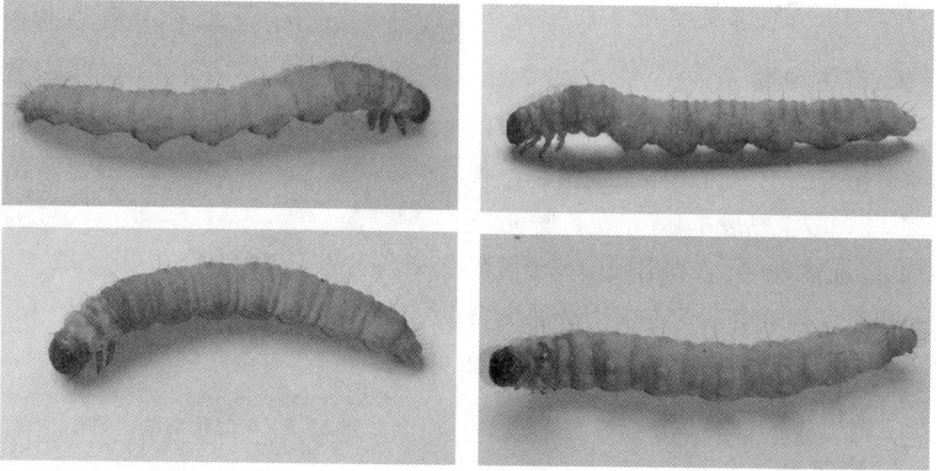

外形图

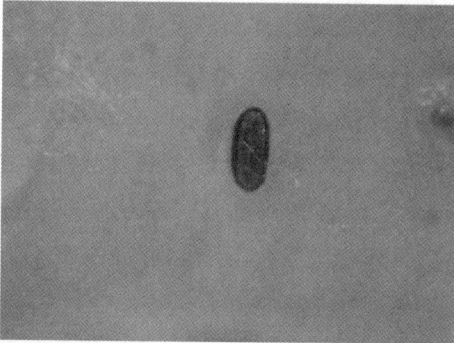

气门图

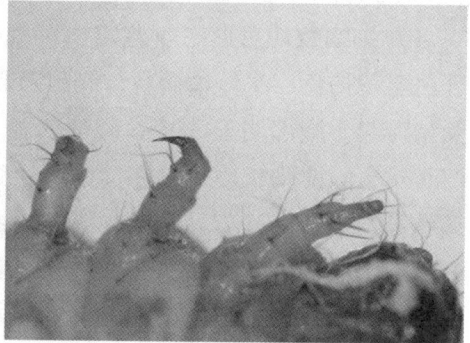

胸足图

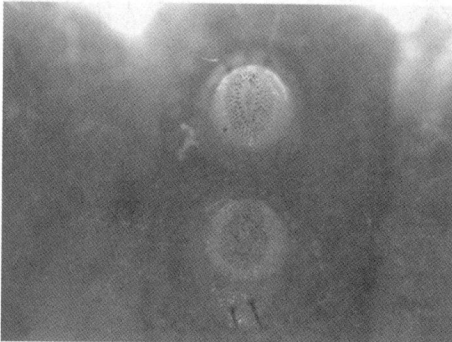

趾钩图

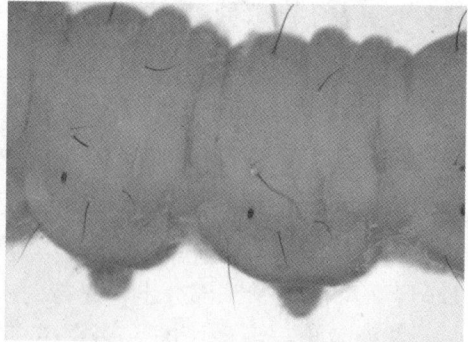

毛序图

图 2-6　蝙蝠蛾幼虫形态

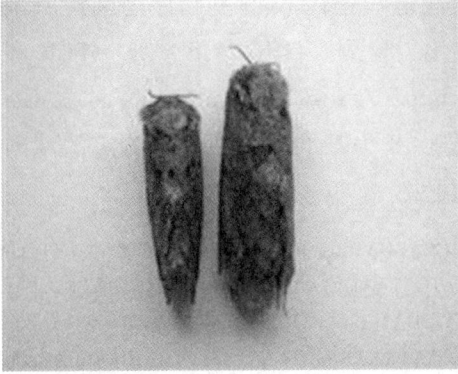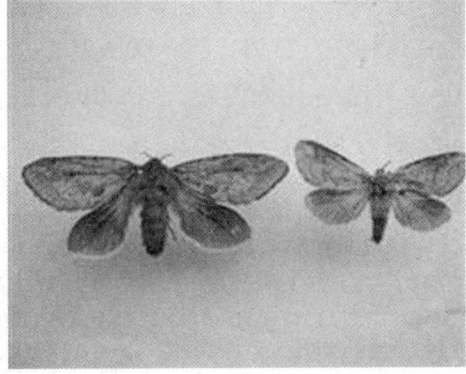

雌雄成虫（左-静止，右-展翅）

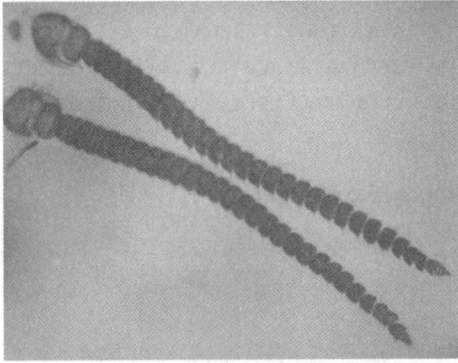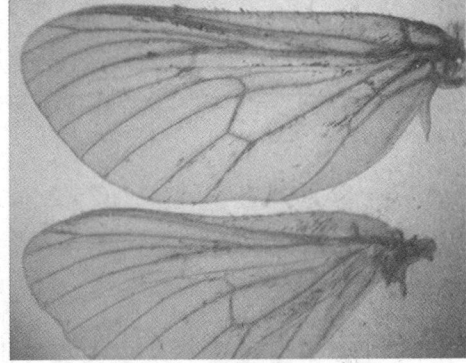

成虫触角　　　　　　　　　　　　　　成虫翅脉

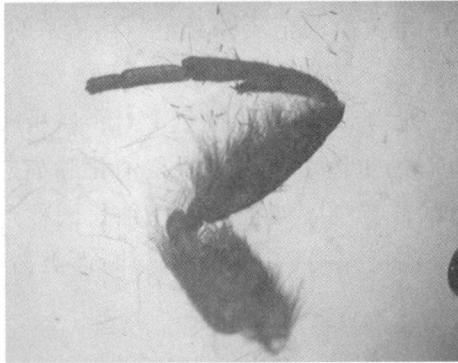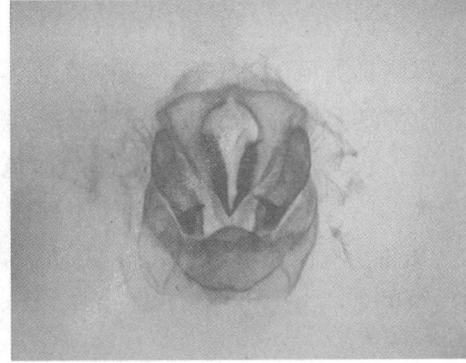

成虫的足　　　　　　　　　　　　雄性成虫内生殖器

图 2-7　蝙蝠蛾形态特征图

（3）蝙蝠蛾科分子生物学鉴定　　通过测定线粒体 Cytb 基因序列确定所采集成虫具体种类。具体步骤：DNA 提取、纯化、检测→ITS – PCR 扩增→PCR 产物纯化→测序→比对。登录 NCBI 网站（http：//www. ncbi. nlm. nih. gov）Gene-Bank，进行 blast，确定寄主昆虫种类。图 2 – 8 为某次采集虫种所测定的基因序列，经测定所采集寄主种群均为蝙蝠蛾科昆虫。

AATAAATGTTGATATAGAATAGGGTCACCACCTCCTGCAGGATC.GAAAAATGAGGTATTTAAGT.TTCGAT
CTGTTAGTAGTATAGTAATAGCTCCTGCTAATACAGGTAATGATAATAAAAGTAATAATGCAGTAATTACAACT
CTTCATACAAATAATGGTATACGATCAAAAGATATTCTTTTTGATCGTATATTAATTACAGTAGTGATAAAATTA
ATTGCCCCTAAAATTGATGAAATTCCTGCTAGATGTAAAGAAAAAATAGCTAAATCTACTGATGCCCCAGAATG
TGCAATATTTGATGATAATGGGGGATATACCGTTCAACCTGTTCCTGCCCCGTTTTCTACAATTCTACTAGAAAT
TAATAATATTAATGATGGGGGTAATAATCAAAATCTTATATTATTAAGTCGTGGAAATGCTATATCGGGAGCC
CCTAATATTAAAGGAATTAGTCAATTTCCAAAACCACCAATTATAATTGGTATTACCATAAAAAAAATTATAA
TAAAAGCATGAGCTGTAACAATTACATTATAAATTTGATCATCTCCAATTAAAGATCCAGGATTTCCTAATTCTG
TTCGAATTATTATTCTTAAGGATGTTCCC.ACTATTCCTGATCAAATACCAAAAATAAAATATAAAGTTCCAATAT
CTTTATGATTTT

图 2 – 8　鲜冬虫夏草虫体分子生物学鉴定的 DNA 序列

二、性状鉴别

鲜冬虫夏草由虫体与从虫头部长出的真菌子座相连而成。虫体似蚕，长 3 ~ 6cm，直径 0.3 ~ 0.8cm；表面黄白色至棕黄色，有环纹 20 ~ 30 个，足 8 对；头部黄棕色至红棕色；胸节颜色较浅，呈黄白色至浅棕黄色，具细密的环纹，腹侧具胸足 3 对；腹节浅棕黄色至棕黄色，每节具 1 个宽环纹和 3 个窄环纹，中部具明显的腹足 4 对；末节略呈钩状回弯，具扁平臀足 1 对；质稍柔，易折断，断面略平坦，白色至淡黄白色，有的虫体中央可见残留消化腺痕迹，呈点状、"一"字或"V"字等不规则形状，有的不明显。子座细长圆柱形，长 2 ~ 7cm，直径 0.1 ~ 0.4cm；表面浅黄褐色至棕褐色；质柔韧，断面类白色（图 2 – 9）。气微腥，味微苦。

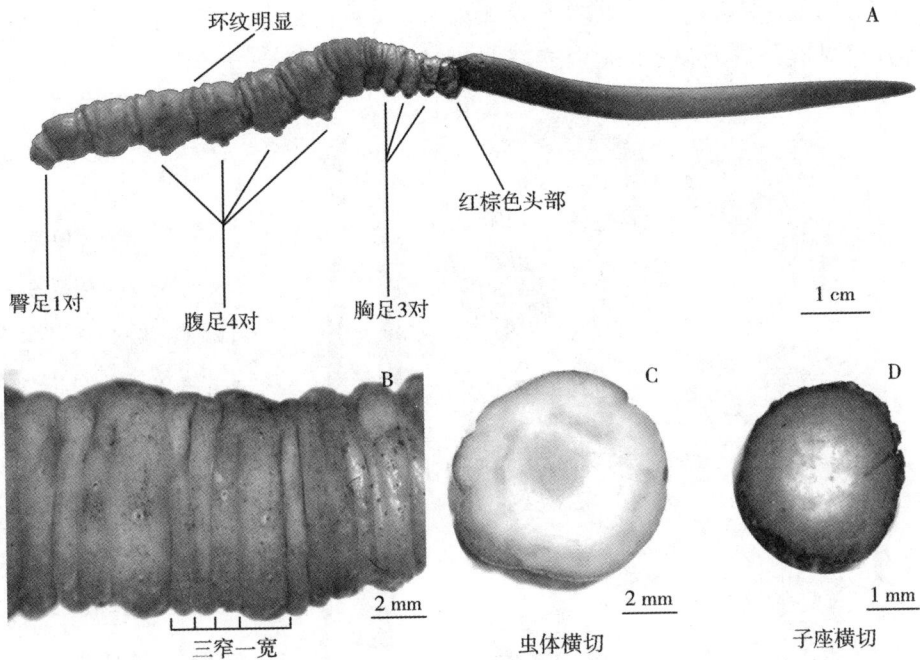

图 2-9 鲜冬虫夏草性状图
A. 全草；B. 背部环纹；C. 虫体横切面；D. 子座横切面

三、显微鉴别

本品粉末（干燥后过四号筛）淡黄色至黄棕色。体壁碎片棕黄色，有的具黄棕色、红棕色斑块，外表面密生长短不一、先端尖锐的刚毛，常可见刚毛脱落后的圆形毛窝。腹足趾布满棕黄色的趾钩，呈顶端略尖基部渐粗的圆锥状，侧面观呈钩状弯曲。菌丝散在或黏结成团，团块多见，无色，细长弯曲，相互缠绕，有隔，隔间距离 $10 \sim 25\,\mu m$，头部稍膨大，部分有分枝，直径 $1 \sim 4\,\mu m$（图 2-10）。

对 20 批鲜冬虫夏草和 8 种其他虫草样品（发酵冬虫夏草菌粉、发酵虫草菌粉、蛹虫草、蝉花、亚香棒虫草、新疆虫草、凉山虫草、戴氏虫草）比较研究，结果显示，显微可鉴别鲜冬虫夏草和发酵冬虫夏草菌粉（无虫体显微特征）、发酵虫草菌粉（无虫体显微特征）、蛹虫草（无虫体显微特征）、蝉花（无特征足趾碎片）、亚香棒虫草（体壁碎片墨绿色，呈蛇皮状斑块且无刚毛）、新疆虫草（体壁碎片无刚毛，无毛窝，无虫体特征足趾碎片）、凉山虫草（体壁碎片布满菌丝状纹路且无刚毛，无虫体特征足趾碎片）、戴氏虫草（体壁碎片墨绿色，足趾碎片可见五条排列整齐的红棕色条状足趾带）。

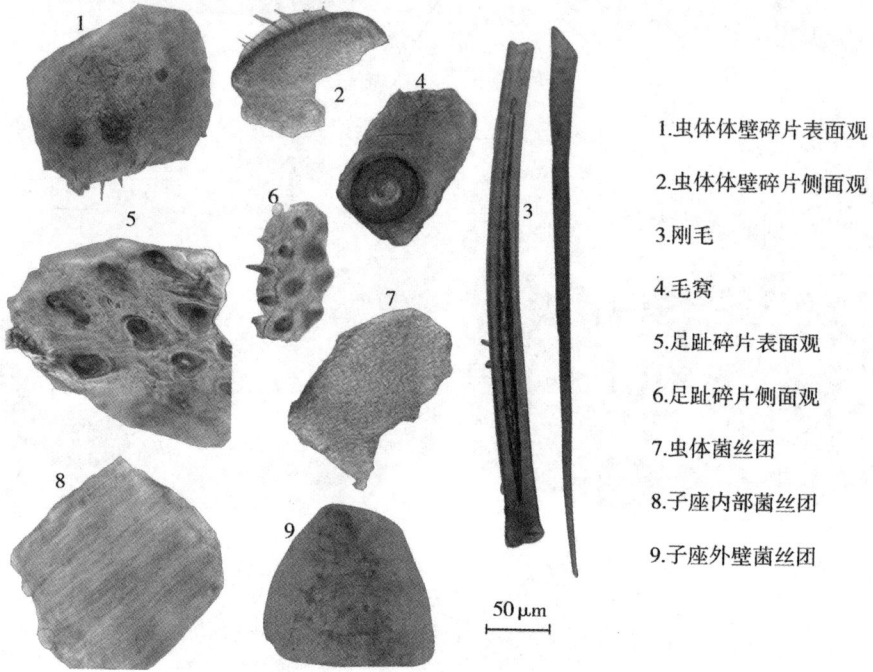

1.虫体体壁碎片表面观

2.虫体体壁碎片侧面观

3.刚毛

4.毛窝

5.足趾碎片表面观

6.足趾碎片侧面观

7.虫体菌丝团

8.子座内部菌丝团

9.子座外壁菌丝团

50μm

图2-10　鲜冬虫夏草粉末显微特征图（×400）

四、理化鉴别

随着科学技术的发展，对鲜冬虫夏草的真伪鉴别用到了较多的理化鉴别方法，常用技术如下：

1. 聚合酶链式反应法

（1）DNA 提取　取各样品使用70%乙醇擦洗表面后，置乳钵中，加液氮适量，充分研磨使成粉末，取0.1g，按植物基因组 DNA 提取试剂盒说明进行 DNA 提取。

（2）PCR 反应　鉴别引物：正向 5′ – AGTTACCACTCCCAAACC –3′和反向 5′ – TGCTTGCTTCTTGACTGA –3′。反应体系：总体积为25μL，包括10 × PCR 缓冲液2.5μL，dNTP（2.5mmol/L）2μL，$MgCl_2$（25mmol/L）2μL，引物（10μmol/L）各1μL，高保真 Taq DNA 聚合酶（5U/μL）0.2μL，模板 DNA 2μL，无菌双蒸水

14.3μL。扩增程序：94℃预变性 5min，循环反应 30 次（94℃ 30s，64℃ 30s，72℃ 30s），延伸（72℃）5min。

（3）电泳检测　照琼脂糖凝胶电泳法［《中国药典》（2015 年版）四部通则 0541］，胶浓度为 1%，胶中加入核酸凝胶染色剂 Gel Red；供试品上样量为 8μL，DNA 分子量标记上样量为 2μL（0.5μg/μL）。电泳结束后，取凝胶片在凝胶成像仪上检视。

（4）检测结果　见图 2-11。供试品凝胶电泳图中，鲜冬虫夏草在 100～250bp 有单一 DNA 条带；除发酵冬虫夏草菌粉外，其他 7 种混淆品（发酵虫草菌粉、蛹虫草、蝉花、亚香棒虫草、新疆虫草、凉山虫草和戴氏虫草）在 100～250bp 之间未出现 DNA 条带。发酵冬虫夏草菌粉的菌为中华被毛孢菌，与冬虫夏草菌一致，因此此法无法将二者区分开来；其他 7 种混淆品的菌种与冬虫夏草菌不同，因此可鉴别。

图 2-11　鲜冬虫夏草及其混淆品 DNA 电泳图

M. DNA 分子量标准品；1. 鲜冬虫夏草；2. 发酵冬虫夏草菌粉；3. 蝉花；4. 蛹虫草；

5. 发酵虫草菌粉；6. 凉山虫草；7. 戴氏虫草；8. 新疆虫草；9. 亚香棒虫草

2. 蛋白质电泳法

（1）蛋白质提取　取粉碎后的鲜冬虫夏草 1.0g，其余混淆品粉末 0.3g，加 0.02mol/L 的 PBS 缓冲液（pH=7.4）10mL，超声处理 30min（控制温度 20℃），再置于 4℃冰箱内浸提 4h，离心 15min（4℃，8000rpm），弃去上层脂层，移取上清液 4mL，加入预冷的丙酮 16mL，混匀，-20℃冰箱放置过夜，次日取出离心（4℃，8000rpm），弃去上层丙酮液，下层沉淀用氮气吹干，再用 0.02mol/L

的 PBS 缓冲液（pH =7.4）1mL 溶解所得固体，即得。

（2）蛋白含量测定　照考马斯亮蓝法（Bradford 法）[《中国药典》（2015 年版）四部通则 0731]，测定上述蛋白质提取液中蛋白质浓度，然后用 0.02mol/L 的 PBS 缓冲液（pH =7.4）稀释各样品，使蛋白浓度保持一致。

（3）电泳检测　照 SDS - 聚丙烯酰胺凝胶电泳法 [《中国药典》（2015 年版）四部通则 0541]，浓缩胶浓度为 5%，分离胶浓度为 12%，供试品上样量为 40μL，蛋白分子量标记上样量为 3μL，电泳实验结束后，将凝胶片置于凝胶成像仪上进行检视。

（4）检测结果　见图 2-12。从各样品中蛋白条带数、位置、颜色深浅均显示出该方法可鉴别鲜冬虫夏草与其他 8 种虫草样品（蛹虫草、蝉花、凉山虫草、亚香棒虫草、新疆虫草、戴氏虫草、发酵冬虫夏草菌粉、发酵虫草菌粉）。鲜冬虫夏草中出现 15 个左右的主蛋白条带，在 20~100kDa 范围均有分布，其蛋白条带主要位于 75~100kDa、50~75kDa 及 25kDa 附近；蛹虫草、凉山虫草、新疆虫草、亚香棒虫草均出现大于 100kDa 的条带，可作为主要鉴别条带；蝉花仅出现 1 个清晰的蛋白条带；发酵冬虫夏草菌粉中出现 3 个主蛋白条带；发酵虫草菌粉中未出现蛋白条带；戴氏虫草与鲜冬虫夏草蛋白条带分布较类似，但戴氏虫草在 50~75kDa 之间出现一条很浓的蛋白条带，鲜冬虫夏草则较弱，该条带可进行有效鉴别。

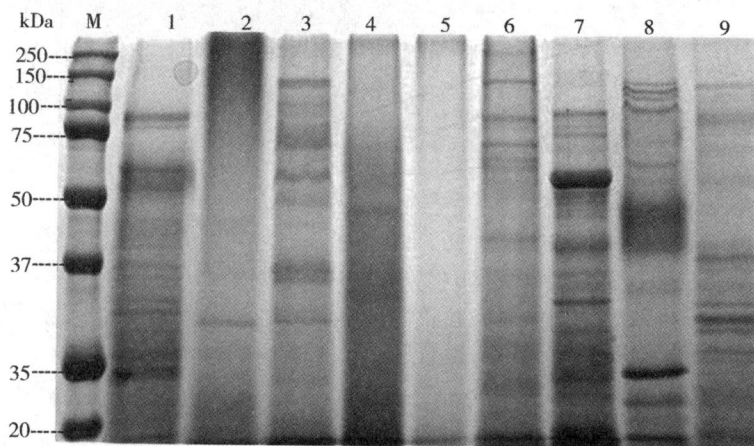

图 2-12　鲜冬虫夏草及其混淆品蛋白质电泳图

M. 蛋白质分子量标准品；1. 鲜冬虫夏草；2. 蝉花；3. 蛹虫草；4. 发酵冬虫夏草菌粉；
5. 发酵虫草菌粉；6. 凉山虫草；7. 戴氏虫草；8. 新疆虫草；9. 亚香棒虫草

3. 薄层色谱法

（1）供试品溶液　取干燥后的各样品粉末1g，加90%乙醇20mL，超声处理30min，滤过，滤液蒸干，残渣加50%乙醇1mL使溶解，作为供试品溶液。

（2）对照品溶液　取腺苷对照品和尿苷对照品，加50%乙醇制成每1mL各含0.5mg的对照品溶液。

（3）测定法　取对照品溶液和供试品溶液，条带状点于同一采用4%磷酸氢二钠溶液浸渍处理后的硅胶GF_{254}薄层板上，以异丙醇－乙酸乙酯－甲醇－水－浓氨试液（5∶3∶1∶1∶0.1）为展开剂，展开，取出，晾干，置紫外光灯（254nm）下检视。

（4）检测结果　见图2－13。由图可知，鲜冬虫夏草与发酵冬虫夏草菌粉、发酵虫草菌粉、蛹虫草、亚香棒虫草、新疆虫草、凉山虫草的斑点不一致，与蝉花、戴氏虫草斑点接近。蛹虫草和发酵虫草菌粉在尿苷上方多出一个主斑点；发酵冬虫夏草菌粉在腺苷下方多了一个主斑点；凉山虫草缺尿苷斑点；新疆虫草缺尿苷、腺苷斑点；亚香棒虫草缺腺苷斑点。因此该法可有效鉴别除蝉花、戴氏虫草外的6种常见混淆品（发酵冬虫夏草菌粉、发酵虫草菌粉、蛹虫草、亚香棒虫草、新疆虫草、凉山虫草）。

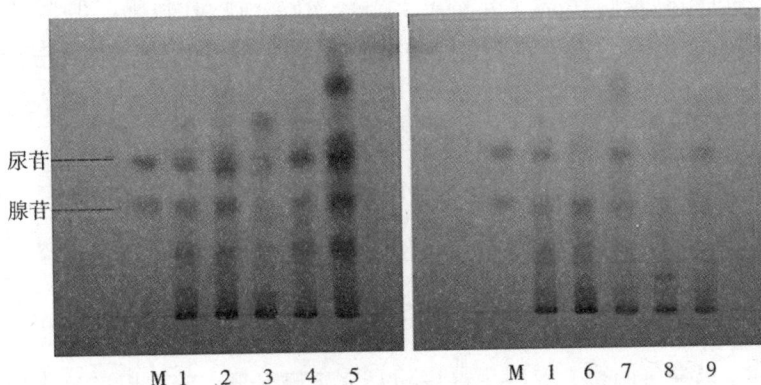

图2－13　鲜冬虫夏草及其混淆品薄层色谱图

M. 混合对照品；1. 鲜冬虫夏草；2. 蝉花；3. 蛹虫草；4. 发酵冬虫夏草菌粉；
5. 发酵虫草菌粉；6. 凉山虫草；7. 戴氏虫草；8. 新疆虫草；9. 亚香棒虫草

4. 高效液相色谱法

（1）供试品溶液　取干燥后的各样品粉末（过三号筛）0.5g，加入90%甲醇10mL，加热回流30min，摇匀，滤过，取续滤液作为供试品溶液。

（2）参照物溶液　取尿苷对照品和腺苷对照品适量，加90%甲醇制成每1mL含尿苷20μg和腺苷20μg的溶液，作为参照物溶液。

（3）测定法　以十八烷基硅烷键合硅胶为填充剂（柱长15cm，内径为4.6mm，粒径为5μm）；以0.04mol/L磷酸二氢钾溶液为流动相A，以甲醇为流动相B，梯度洗脱；柱温为30℃；流速为1mL/min；检测波长为260nm。分别精密吸取参照物溶液与供试品溶液各1μL，注入液相色谱仪，测定，供试品特征图谱中应呈现6个特征峰，其中2个峰应分别与相应的参照物峰保留时间一致，与腺苷参照物峰相应的峰为S峰，计算特征峰1、3、4、5的相对保留时间，其相对保留时间应在规定值的±10%之内。规定值为0.20（峰1）、0.58（峰3）、0.60（峰4）、0.67（峰5）、1.00（峰S）。

（4）检测结果　见图2-14。结果显示，特征图谱可鉴别鲜冬虫夏草和发酵冬虫夏草菌粉（缺3、5号峰）、发酵虫草菌粉（缺3号峰）、蛹虫草（缺1号峰）、亚香棒虫草（缺1、3号峰）、新疆虫草（缺1、5号峰）、凉山虫草（缺5号峰）、戴氏虫草（缺1、3号峰）。

5. 红外光谱法

（1）供试品制备　样品（鲜品需干燥）粉碎，过50目筛。取样品4mg与溴化钾粉末200mg混合，置于红外灯下在玛瑙乳钵中研磨均匀，装入压片模具，压制约1min，压成透明薄片，置于红外光谱仪中进行测试，得到样品的红外光吸收图谱。

（2）检测条件　照红外分光光度法［《中国药典》（2015年版）四部通则0402］，傅里叶变换红外光谱仪光谱范围4000~400cm^{-1}，分辨率4cm^{-1}，扫描次数16，重复测定次数5，溴化钾中红外分束器。

（3）检测结果　鲜冬虫夏草红外吸收光谱可与6种其他虫草产品（蝉花、蛹虫草、发酵冬虫夏草菌粉、发酵虫草菌粉、亚香棒虫草、戴氏虫草）进行区分。鲜冬虫夏草红外吸收光谱（图2-15）具有7个特征峰（峰1：2926cm^{-1}，峰2：2855cm^{-1}，峰3：1746cm^{-1}，峰4：1652cm^{-1}，峰5：1546cm^{-1}；峰6：1084cm^{-1}，峰7：931cm^{-1}），蝉花缺峰3，蛹虫草和发酵冬虫夏草菌粉缺峰2、峰3、峰7，发酵虫草菌粉缺峰3、峰7，亚香棒虫草缺峰3，戴氏虫草缺峰3，凉山虫草和新疆虫草均具有7个特征峰。因此该法可有效鉴别除凉山虫草、新疆虫草外的6种常见混淆品（蝉花、蛹虫草、发酵冬虫夏草菌粉、发酵虫草菌粉、亚香棒虫草、戴氏虫草）。

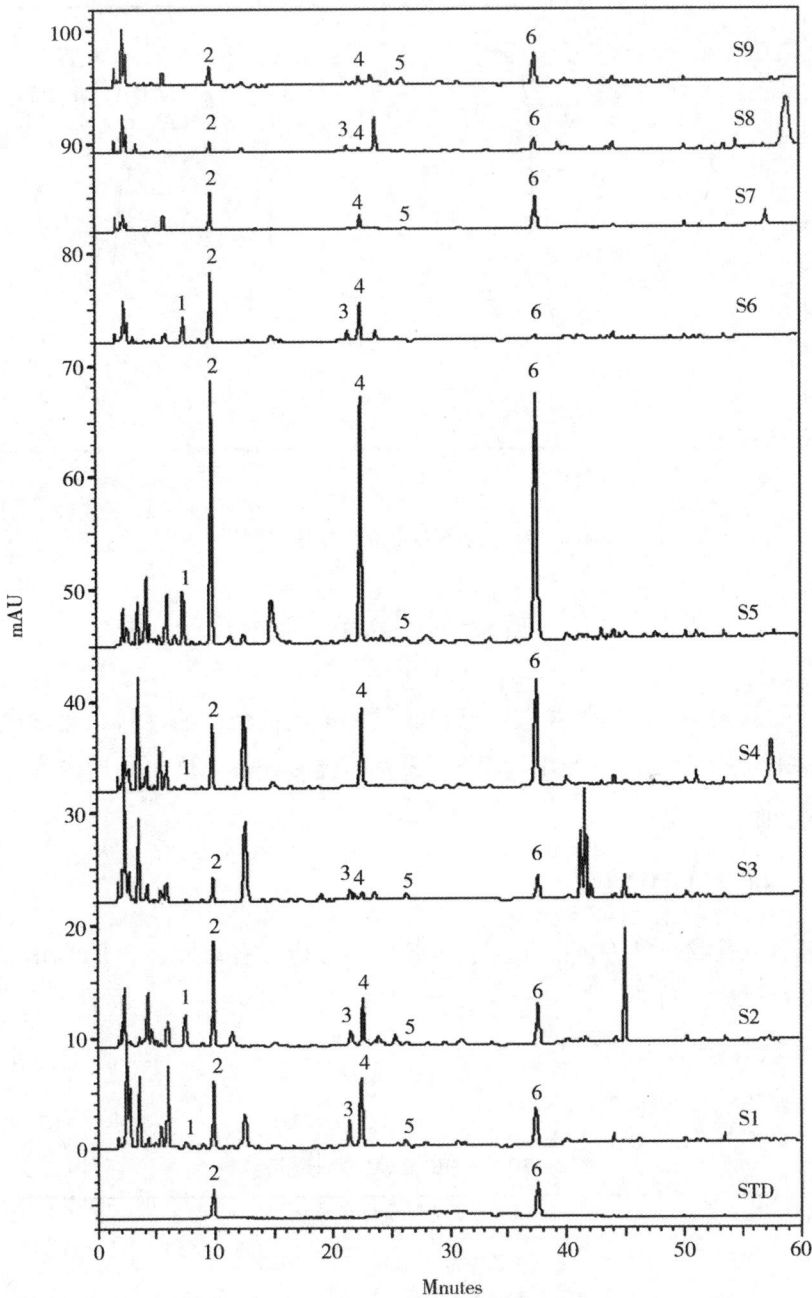

图 2-14　鲜冬虫夏草及其混淆品 HPLC 特征图

STD. 对照品；S1. 鲜冬虫夏草；S2. 蝉花；S3. 蛹虫草；S4. 发酵冬虫夏草菌粉；

S5. 发酵虫草菌粉；S6. 凉山虫草；S7. 戴氏虫草；S8. 新疆虫草；S9. 亚香棒虫草

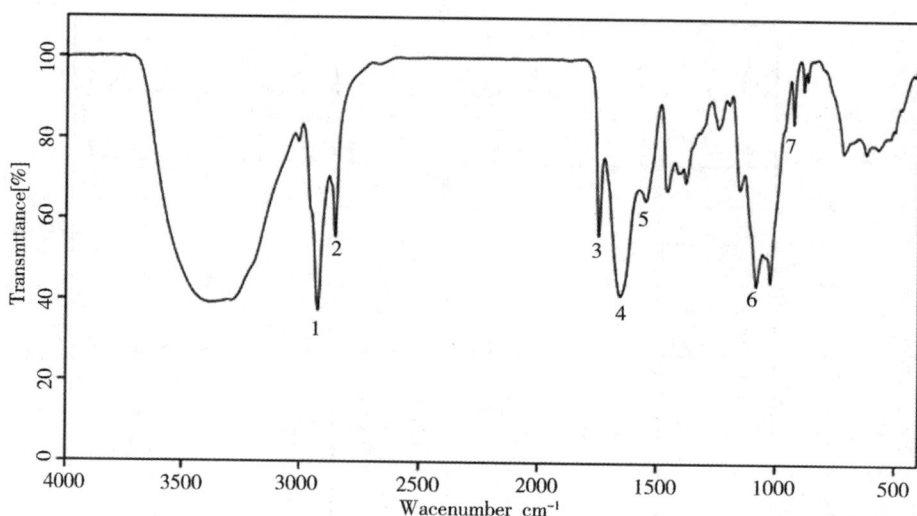

图 2 – 15 鲜冬虫夏草红外指纹图谱

第二节 鲜冬虫夏草的品质研究

中药的品质与药效密切相关，药材品质评价包括药材的性状、化学成分和掺伪等。东阳光冬虫夏草研究团队对冬虫夏草的优劣评价与近似品种的区分等进行了对比研究。

一、优劣评价

本部分从性状、洁净度、鲜度、主要成分含量、有害成分含量等方面对鲜冬虫夏草进行优劣评价。

1. 性状评价

性状评价标准见表 2 – 1。

表 2 – 1　鲜冬虫夏草性状评价标准

感官特性	可接受范围
形态	由虫体及从头部长出的真菌子座相连而成，虫体与子座饱满，虫体长 3 ~ 6cm，直径 0.3 ~ 0.8cm，子座长 2 ~ 7cm，直径 0.1 ~ 0.4cm；表面湿润至较为干燥，断面不出水或轻微出水，消化道明显或不明显

续表

感官特性	可接受范围
色泽	虫体黄白色至棕黄色；子座浅黄褐色至棕褐色；断面白色至淡黄白色；消化道色淡至微黑
气味、滋味	具有鲜冬虫夏草特有的气味和滋味，无异味
缺陷和杂质	不得出现发霉草和腐烂草；不得出现肉眼可见的泥土和虫卵等杂质

市售干冬虫夏草、市售鲜冬虫夏草和鲜冬虫夏草（繁育品）的性状见图 2 - 16。

市售干冬虫夏草

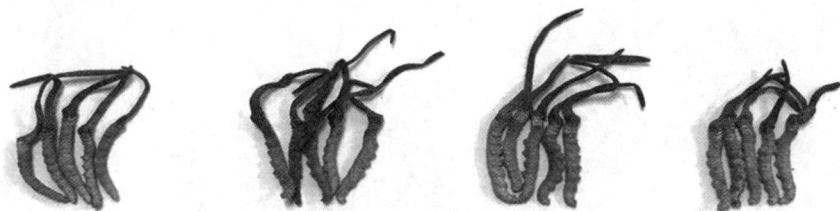

市售鲜冬虫夏草

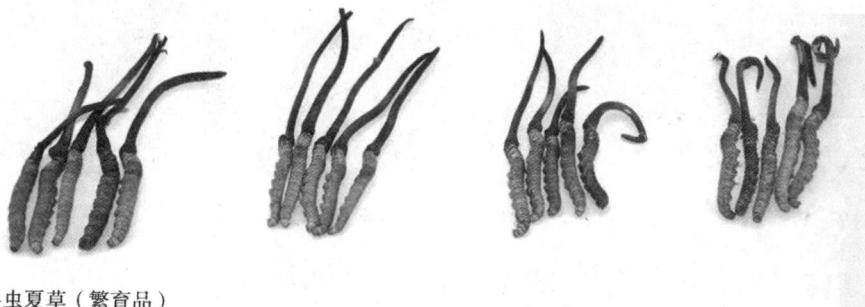

鲜冬虫夏草（繁育品）

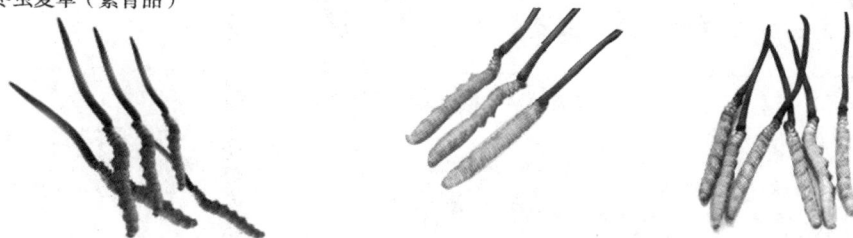

图 2 - 16　市售干冬虫夏草、市售鲜冬虫夏草和鲜冬虫夏草（繁育品）的性状图

2. 洁净度评价

结合体内外泥沙杂质情况和灰分情况进行洁净度评价。

市售干冬虫夏草、市售鲜冬虫夏草和鲜冬虫夏草（繁育品）的体内外泥沙杂质情况见图 2 – 17。

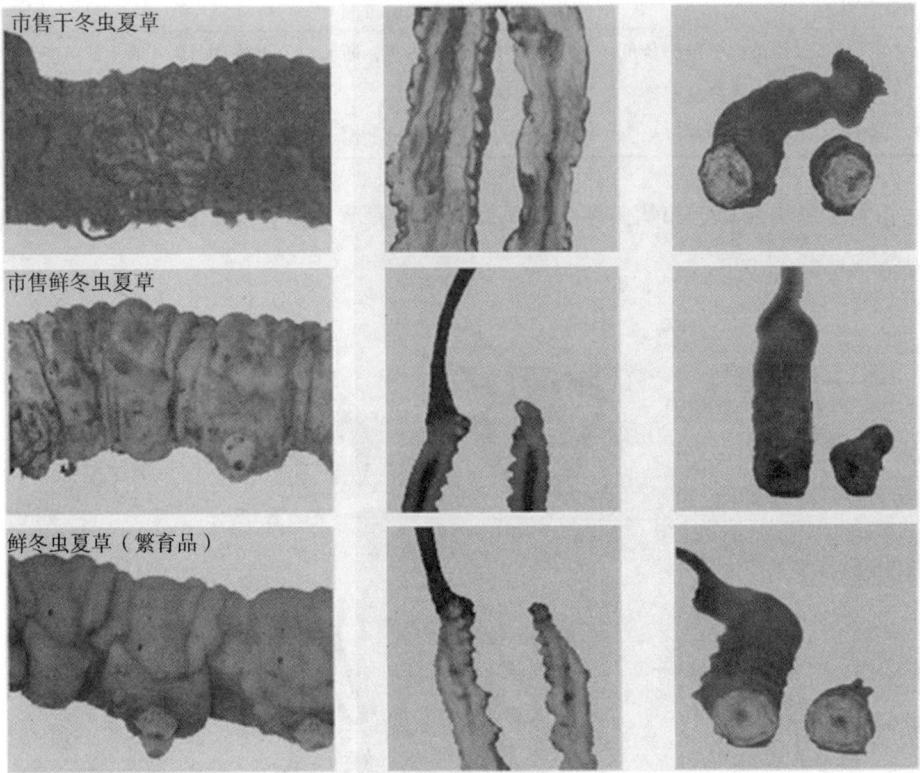

图 2 – 17　市售干冬虫夏草、市售鲜冬虫夏草和鲜冬虫夏草（繁育品）的体内外泥沙图

参考《GB 5009.4 食品安全国家标准 食品中灰分的测定 》对市售干冬虫夏草、市售鲜冬虫夏草和鲜冬虫夏草（繁育品）进行灰分检测，结果见图 2 – 18。

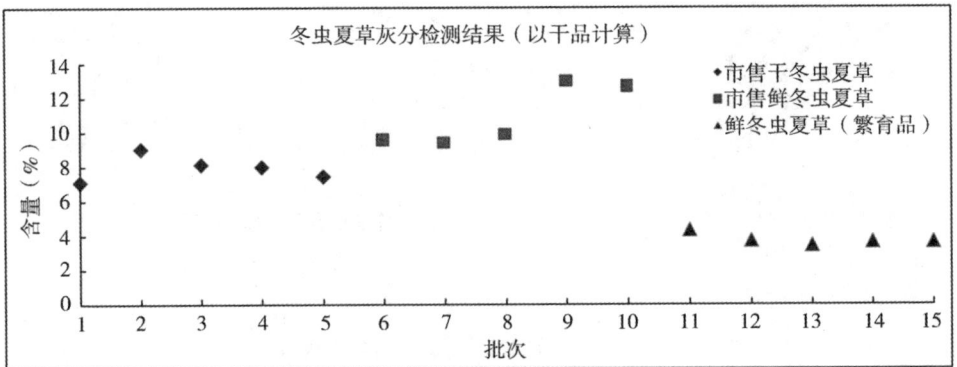

图 2 – 18　市售干冬虫夏草、市售鲜冬虫夏草和鲜冬虫夏草（繁育品）的灰分结果图

3. 鲜度评价

鲜冬虫夏草在出土、清洗、灭菌、包装、储存的过程中，会对鲜度造成一定的损害。随着鲜冬虫夏草的鲜度降低，其营养和功效成分及外观、口感都会受到一定影响。因此，鲜度是评价鲜草质量优劣的重要指标，可以结合感官、水分、细胞活力等综合进行鲜度评价。

（1）感官　通过对鲜冬虫夏草的感官评价，能够直观地得出其新鲜程度的数据。利用评分检验法，对鲜冬虫夏草的外观、气味、滋味及断面等方面分别进行分析，然后由分析人员根据分析结果给出相应的分数，最后通过加权系数法计算得到鲜冬虫夏草的最终评分。新鲜程度越高的鲜冬虫夏草，往往其感官评分值越高，因此可通过感官评价判别鲜冬虫夏草的新鲜程度。鲜冬虫夏草鲜度感官标准见表2-2。

表2-2　鲜冬虫夏草鲜度感官标准

感官项目	评分标准区			
	10.0~9.0	8.9~8.0	7.9~7.0	6.9~6.0
气味	清香淡菇味	无味或较浓菇味	稍有不刺激的异味感	明显异味感
虫体色泽	黄白至金黄	棕黄	褐黄	褐黑
子座硬度	饱满硬实	稍软	较软	很软
子座断面	白色物质饱满	白色物质稍少	白色物质较少	无白色物质
虫体硬度	饱满硬实	稍软	较软	很软
虫体断面	稍有出水	适当出水	出水较多或偏干	严重出水或干
虫体滋味	味甘、鲜香感明显而持久	味甘、鲜香感稍弱但不持久	鲜香感无或稍有不刺激的异味感	明显异味感

采用感官评价法对市售干冬虫夏草、市售鲜冬虫夏草和鲜冬虫夏草（繁育品）进行检测，检测结果见表2-3。

表2-3　市售干冬虫夏草、市售鲜冬虫夏草和鲜冬虫夏草（繁育品）的感官评价结果

样品名称	感官评价项目	感官描述	感官评分
 市售干冬虫夏草	气味	无鲜香味，腥味明显	<6
	虫体色泽	黄色至棕褐色	
	子座硬度	稍韧，干燥，瘪	
	子座断面	白色物质较少	
	虫体硬度	质脆，干燥	
	虫体断面	干燥无水	
	滋味	无鲜味，腥味重，沙砾感明显	

样品名称	感官评价项目	感官描述	感官评分
市售鲜冬虫夏草	气味	气淡、腥	6.6
	虫体色泽	棕黄色	
	子座硬度	饱满，软韧，有破损	
	子座断面	白色物质少	
	虫体硬度	饱满，软韧	
	虫体断面	稍有出水	
	滋味	鲜味淡，有沙砾感，味腥	
鲜冬虫夏草（繁育品）	气味	清香，淡菇味	9.5
	虫体色泽	金黄色	
	子座硬度	饱满硬实	
	子座断面	白色物质饱满	
	虫体硬度	饱满硬实	
	虫体断面	稍有出水	
	滋味	味甘，鲜香味明显而持久	

（2）水分　由鲜冬虫夏草中水分含量与鲜度对应关系考察实验得出，当鲜冬虫夏草中水分含量低于60%时，鲜度不可接受，故将鲜冬虫夏草中水分下限值定为60%，结合自身情况，将鲜冬虫夏草中水分上限值定为80%。水分在60%~80%的范围内，随着水分含量增加，其鲜度也越好。

参考《GB 5009.3 食品安全国家标准 食品中水分的测定》对市售干冬虫夏草、市售鲜冬虫夏草和鲜冬虫夏草（繁育品）的水分进行检测，检测结果为：

市售干冬虫夏草中，水分含量范围为10.0%~19.6%。

市售鲜冬虫夏草中，水分含量范围为69.9%~75.2%，符合鲜冬虫夏草标准中规定的水分含量应在60%~80%范围内。

鲜冬虫夏草（繁育品）中，水分含量范围为72.2%~75.7%，符合鲜冬虫夏草标准中规定的水分含量应在60%~80%范围内。

（3）细胞活力评价　冬虫夏草的新鲜度可以通过其细胞活力检测来实现。四氮唑法（TTC 法）被广泛作为生物体生命活力的测定方法，主要原理是应用生物体内活细胞进行呼吸作用时脱氢酶将呼吸链上的氢脱去，而四氮唑为一种无色氧化态物质，在接受氢后转变成红色三苯基甲䐶（TTF），有活性的冬虫夏草细胞会进行呼吸代谢，在呼吸代谢途径中脱下来的氢可以将无色的 2,3,5 - 三苯基氯化四氮唑（TTC）还原成红色的不溶于水的甲臜（TTF），细胞活力越强，代谢活动也会越活跃，被染成的红色程度也就越深，死亡的细胞由于没有呼吸作用，因而不能被染色。因此通过对红色的甲臜进行比色定量可以判断鲜冬虫夏草的细胞活力，以便更好地进行鲜冬虫夏草的质量控制。

冬虫夏草（繁育品）鲜品和干品的细胞活力对比见图 2 - 19、图 2 - 20。

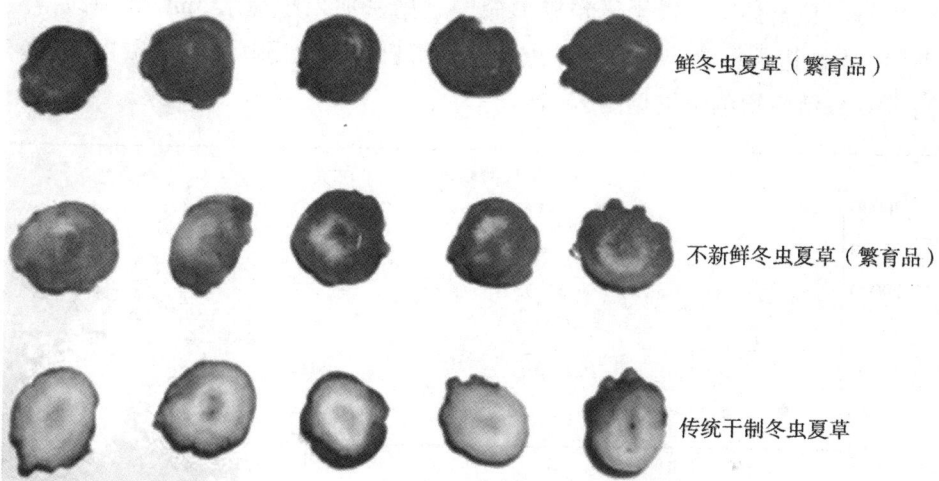

图 2 - 19　不同鲜度鲜冬虫夏草（繁育品）及传统干制冬虫夏草的细胞活力染色结果图

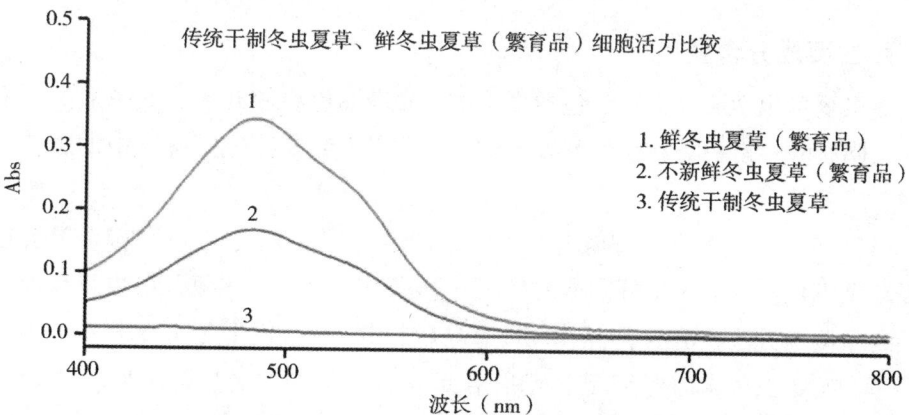

图 2 - 20　不同鲜度鲜冬虫夏草（繁育品）及传统干制冬虫夏草的细胞活力紫外吸收结果图

（4）酶活力评价　SOD 酶为冬虫夏草的一类重要活性成分，其作用是清除自由基堆积，降低生物膜脂质过氧化，防止自由基对细胞结构的破坏，能有效预防衰老，提高生物活性，对需氧生物的生存起着重要作用。据文献报道，SOD 酶在加工处理过程中易受温度、pH、变性剂、金属离子等因素的影响，其活力能够一定程度上体现鲜冬虫夏草的品质。

使用混合型球磨仪将冬虫夏草样本粉碎（频率 30Hz，时间 3min）后，取样本约 0.1g，精密称定，置于三角锥形瓶中，精密加入超纯水 5mL 处理即得。采用 WST-1 法进行检测，市售干冬虫夏草、市售鲜冬虫夏草和鲜冬虫夏草（繁育品）SOD 酶活力检测结果见图 2-21。

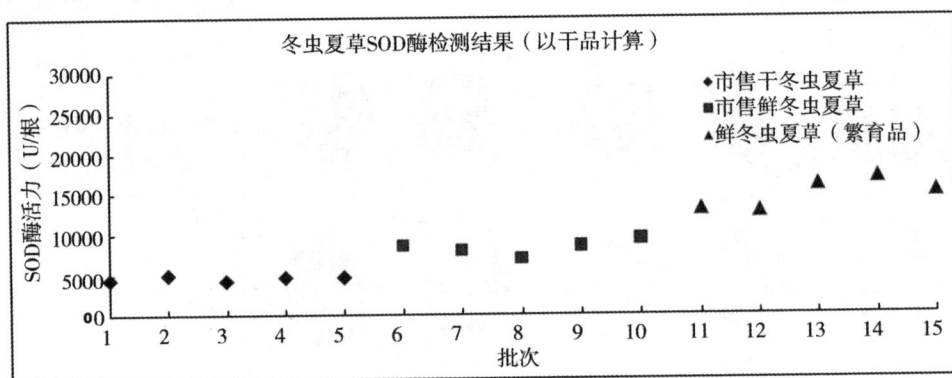

图 2-21　市售干冬虫夏草、市售鲜冬虫夏草和鲜冬虫夏草（繁育品）SOD 酶活力结果图

4. 主要成分含量

冬虫夏草化学成分丰富，包括虫草酸、虫草多糖、核苷类、氨基酸类、维生素类、脂肪酸、甾醇类和微量元素等成分。本部分重点研究了鲜草中的腺苷、虫草酸、多糖的含量。

（1）腺苷含量测定　腺苷是核苷类成分，是《中国药典》（2015 年版）冬虫夏草项下规定的测定指标。本文按《中国药典》（2015 年版）冬虫夏草项下规定的含量测定方法检测（鲜品 105℃干燥后粉碎），市售干冬虫夏草、市售鲜冬虫夏草和鲜冬虫夏草（繁育品）腺苷含量均大于《中国药典》（2015 年版）要求的 0.010%，见图 2-22、图 2-23。

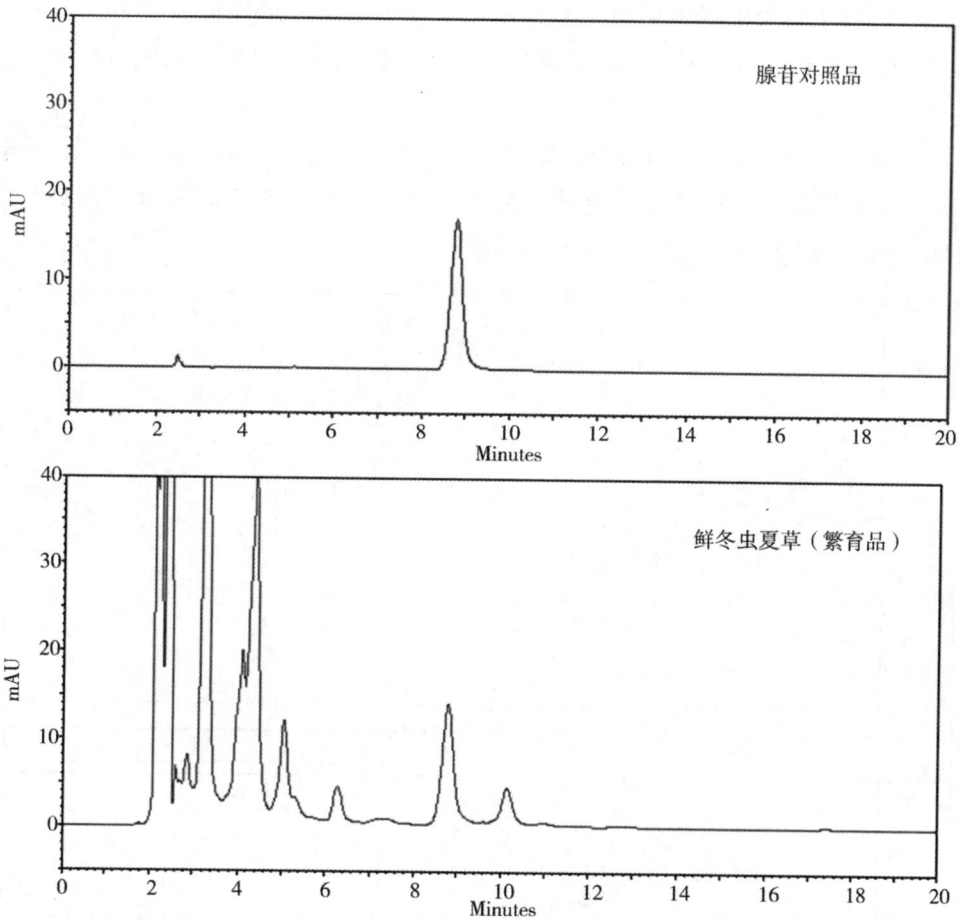

图 2 - 22　鲜冬虫夏草（繁育品）腺苷检测 HPLC 图

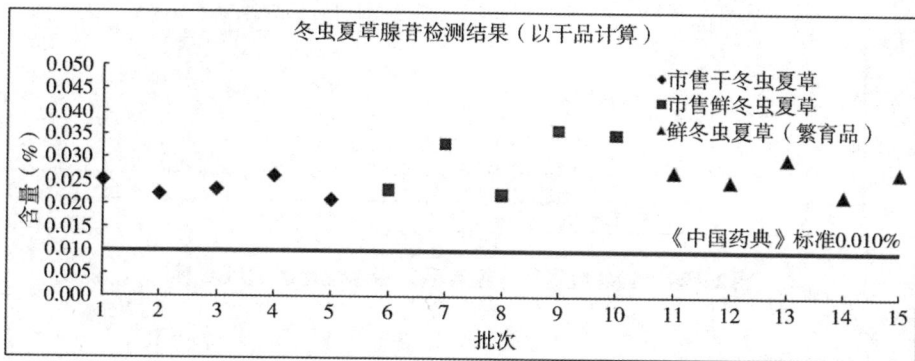

图 2 - 23　市售干冬虫夏草、市售鲜冬虫夏草和鲜冬虫夏草（繁育品）腺苷检测结果图

（2）虫草酸含量测定　虫草酸是冬虫夏草中的重要活性成分之一，具有预防与治疗脑血栓、脑出血、心肌梗死等功效，常被用作冬虫夏草的质量评价指标之一。

称取冬虫夏草 5g，加水 100mL 提取后离心，取上清，HPLC - ELSD 检测，市售干冬虫夏草、市售鲜冬虫夏草和鲜冬虫夏草（繁育品）的虫草酸检测结果见图 2 -24、图 2 -25。

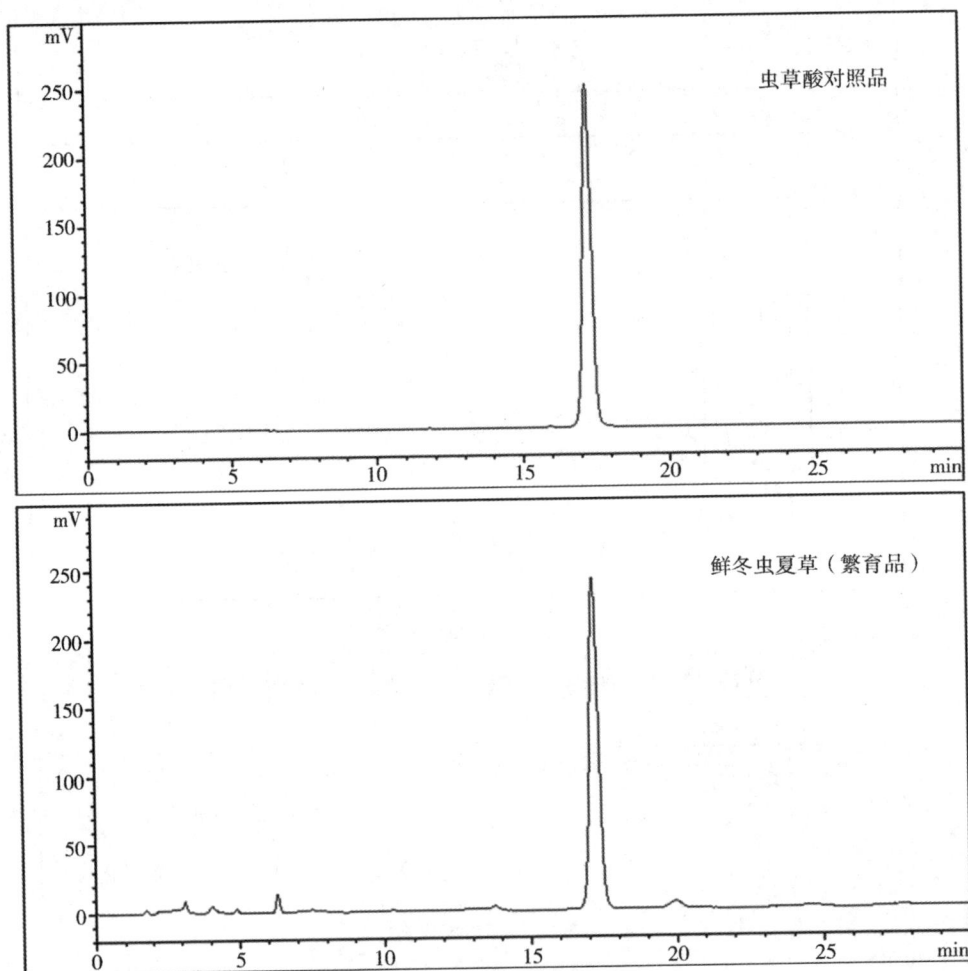

图 2 -24　鲜冬虫夏草（繁育品）虫草酸检测 HPLC 图

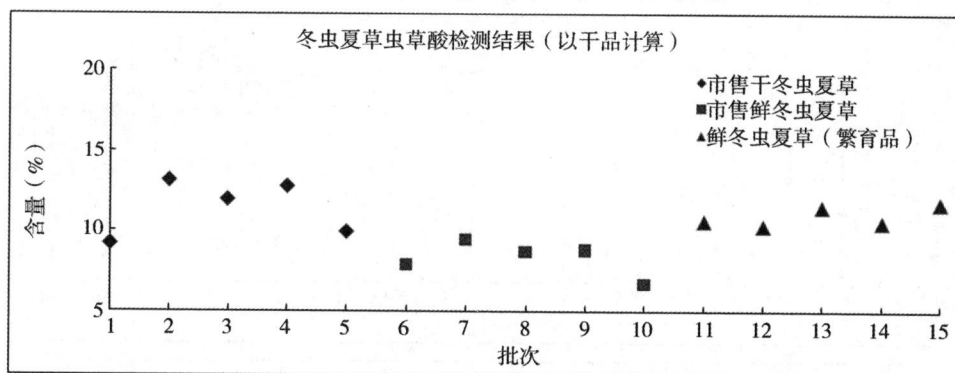

图 2-25 市售干冬虫夏草、市售鲜冬虫夏草和鲜冬虫夏草（繁育品）虫草酸检测结果图

（3）粗多糖含量测定 虫草多糖为冬虫夏草中的主要活性成分，具有提高免疫力、抗癌等活性。

采用硫酸-苯酚法进行定量检测，市售干冬虫夏草、市售鲜冬虫夏草和鲜冬虫夏草（繁育品）的检测结果见图 2-26。

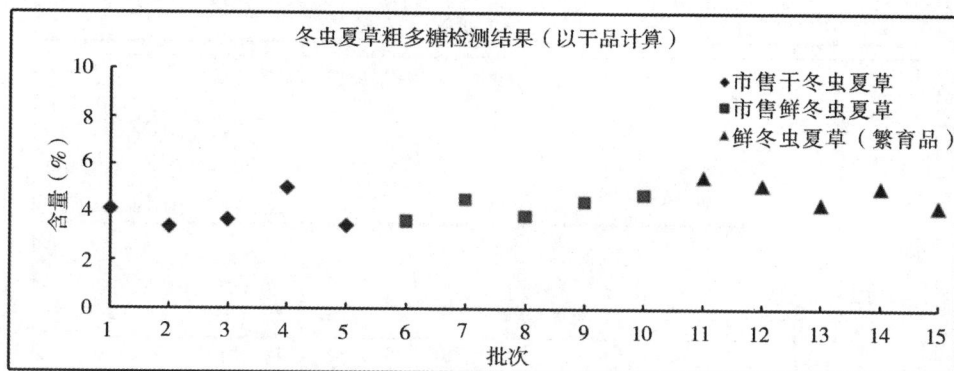

图 2-26 市售干冬虫夏草、市售鲜冬虫夏草和鲜冬虫夏草（繁育品）粗多糖检测结果图

5. 有害成分含量

（1）重金属和砷含量 参考《中国药典》通则 2321 铅、镉、砷、汞、铜测定法第二法电感耦合等离子体质谱法对市售干冬虫夏草、市售鲜冬虫夏草和鲜冬虫夏草（繁育品）进行重金属和砷检测，鲜冬虫夏草（繁育品）均符合无公害农产品的标准要求（农办质〔2015〕4 号中食用菌的要求），结果见图 2-27。

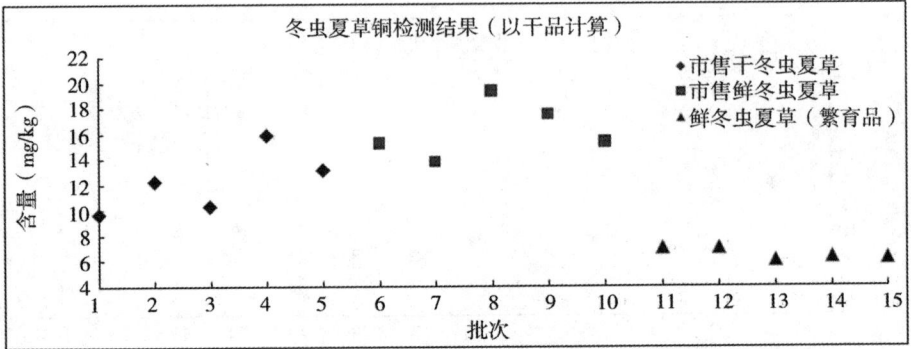

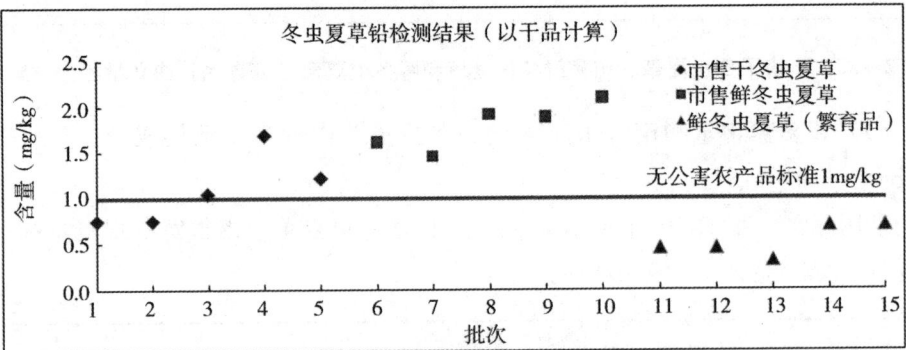

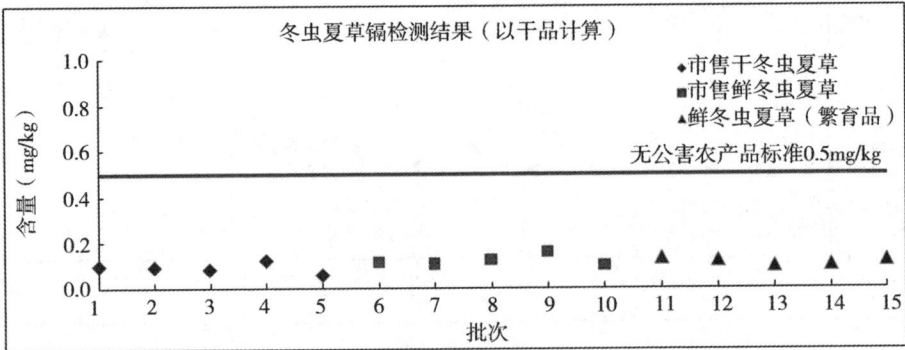

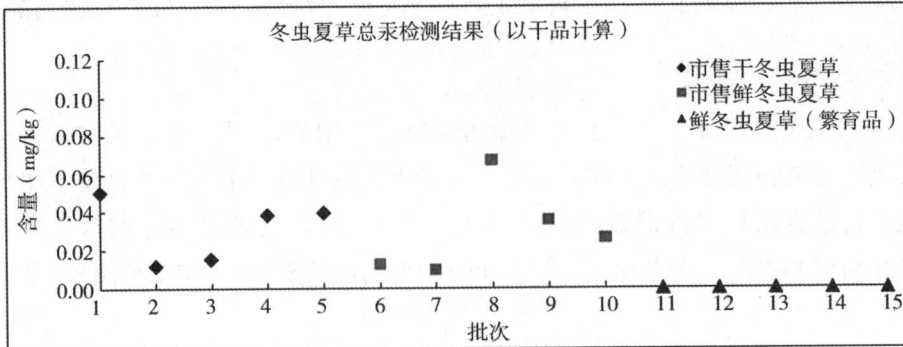

冬虫夏草总砷检测结果（以干品计算）

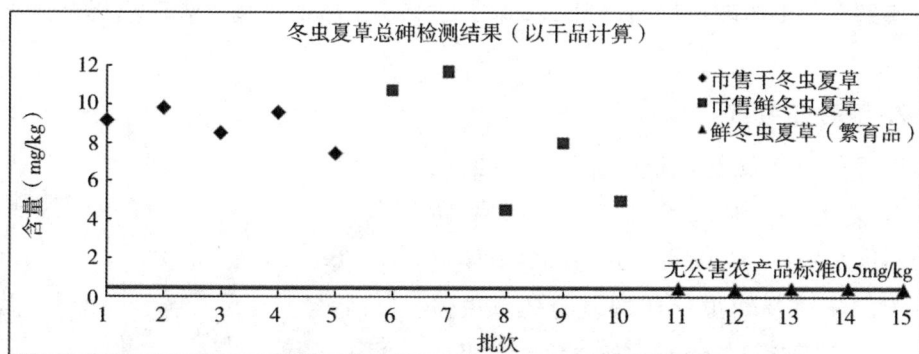

图2－27　市售干冬虫夏草、市售鲜冬虫夏草和鲜冬虫夏草（繁育品）
重金属及有害元素检测结果图

注：无公害农产品的标准要求（农办质〔2015〕4号中食用菌的要求）指标为铅、镉、总砷，不包含铜、总汞

（2）农药残留含量　东阳光公司的鲜冬虫夏草经第三方权威机构农业部农业环境质量监督检验测试中心按照国家制定检测方法，采用 GC、GC－MS 和 HPLC 等方法进行检测，结果显示鲜冬虫夏草（繁育品）中克百威、氧乐果、百菌清、溴氰菊酯、氯氟氰菊酯、氯氰菊酯、乐果、腐霉利、咪鲜胺残留量均符合无公害农产品认证的要求。

二、掺伪鉴别

1. 伪制品

伪制品为石膏、淀粉经压模后染色的仿制品。伪造的虫体形似蚕，长约3cm，直径4～6mm，稍粗大；表面黄棕色，颜色均匀。有明显环纹20～25个，粗细相近；腹部有伪造的足6～8对，不明显、皱缩；质脆、易折断，断面颗粒状、黄白色。头部黑色。伪造的子座细长圆柱状，似树枝，长3～6cm，直径2.5～3mm；表面黑褐色，无纵皱纹；易折断，断面黄白色。气微，味淡，嚼之有沙粒感。泡水后水染成黄色，表面滑腻。

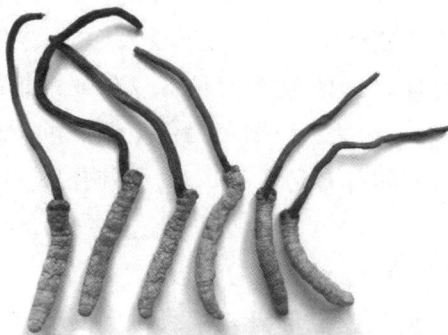

伪制品

Counterfeit products of *Cordyceps sinensis*

鉴别点：虫体颜色均匀，足不明显、皱缩。子座似树枝，表面黑褐色，无纵皱纹。

2. 亚香棒虫草

亚香棒虫草又名古尼虫草、霍克斯虫草，为麦角菌科真菌亚香棒虫草菌 *Cordyceps hawkesii* Gray 寄生在蝙蝠蛾科昆虫幼虫上的子座及幼虫尸体的复合体。虫体长 3～5cm，直径 3～6mm，灰白色，具黑色环纹。子座从虫体头部生出，柄白色，顶部一般灰色至灰黑色，长卵圆形至柱状，长 3～7cm，直径约 3mm，上部不膨大，有时分枝。单生，二叉分枝或成簇着生，成熟时与柄的界限分明，无不孕顶端。

鉴别点：虫体表面具黑点状气门，虫体中部表面纹理不呈 1 宽 3 窄排列。子座二叉分枝或成簇着生，成熟时与柄的界限分明，无不孕顶端。

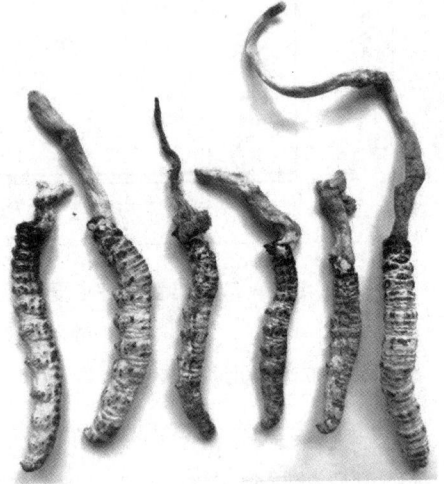

亚香棒虫草

Cordyceps hawkesli

3. 凉山虫草

凉山虫草为麦角菌科真菌凉山虫草菌 *Cordyceps liangshanensis* Zang，Liu et Hu 寄生在鳞翅目幼虫上的子座及幼虫尸体的干燥复合体。虫体似蚕，长 3～6cm，直径 0.6～1cm；外表菌丝膜黄褐色至棕黄色，有多数环纹；腹部有足 9～10 对，不明显，质脆易断，断面类白色，周边棕褐色，中央部分不规则形，棕色至棕褐色。子座细长，类圆柱形，不分枝或上部分枝，表面黄棕色至黄褐色，质脆易断，断面淡黄白色。

鉴别点：虫体表面纹理杂乱，无 1 宽 3 窄环纹。子座细长。

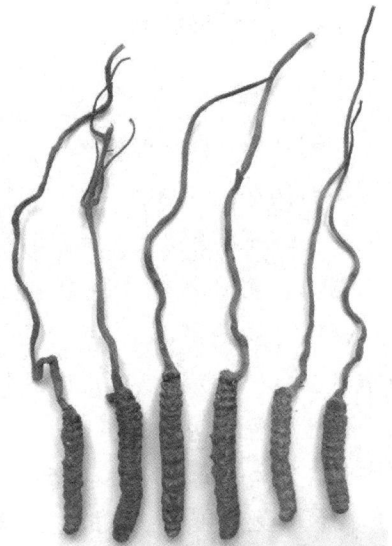

凉山虫草

Cordyceps liangshanensis

4. 戴氏虫草

戴氏虫草为麦角菌科真菌戴氏虫草菌 *Cordyceps tasi* Liang et Liu 寄生在鳞翅目昆虫幼虫上的子座及幼虫尸体的复合体。有的虫体体表有苍黄色菌丝层。子座常 3 ~ 5 个簇生于寄主头部，柄柱状，长 2.5 ~ 4.5cm，直径 2 ~ 3mm，下部常连生，粗约 6mm。可孕部柱状，向上变细，与柄有明显界限，苍黄色。

鉴别点：虫体绿褐色至黑褐色，头部黑色。子座簇生。

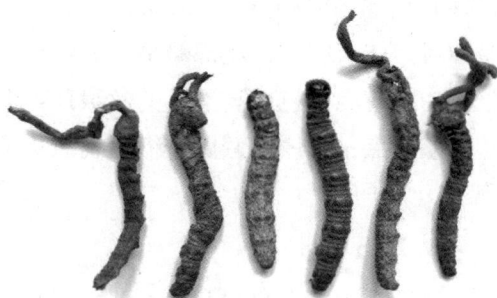

戴氏虫草
Cordyceps tasi

5. 新疆虫草

新疆虫草为麦角菌科真菌细虫草菌 *Cordyceps gracilis*（Grev.）Dur. et Mont. 寄生在蝙蝠蛾科昆虫幼虫上的子座及幼虫尸体的复合体。虫体土黄色，或黄棕色至棕褐色，长 2 ~ 4cm，直径 0.3 ~ 0.8cm，环纹明显 20 ~ 40 个，腹部有足 8 对，以中部 4 对较明显，质脆易断，断面黄白色，头部红棕色。子座从寄主头部发出，棕褐色至褐色，棒状，长约 2.5cm；柄粗约 0.2cm，可孕部拟球形，0.7cm×0.5cm，黑褐色。

鉴别点：虫体中部表面纹理不呈 1 宽 3 窄排列。子座少见，较短，顶端膨大成圆球形。

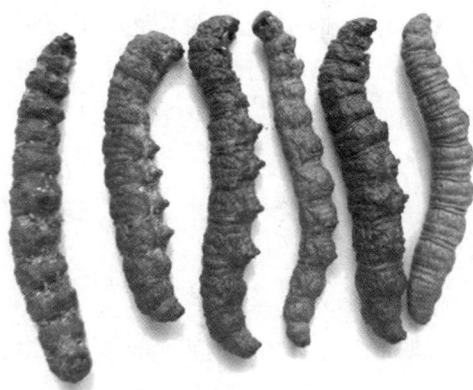

新疆虫草
Cordyceps gracilis

6. 白僵蚕

白僵蚕为蚕娥科昆虫家蚕 *Bombyx mori* L. 4 ~ 5 龄的幼虫感染（或人工

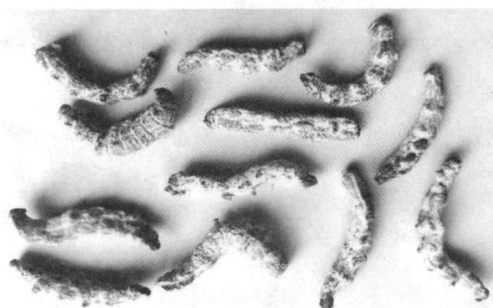

白僵蚕
Bombyx batryticatus

接种）白僵菌 *Beauveria bassiana*（ Bals. ） Vaillant. 而致死的干燥体。头部较圆，足 8 对，体节明显，尾部略呈二分歧状。质硬而脆，易折断，断面平坦，外层白色，中间有亮棕色或亮黑色的丝腺环 4 个。无子座。

鉴别点：虫体多弯曲皱缩，表面灰黄色，被有白色粉霜状的气生菌丝和分生孢子。无子座。

7. 草石蚕

草石蚕为唇形科（Labiatae）植物草石蚕 *Stachys sieboldii* Miq. 的干燥根茎加工而成。呈长梭形，两端稍尖，略弯曲，形似虫体，长 3 ~ 5cm，直径 5 ~ 8mm。表面黄色至黄棕色，具 5 ~ 12 个环节，有纵凹陷。质坚硬，易折断，断面黄白色，稍显角质样，有淡棕色的形成层环。

鉴别点：无子座，无足，环节 5 ~ 12。

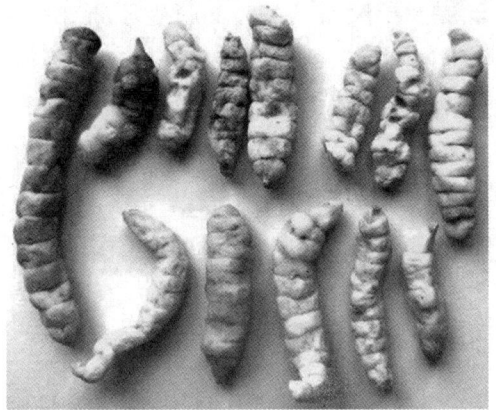

草石蚕

Stachys sieboldii

8. 地蚕

地蚕为唇形科（Labiatae）植物地蚕 *Stachys geobombycis* C. Y. Wu 的干燥块茎加工而成。呈纺锤形，两端略尖，无子座，长 1.5 ~ 4cm，直径 0.3 ~ 0.7cm，表面黄白色或棕褐色，具 4 ~ 15 个环节，节上有点状芽痕及根痕，略皱缩。质脆易折断，断面平坦，白色或灰白色，可见一棕色环，气微，味微甜，有黏性。

鉴别点：无子座，无足，环节 4 ~ 15。

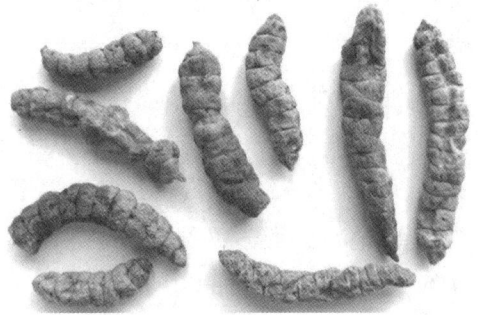

地蚕

Stachys geobombycis

9. 蝉花

蝉花为麦角科真菌植物 *Cordyceps ciecadae* Shing. 的子实体及其寄生至蚕蛹的复合体。虫体似蝉，长椭圆形，微弯曲，长约 3cm，直径 1 ~ 1.5cm。表面棕黄色，大部分体表覆有灰白色菌丝。子座簇生，自虫体头部伸出，灰黑色或灰白色，长条形或分枝卷曲，长 2 ~ 5cm 或稍过之。体较轻，质柔韧，断面中部充满粉白色、松软的菌丝。

鉴别点：为蝉蛹与子座组成，具有蝉蛹的特征，子座常多枚。

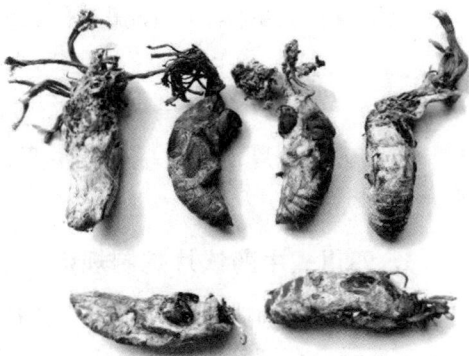

蝉花

Cordyceps ciecadae

10. 蛹虫草（带蛹）

蛹虫草（带蛹）为麦角菌科虫草菌真菌植物蛹虫草 *Cordyceps militaris*（L.）Link 的子实体及其寄生蚕蛹的复合体。虫体似蚕蛹，有 6 个左右的环节，表面黑褐色。子座头部椭圆形，顶端钝圆，橙黄色或橙红色，柄细长，圆柱形。子座多簇生，长 2 ~ 5cm，无不孕端。

鉴别点：为虫蛹与子座组成，无足，环节 6 个左右，子座常多枚。

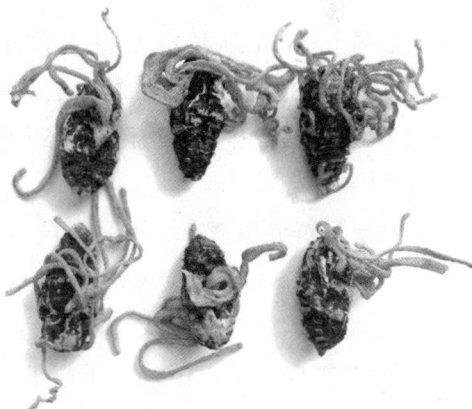

蛹虫草（带蛹）

Cordyceps militaris

11. 蛹虫草（虫草花）

蛹虫草（虫草花）为麦角菌科虫草菌真菌植物蛹虫草 *Cordyceps militaris*（L.）Link 的子实体。无虫体。子座头部椭圆形，顶端钝圆，橙黄色或橙红色，柄细长或扁平，圆柱形。子座多簇生，长 2 ~ 5cm，无不孕端。

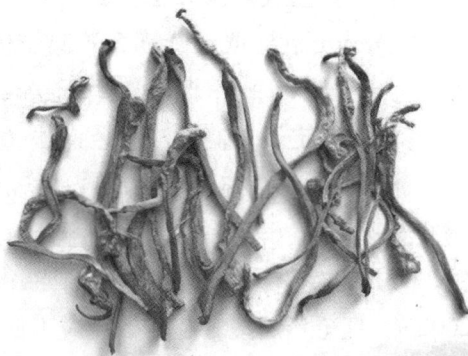

蛹虫草（虫草花）

Cordyceps militaris

鉴别点：无虫体，子座橘黄色，或扁平，分枝或不分枝。

三、质量标准

目前鲜冬虫夏草的质量标准主要有四川省中药饮片炮制规范和广东省中药材标准。

1. 四川省中药饮片炮制规范

鲜冬虫夏草质量标准收载于《四川省中药饮片炮制规范》（2015 年版）。

冬虫夏草

Dongchongxiacao

CORDYCEPS

【来源】 本品为麦角菌科真菌冬虫夏草菌 ［ *Cordyceps sinensisi* （ BerK. ） Sacc. ］ 寄生在蝙蝠蛾科昆虫幼虫上的子座和幼虫尸体的复合体。夏初子座出土，孢子未散时挖取。淋洗，去除似纤维状的附着物及杂质，摊凉 2h，装入玻璃瓶中，密封。

【性状】 **鲜冬虫夏草** 本品由虫体与从虫头部长出的真菌子座相连而成。虫体似蝉，长 3 ~ 5cm，直径 0.3 ~ 0.8cm；表面深黄色至黄棕色，有环纹 20 ~ 30 个，近头部的环纹较细；头部红棕色；足 8 对，中部 4 对较明显，质脆，易折断，断面略平坦，淡黄白色。子座细长圆柱形，长 4 ~ 7cm，直径约 0.3cm；表面深棕色至棕褐色，有细纵皱纹，上部稍膨大，质柔韧，断面类白色。气微腥，味稍苦。

【检查】 **重金属及有害元素** 照铅、镉、砷、汞、铜测定法（通则 2321 原子吸收分光光度法或电感耦合等离子体质谱法）测定，铅不得超过 5mg/kg；镉不得过 0.3mg/kg；汞不得过 0.2mg/kg；铜不得过 20mg/kg。

【含量测定】照高效液相色谱法（通则 0521）测定。

色谱条件与系统适用性试验 以十八烷基硅烷键合硅胶为填充剂；以磷酸盐缓冲液（pH 值 6.5）［取 0.01mol/L 磷酸二氢钠 68.5mL 与 0.01mol/L 磷酸氢二钠 31.5mL，混合（pH 值 6.5）］ – 甲醇（85：15）为流动相；检测波长为 260nm。理论板数按腺苷峰计算应不低于 2000。

对照品溶液的制备 取腺苷对照品适量，精密称定，加 90% 甲醇溶液制成每 1mL 含 20μg 的溶液，即得。

供试品溶液的制备　取本品50℃干燥，粉碎，过三号筛，取约0.5g，精密称定，置具塞锥形瓶中，精密加入90%甲醇10mL，密塞，摇匀，称定重量，加热回流30min，放冷，再称定重量，用90%甲醇补足减失的重量，摇匀，过滤取续滤液，即得。

测定法　分别精密吸取对照品溶液与供试品溶液各10μL，注入液相色谱仪，测定，即得。

本品按干燥品计算，含腺苷（$C_{10}H_{13}N_5O_4$）不得少于0.015%。

【**性味与归经**】甘，平。归肺、肾经。

【**功能与主治**】补肾益肺，止血化痰。用于肾虚精亏，阳痿遗精，腰膝酸痛，久咳虚喘，劳嗽咯血。

【**用法与用量**】1～2g。

【**贮藏**】－10～－15℃。

2. 广东省中药材标准

鲜冬虫夏草质量标准收载于《广东省中药材标准》。

冬虫夏草（繁育品）

Dongchongxiacao（Fanyupin）

CORDYCEPS FETURAE

本品为模拟原生态条件下麦角菌科真菌冬虫夏草菌 *Cordyceps sinensis*（BerK.）Sacc. 寄生在蝙蝠蛾科昆虫幼虫上的子座和幼虫尸体的新鲜或干燥的复合体。全年均可采收，子座出土、子囊鞘未形成时挖取，鲜用者除去泥土及似纤维状的附着物；干用者采收后，除去杂质，冷冻干燥。

【**性状**】**鲜冬虫夏草（繁育品）**　本品由虫体与从虫头部长出的真菌子座相连而成。虫体似蚕，长3～6cm，直径0.3～0.8cm；表面黄白色至棕黄色，有环纹20～30个，足8对；头部黄棕色至红棕色；胸节颜色较浅，呈黄白色至浅棕黄色，具细密的环纹，腹侧具胸足3对；腹节浅棕黄色至棕黄色，每节具1个宽环纹和3个窄环纹，中部具明显的腹足4对；末节略呈钩状回弯，具扁平臀足1对；质稍柔，易折断，断面略平坦，白色至淡黄白色，有的虫体中央可见残留消化腺痕迹，呈点状、"一"字形或"V"字形等不规则形状，有的不明显。子座细长圆柱形，长2～7cm，直径0.1～0.4cm；表面浅黄褐色至棕褐色；质柔韧，断面类白色。气微腥，味微苦。

冻干冬虫夏草（繁育品）　　本品由虫体与从虫头部长出的真菌子座相连而成。虫体似蚕，长 2～6cm，直径 0.2～0.8cm；表面黄白色至黄棕色，有环纹 20～30 个，足 8 对；头部黄棕色至红棕色；胸节颜色较浅，呈黄白色至浅棕黄色，具细密的环纹，腹侧具胸足 3 对；腹节浅棕黄色至黄棕色，每节具 1 个宽环纹和 3 个窄环纹，中部具明显的腹足 4 对；末节略呈钩状回弯，具扁平臀足 1 对；质脆，易折断，断面略平坦，淡黄白色，有的虫体中央可见残留消化腺痕迹，呈点状、"一"字形或"V"字形等不规则形状，有的不明显。子座细长圆柱形，长 2～7cm，直径 0.1～0.3cm；表面深棕色至棕褐色，有细纵皱纹；质柔韧，断面类白色。气微腥，味微苦。

【鉴别】（1）本品粉末淡黄色至黄棕色。体壁碎片棕黄色，有的具黄棕色、红棕色斑块，外表面密生长短不一、先端尖锐的刚毛，常可见刚毛脱落后的圆形毛窝。腹足趾布满棕黄色的趾钩，呈顶端略尖基部渐粗的圆锥状，侧面观呈钩状弯曲。菌丝散在或黏结成团，团块多见，无色，细长弯曲，相互缠绕，有隔，隔间距离 10～25μm，头部稍膨大，部分有分枝，直径 1～4μm。

（2）取本品（鲜品 105℃ 干燥后粉碎）粉末 1g，加 90% 乙醇 20mL，超声处理 30min，滤过，滤液蒸干，残渣加 50% 乙醇 1mL 使溶解，作为供试品溶液。另取腺苷对照品和尿苷对照品，加 50% 乙醇制成每 1mL 各含 0.5mg 的混合溶液，作为对照品溶液。照薄层色谱法［《中国药典》（2015 年版）四部通则 0502］试验，吸取上述两种溶液各 3μL，分别条带状点于同一采用 4% 磷酸氢二钠溶液浸渍处理后的硅胶 GF$_{254}$ 薄层板上，以异丙醇－乙酸乙酯－甲醇－水－浓氨试液（5:3:1:1:0.1）为展开剂，展开，取出，晾干，置紫外光灯（254nm）下检视。供试品色谱中，在与对照品色谱相应的位置上，显相同颜色的斑点。

【检查】杂质　　不得检出砂石、植物、竹签、金属类等异物［《中国药典》（2015 年版）四部通则 2301］。

水分　鲜冬虫夏草（繁育品）　　应在 60.0%～80.0%［《中国药典》（2015 年版）四部通则 0832　第二法烘干法］。

冻干冬虫夏草（繁育品）　　不得过 13.0%［《中国药典》（2015 年版）四部通则 0832　第二法烘干法］。

总灰分　按干燥品计算，不得过 6.0%［《中国药典》（2015 年版）四部通则 2302］（鲜品粉碎，使成 2mm 以下的小粒后测定）。

重金属及有害元素 照铅、镉、砷、汞、铜测定法［《中国药典》（2015 年版）四部通则 2321 第二法电感耦合等离子体质谱法］测定，按干燥品计算，铅不得过 3mg/kg，镉不得过 1mg/kg，砷不得过 1mg/kg，汞不得过 0.2mg/kg，铜不得过 20mg/kg。

【**特征图谱**】照高效液相色谱法［《中国药典》（2015 年版）四部通则 0512］测定。

色谱条件与系统适用性试验 以十八烷基硅烷键合硅胶为填充剂（柱长 150mm，内径为 4.6mm，粒径为 5μm）；以 0.04mol/L 磷酸二氢钾溶液为流动相 A，以甲醇为流动相 B，按下表中的规定进行梯度洗脱；柱温为 30℃；流速为每分钟 1mL；检测波长为 260nm。理论板数按腺苷峰计算应不低于 5000。

时间（min）	流动相 A（%）	流动相 B（%）
0 ~ 10	100	0
10 ~ 20	100→98	0→2
20 ~ 30	98	2
30 ~ 40	98→85	2→15
40 ~ 60	85→50	15→50

参照物溶液的制备 取尿苷对照品和腺苷对照品适量，精密称定，加 90% 甲醇制成每 1mL 含尿苷 20μg 和腺苷 20μg 的混合溶液，即得。

供试品溶液的制备 同【含量测定】项下。

测定法 分别精密吸取参照物溶液与供试品溶液各 1μL，注入液相色谱仪，测定，即得。

供试品特征图谱中应呈现 6 个特征峰，其中 2 个峰应分别与相应的参照物峰保留时间一致，与腺苷参照物峰相应的峰为 S 峰，计算特征峰 1、峰 3、峰 4、峰 5 的相对保留时间，其相对保留时间应在规定值的 ±10% 以内。规定值为 0.20（峰 1）、0.58（峰 3）、0.60（峰 4）、0.67（峰 5）、1.00（峰 S）。

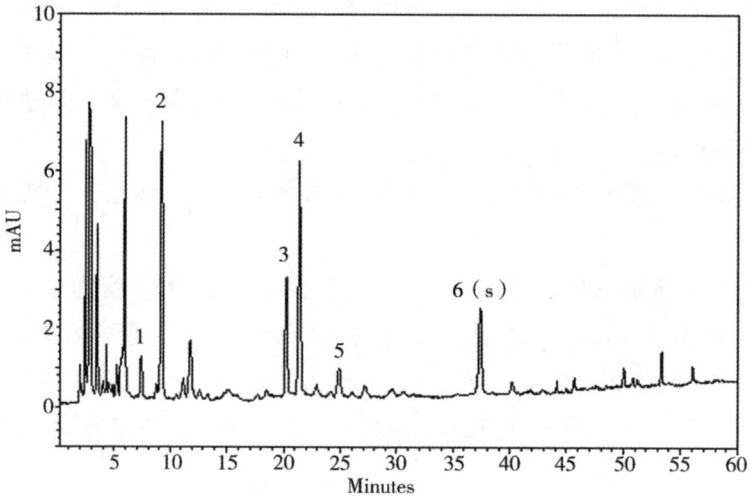

峰2：尿苷；峰3：肌苷；峰4：鸟苷；峰6（S）：腺苷

对照特征图谱

【含量测定】**腺苷**　照高效液相色谱法［《中国药典》（2015 年版）四部通则0512］测定。

色谱条件与系统适用性试验　以十八烷基硅烷键合硅胶为填充剂；以磷酸盐缓冲液（pH 值6.5，取 0.01mol/L 磷酸二氢钠68.5mL 与 0.01mol/L 磷酸氢二钠31.5mL，混合）－甲醇（85∶15）为流动相；检测波长为260nm。理论板数按腺苷峰计算应不低于2000。

对照品溶液的制备　取腺苷对照品适量，精密称定，加90%甲醇制成每1mL含 20μg 的溶液，即得。

供试品溶液的制备　取本品（鲜品105℃干燥后粉碎）粉末（过三号筛）约0.5g，精密称定，置具塞锥形瓶中，精密加入90%甲醇10mL，密塞，摇匀，称定重量，加热回流30min，放冷，再称定重量，用90%甲醇补足减失的重量，摇匀，滤过，取续滤液，即得。

测定法　分别精密吸取对照品溶液与供试品溶液各 5μL，注入液相色谱仪，测定，即得。

本品按干燥品计算，含腺苷（$C_{10}H_{13}N_5O_4$）不得少于0.010%。

油酸和亚油酸　照气相色谱法［《中国药典》（2015 年版）四部通则0521］测定。

色谱条件与系统适用性试验　DB-FFAP 毛细管柱（以硝基对苯二酸改性的聚乙二醇为固定相；柱长为 15mm，内径为 0.25mm，膜厚度为 0.25μm）；检测器温度为 250℃（FID）；进样口温度为 250℃；柱温为 205℃；分流比为 50∶1。理论板数按油酸峰计算应不低于 5000。

校正因子测定　取油酸和亚油酸对照品适量，精密称定，加正己烷制成每 1mL 含 1.5mg 的油酸和每 1mL 含 0.6mg 的亚油酸混合对照品溶液。精密量取混合对照品溶液 5mL，置 15mL 离心管中，用氮气吹干，加入 0.5mol/L 氢氧化钾甲醇溶液 2mL，涡旋混匀，置于 60℃水浴中皂化 25min 至油珠全部消失，取出，放冷；加入 15% 三氟化硼乙醚溶液 2mL，涡旋振荡，置于 60℃水浴中甲酯化 2min，取出，放冷；精密加入正己烷 2mL，涡旋混匀，再加入饱和氯化钠溶液 1mL，涡旋混匀，静置，取上层溶液作为对照品溶液。精密称取苯甲酸苯酯适量，加正己烷制成每 1mL 含 4mg 的溶液，作为内标溶液。精密量取对照品溶液和内标溶液各 1mL，摇匀，吸取 1μL，注入气相色谱仪，测定，计算校正因子。

测定法　取本品（鲜品干燥后粉碎）粉末（过二号筛）约 3g，精密称定，置于 50mL 离心管，加入石油醚（60～90℃）30mL，涡旋混匀，超声提取（功率 500W，频率 40kHz）1h；取出，离心（转速为每分钟 5000 转）3min，上清液转移至 100mL 容量瓶中；沉淀再加石油醚（60～90℃）30mL 重复处理 1 次，合并上清液于同一容量瓶中；用石油醚 15mL 分 2 次洗涤沉淀，洗液并入同一容量瓶，加石油醚（60～90℃）稀释至刻度，摇匀。转移部分溶液至 15mL 离心管，离心，精密量取上清液 3mL，自"置 15mL 离心管中，用氮气吹干"起，同对照品溶液制备方法制备供试品溶液。精密量取供试品溶液和内标溶液各 1mL，摇匀，吸取 1μL，注入气相色谱仪，测定，即得。

本品按干燥品计算，含油酸（$C_{18}H_{34}O_2$）和亚油酸（$C_{18}H_{32}O_2$）的总量不得少于 8.5%。

饮片

【炮制】鲜冬虫夏草（繁育品）　取冬虫夏草（繁育品）鲜药材，刷洗，除去杂质。

冻干冬虫夏草（繁育品）　取冬虫夏草（繁育品）冻干药材，刷净。

【性状】【鉴别】【检查】【特征图谱】【含量测定】同药材。

【性味与归经】甘，平。归肺、肾经。

【功能与主治】补肾益肺，止血化痰。用于肾虚精亏，阳痿遗精，腰膝酸痛，久咳虚喘，劳嗽咯血。

【用法与用量】3~9g。

【贮藏】鲜冬虫夏草（繁育品）冷冻条件下，密闭保存；冻干冬虫夏草（繁育品）冷藏或冷冻条件下，密闭保存。

第三节　鲜冬虫夏草的生态繁育研究

冬虫夏草是一味传统名贵中药材，生长在海拔 3500~5000m 的高山灌丛草甸带和高寒草甸带，每年野生产量 100t 左右，传统和现代药理研究表明其具有免疫调节、抗菌、抗肿瘤、抗氧化、抗衰老、降血糖血脂等广泛的药理作用，具有极高的药用价值和保健功能，长期以来受到人们的青睐。生长地域的局限和独特的疗效，促使其价格飞速上升，野生资源濒临灭绝，供求矛盾突出，同时无序的采挖严重破坏高原土壤结构，造成水土流失，对环境资源造成了毁灭性的影响。面对如此严峻的形势，保护和实现冬虫夏草可持续发展变得刻不容缓，国家连续多个五年计划投入大量人力物力进行冬虫夏草培植的科技攻关。鉴于冬虫夏草生长环境的特殊性，东阳光冬虫夏草研究团队提出了"生态繁育"这一冬虫夏草培植全新概念。生态繁育遵循高原冬虫夏草生长习性，是对冬虫夏草自然生存环境的敬畏和传承，同时在此基础上采用了质量源于设计的理念，实现了冬虫夏草产业化生态繁育技术，该研究方向是今后发展的必然趋势。

一、生态繁育技术与方法

1. 冬虫夏草生活史

冬虫夏草主产于我国青藏高原四川、青海、西藏、甘肃、云南 5 省海拔 3500~5000m 的高原地带。其分布与海拔、气候、土壤、光照、植被、温度、湿度等关系密切，其中温度和降雨量是影响冬虫夏草产量的主要因素。

冬虫夏草生长地区的植被主要是多种草本植物，偶尔分布一些矮灌木丛，一年中光照通透，降雨充裕。每年 7 月至 8 月期间，冬虫夏草子囊孢子借助风力或雨水渗透到土壤中，遇到正在土中生活觅食的冬虫夏草寄主蝙蝠蛾幼虫，在各方面条件都适宜的情况下成功侵染幼虫。菌在虫体内不断生长发育，被侵染的幼虫逐渐僵死形成僵虫。冬虫夏草菌在虫体内继续吸收虫体营养进行生长，在虫子头部形成子座。由于此时地面与地下温度极低，子座生长的非常缓慢，有时甚至停止生长。到大概第二年 5 月，天气渐渐变暖，温度逐渐升至 4～10℃，土壤开始解冻，子座迅速往上生长露出地面，呈 20～50mm 的棒状子实体。6～7 月中下旬，子实体头部逐渐膨大，在适宜的温湿度、光照下子囊孢子成熟并弹射出来，此时，地下僵虫部分腐烂，子实体中心空虚，扩散出来的孢子以风、水为媒介再去感染蝙蝠蛾幼虫。自然野生状态下，冬虫夏草完成无性和有性世代需要 3～5 年的时间（图 2-28）。

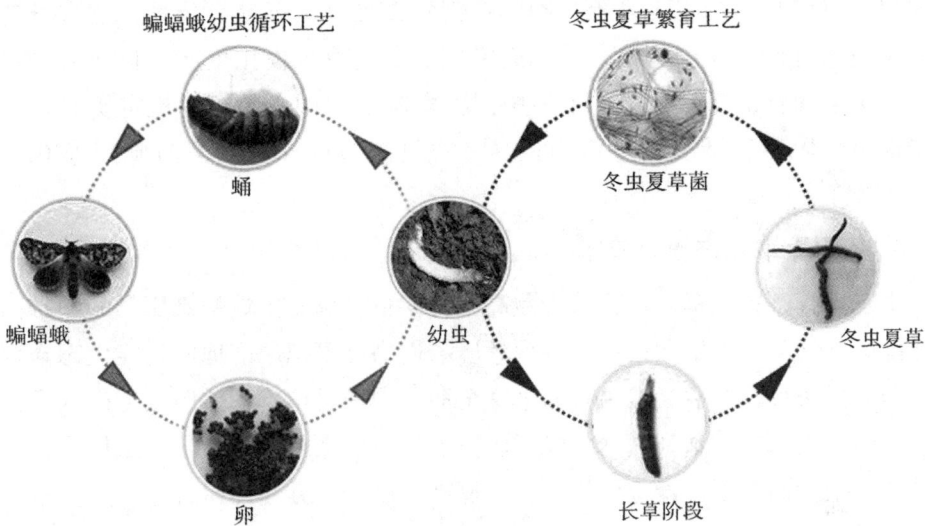

图 2-28 冬虫夏草生活史

2. 冬虫夏草生态繁育研究进展

冬虫夏草为我国名贵濒危中药材，其繁育技术研究一直是科学研究的难点和热点。20 世纪 70 年代后期，国内就有多家研究机构开始了冬虫夏草繁育技术的研究。同时政府也非常重视冬虫夏草资源可持续发展的研究，从"七五"至"十三五"，国家在每个五年计划都投入大量科研经费用于冬虫夏草繁育技术的研究。

冬虫夏草最初的繁育研究主要集中于真菌部分的分离及培养基培养方面。1980 年青海省畜牧兽医科学院沈南英教授分离并鉴定了冬虫夏草真菌为中国被毛孢，并在后续研究中在三角瓶固体培养基上成功繁育出了冬虫夏草子实体。

寄主昆虫的饲养研究也是冬虫夏草繁育的关键环节。近些年来，在寄主昆虫的生物学特性与饲养繁殖方面也取得了一些进展。重庆市中药研究院在半野生的环境下进行蝙蝠蛾幼虫饲养研究，饲养出了一定规模的蝙蝠蛾幼虫。虽然有大量报道冬虫夏草培植研究取得了进展，但均未突破冬虫夏草繁育产业化关键技术，未能实现规模化冬虫夏草繁育技术。

自 2007 年以来，东阳光冬虫夏草研究团队开展了冬虫夏草生态繁育技术的研究，在尊重自然的理念下，遵循冬虫夏草的生活习惯，利用智能生态科技复原整个青藏高原的生态系统，国际首创冬虫夏草生态繁育技术，建立了冬虫夏草生态繁育研发生产基地，并率先突破冬虫夏草规模化生产。且项目研究成果——生态繁育的冬虫夏草样本经中国科学院、中国食品药品检定研究院和中国中医科学院等权威机构鉴定为正品冬虫夏草，符合《中国药典》（2015 年版）标准。

3. 冬虫夏草生态繁育技术

生态繁育冬虫夏草，需要从青藏高原将冬虫夏草寄主蝙蝠蛾所产的卵带回温度、湿度、气压、土壤和饲料等各项环境条件高度模拟原产地的智能生态繁育基地，卵孵化为虫，取食基地内营养丰富全面的中药材植物，仿照道地产区进行低温慢代谢。当幼虫生长到一定阶段，研究人员将冬虫夏草菌植入幼虫体内，在适当的环境指标调控下，繁育成为性状、显微、成分等方面均与野生冬虫夏草一致的冬虫夏草。

（1）冬虫夏草生态繁育气候室　东阳光冬虫夏草研究团队开展了冬虫夏草繁育技术的研究与生产，并建立了冬虫夏草研发生产基地，在室内模拟高原气候环境，经过 10 年攻关，成功实现了冬虫夏草的产业化繁育。冬虫夏草繁育的基地选址于湖北长江江畔，拥有交通便利、人力资源充足、生态环境良好、充足的水电气供应等诸多地利人和的优势。在繁育基地内，构建阵容强大、规模震撼的冬虫夏草各个发育阶段的原生态繁育室，模拟青藏高原冬虫夏草道地产区的自然环境条件，进行立体、规模、全天候、周年繁育。冬虫夏草繁育基地拥有 10 万平方米的生态繁育室（图 2-29），整个生态繁育过程中杜绝任何有害物质进入，完善的自动智能控制系统保证冬虫夏草整个生长周期内温度、光照、气流等所有条件达到其生长需求。

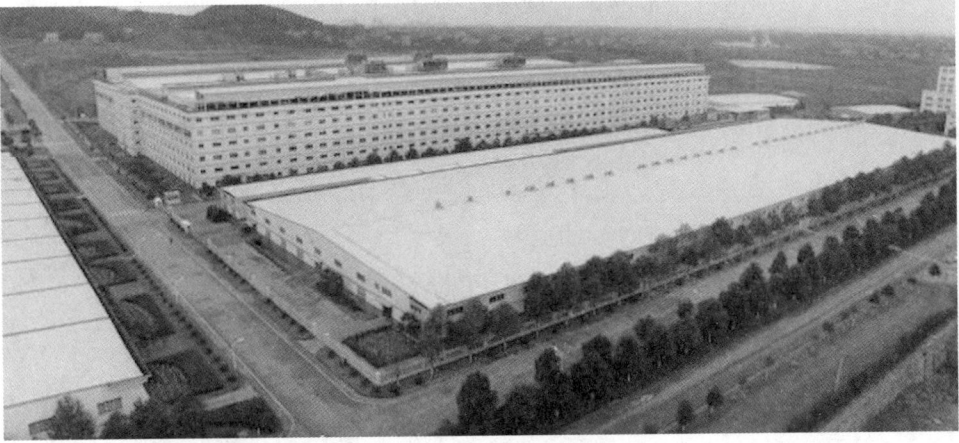

图 2 – 29　冬虫夏草生态繁育基地

（2）冬虫夏草虫种繁育　冬虫夏草寄主昆虫为蝙蝠蛾科昆虫，目前已发现的寄主昆虫有 60 余种，包括虫草钩蝙蛾 *Thitarodes armoricanus*、小金蝙蛾 *Hepialus xiaojincusis*、比如钩蝙蛾 *Thitarodes biruensis*、蒲氏钩蝙蛾 *Thitarodes Pui* 和玉树无钩蝙蛾 *Ahamus yushuensis* 等。冬虫夏草寄主蝙蛾为完全变态昆虫，众多寄主蝙蛾虽然种类不同，生物学特性也有差异，但它们完成一个世代所经历的虫态与时间是基本一致的。在原产地自然条件下，生活周期大概 3 ~ 5 年时间，分卵、幼虫、蛹、成虫 4 个发育期，幼虫期为最长，且世代重叠。

冬虫夏草寄主蝙蝠蛾的卵呈略长圆形，黑色硬壳散粒存在（图 2 – 30）。卵的孵化过程存在变色现象，由最初的乳白、乳黄、棕黄、灰褐到黑色，卵壳随之变硬。成熟的未受精卵亦能变成黑色，但不能孵化，卵孵化期长短及孵化率受温度和湿度影响明显，卵的重量大小会因寄主品种的不同而有差别。在青藏高原，卵期为 8 ~ 9 月，寄主蝙蝠蛾卵的孵化率可达到 80%。低海拔饲养幼虫可从高原收集蝙蝠蛾交尾所产的虫卵，采用护卵装置运输回低海拔冬虫夏草生态繁育中心，进行虫卵孵化。不同种类的寄主卵期略微不同，多数文献研究得出卵

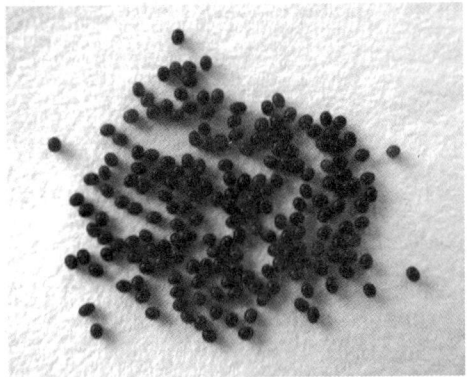

图 2 – 30　蝙蝠蛾卵

在一定的温度范围内可正常发育，且均随着温度的升高卵期变短，大致为一个月到两个月，但最好是模拟高原自然的高低温变化，保持正常的孵化速度。

蝙蝠蛾幼虫龄期大部分集中于 6 ~ 8 龄，初孵幼虫乳白色，体长 2mm 左右，老熟幼虫头壳淡红色，虫体姜黄色，体长 3 ~ 5cm（图 2 - 31）。幼虫孵化后陆续钻入土壤缝隙，主要集中在 15cm 左右深度的土层中，4 龄后的幼虫有互相厮杀的习性。幼虫在自然界中为多食性昆虫，存在世代重叠现象，耐涝、耐寒、耐饥能力强。在生态繁

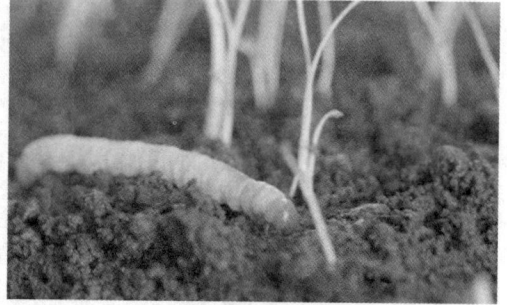

图 2 - 31 蝙蝠蛾幼虫

育基地，幼虫孵化后就进入仿高原生态的饲养环境中，钻蛀疏松、开阔、透气排水良好、富含有机质的土壤。根据不同龄期，饲喂不同的新鲜中药材植物配方饲料，在智能仿生态饲养环境中进行定期因子调控，保持幼虫冷低温慢代谢发育。幼虫在生态繁育室中会经过多次蜕皮逐渐长大，在适当的龄期，将幼虫与菌种结合，繁育为冬虫夏草。蝙蝠蛾幼虫饲养过程中要注意幼虫的饲养密度，配置适当比例的饲料和维持良好的饲养环境。

没有被侵染的幼虫最后形成蛹（图 2 - 32）。蛹为被蛹，呈黄褐色、赭黄色、赭褐色、棕色等，可进行简单摆动并依靠环境上下移动。雌蛹肥大，尾部钝圆，雄蛹瘦小，尾部尖削。初蛹为乳白色，最后逐渐变为褐色或暗褐色。蛹初期喜在深的土室底层，接近羽化期时向土表移动，自然条件下，5 月上旬 ~ 7 月上旬为化蛹高峰期。养蛹要注意保持良好的温度、湿度，并且抗细菌、真菌病害。

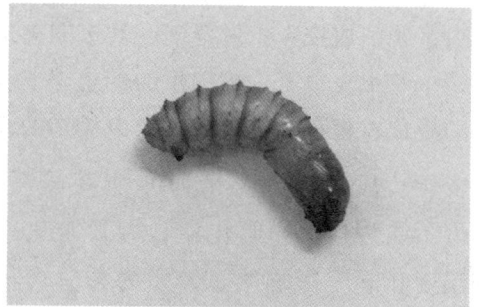

图 2 - 32 蝙蝠蛾蛹

成虫一般灰褐色（图 2 - 33），体态笨重，飞行活动能力弱，喙退化，不能吸水取食，一般仅有几天的寿命，无趋光性或弱趋光性，仅以羽化、交尾、产卵等生殖活动为中心，交尾高峰和产卵高峰都与具体生长海拔高度和当年气候条件相关，为雌雄"一"字形交尾。大部分情况下交尾一次，也有两次以上情况。

自然条件下，6～8月中旬为成虫羽化期，每种雌蛾平均产卵量不一，平均产卵量400～700粒。成虫交尾与海拔气候及自身特性有关，一般每日交尾高峰为18时30分～21时30分之间，有些种类交尾高峰为11时左右。在高原地带，可采用蛾子收集装置，诱蛾集中交尾产卵，尽量调整利于交尾的环境，提高交尾率与受精率。在高原地带采蛾交尾产卵的优势是保证了寄主昆虫的种源品质。

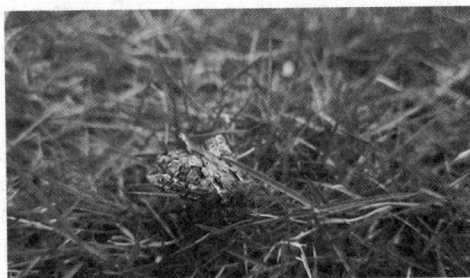

图2-33　蝙蝠蛾

（3）冬虫夏草菌种扩繁　冬虫夏草是冬虫夏草真菌 Ophiocordyceps sinensis 寄生在蝙蝠蛾科昆虫幼虫上的子座和幼虫尸体的干燥复合体，包括野生和生态繁育的冬虫夏草。作为隶属关系，多个研究证实中国被毛孢为冬虫夏草的无性型真菌。中药学家认为冬虫夏草和冬虫夏草菌是不同的，冬虫夏草是冬虫夏草菌侵染蝙蝠蛾幼虫形成的，与通过发酵技术获得冬虫夏草菌丝体是不同的，尤其是在功能成分和药效方面会有所不同。

国内对冬虫夏草菌分离培养的研究始于20世纪70年代末，青海省畜牧兽医科学院沈南英于1980年以僵虫体和子座的菌丝体及子囊孢子分离培养出冬虫夏草菌种，并在试管中长出"子座芽"（即子座幼体或原基）；1985年沈南英等申请了国家专利（专利号为85101971）的说明书中定名为冬虫夏草头孢菌 Cepha-losporium dongchongxiacae。刘锡琎等在四川康定分离得到冬虫夏草菌，并正式合格发表新种中国被毛孢 Hirsutella sinensis X. J. Liu, Y. L. Guo, Y. X. Yu & W. Zeng。2005年10月，中国菌物学会在北京召开了"冬虫夏草及其无性型研讨会"，确定中国被毛孢为冬虫夏草菌的无性型。

利用无性型菌株进行菌丝体发酵，用菌丝体替代天然冬虫夏草一度成为缓解人类对冬虫夏草野生资源需求压力的途径。冬虫夏草菌的培养有固体发酵和液体发酵两种方式，目前对冬虫夏草发酵的研究主要包括菌株筛选、固体液体发酵技术的开发及发酵产物的评价与应用。

固体发酵适合于丝状真菌发酵，经济、环保、方便操作，而且后处理相对简单。李春如等以提高菌丝生物量为目的，对中国被毛孢的固体培养工艺进行了研究，结果显示最佳氮源为奶粉，其次为黄豆粉、酵母粉和麸皮。葛飞等以麦角甾醇含量为指标，优化得到中国被毛孢固态发酵培养基配方为 5 份大米、2 份玉米粉、1 份蚕蛹粉和 2 份麸皮。周宇燨等对不同有机氮源对中国被毛孢生长速度和总生物量的影响进行了研究，得出黄粉虫蛹粉、牛肉蛋白胨、黄粉虫粉效果较好，大豆与蛋白胨效果最差，并推断中国被毛孢在生长过程中会优先利用与寄主昆虫蛋白类型更为接近的动物性有机氮源。

东阳光冬虫夏草研究团队将中国被毛孢菌落接种于特定的培养基上，在温度 14～20℃和相对湿度 65%～90%的条件下进行菌丝培养 35～55d，后转至温度 10～15℃和相对湿度 65%～90%的条件下诱导分生孢子 20～40d，制备出大量成熟散落的分生孢子。并于 2013 年申请了这项关于中国被毛孢固体发酵促产分生孢子的专利，2015 年获得授权（专利号 ZL 201310432574.1）。本发明所述方法提高了中国被毛孢成熟分生孢子的数量，促进了生态繁育冬虫夏草的产业化发展（图 2-34）。

冬虫夏草的液体发酵有相当多的研究报道，液体发酵具有发酵产物易于开发利用、生产周期短、发酵参数易于控制、生产效率高等优点。目前冬虫夏草的液体发酵已经实现了产业化，并开发了百令胶囊、百令片和百令颗粒等产品，此外已获批的以冬虫夏草发酵菌丝体为主要原料的保健品有 10 种以上。

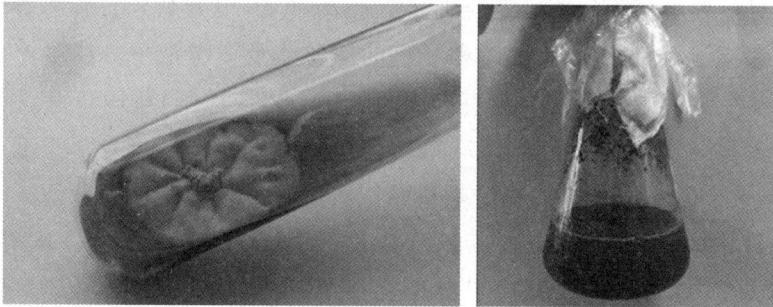

图 2-34　冬虫夏草菌

（4）冬虫夏草菌侵染　虫生真菌主要通过昆虫体壁、自然孔口或消化道侵入虫体内部，但具体到每一种虫生真菌，各自都有自己主要的侵入特征。杨大荣等指出冬虫夏草菌主要以子囊孢子黏附在刚蜕皮的 4～5 龄幼虫的体壁节间皱褶处进行感染。子囊孢子长出微小芽管穿入新嫩表皮进入体腔形成菌丝体。涂永勤等通过实验表明口腔侵入是寄主感染冬虫夏草菌的一个主要方式，将冬虫夏草菌混入饲料和从口器注入后，幼虫感染率分别达到 80.77%和 80.10%。有研究者通过对冬虫夏草菌蛋白质家族的分析表明，冬虫夏草菌较其他病原微生物（如球孢白僵菌、金龟子绿僵菌等）具有更少的表皮降解酶和几丁质酶，同时用于黏附昆虫体壁及形成附着胞的基因缺失，这些现象表明冬虫夏草菌可能不能够破坏完整的体壁通过体表侵染，而有可能是通过昆虫口器或气孔感染幼虫。雷桅等通过real - time qPCR 实时定量技术检测了蒲氏钩蝠蛾幼虫的表皮、脂肪体、血淋巴和肠壁等组织中冬虫夏草菌定殖量，研究了冬虫夏草菌在寄主蒲氏钩蝠蛾幼虫中的潜伏侵染过程，分别建立了起始于表皮的侵染路径和起始于肠道的侵染路径两种 Holt 数学模型，推论出冬虫夏草菌随口腔摄食侵染寄主幼虫的方式具有一定合理性和可行性。李文佳等研究表明冬虫夏草菌对蝠蛾幼虫的侵染可能同时存在表皮侵染和肠道侵染两种途径。

由于冬虫夏草菌对蝠蛾幼虫的侵染可能同时存在表皮侵染和肠道侵染两种途径，因此接种方法有针刺、喂食、涂抹、浸泡及喷雾等方法。王忠等于1993～1995 年进行了冬虫夏草菌侵染幼虫的实验，他将 4～6 龄幼虫用子囊孢子或子囊孢子分离所得的分生孢子、菌丝配置的悬浮液进行针刺、涂抹、喂食、浸泡及喷雾法接种，结果表明用针刺、喂食、浸泡法接种不能感染，采用涂抹和喷雾效果好一些，而以浓度为 100g/kg 蔗糖悬浮液涂抹的处理组感染率较高，可达到15%。廖志勇采用新式的微枪注射法，感染僵化率可达14%以上，效果优于饲喂法、喷淋法两种方法，但这一技术的缺点在于容易使虫体受伤致高死亡率。涂永勤等开展了不同接种方式对不同龄期幼虫接种的实验，结果表明冬虫夏草菌感染寄主幼虫以拌入饲料接种法的效果最好，最高感染率可达到90%以上，幼虫最宜感染期为3～4 虫龄，从接菌到侵染成功需要50d 以上，幼虫的感染率为20%左右。

（5）冬虫夏草成草　　目前，文献中关于冬虫夏草成草即子实体发育的研究较少。冬虫夏草为同宗配合真菌，影响子实体发育的因素很多。众多研究者主要从温度、光照及土壤 pH 方面开展了促子实体发育的实验，取得了一些阶段性的进展。

前期研究者分离培养冬虫夏草菌生长的温度多选为 15～20℃。刘杰麟等在 8～17℃的温度下培养菌落，5 个月后长出尖细子座，7 个月达到 2～3cm 大小。如培养温度严格控制于 15～19℃之间，3 个月菌落中央发育形成与自然生长相似的子实体。

光照是子实体发育的重要因素，刘杰麟等得出冬虫夏草子实体发育适应短期短光波照射（3400～5500Å之间）。子实体具有趋光性，向光面的子实体会发育的多而密集，背光面的子实体则生长稀疏，全黑环境下培养的子实体均纤弱、细长，成为畸形扭曲的子实体，不能形成子囊孢子，不可繁殖后代。当冬虫夏草菌落中央出现子座原基时，可逐步增加光照，并用2537～3300Å的紫外线照射2～3次，每次约1min，则更有利于成熟子座的形成。李黎等进一步对冬虫夏草子座生长发育与光照的关系进行研究，结果表明在冬虫夏草子座的生长发育期，光照可控制虫草子座生长高度，减缓生长速度，延长虫草虫体部分的空腐时间。冬虫夏草子座具很强的趋光性，室内全生态繁育冬虫夏草一定要注意光线照射的方向和光照度，光照度应控制在（400～800）×100lm/cm²范围内。杨大荣等研究表明，在自然环境中，冬虫夏草喜偏酸性的土壤环境。刘杰麟指出培养冬虫夏草子实体的pH条件应控制为5.0～5.5。

东阳光冬虫夏草研究团队将中国被毛孢菌接种于特定的培养基中，并控制中国被毛孢在不同生长阶段的湿度和温度等条件，在低温、避光和少氧的环境中生态繁育出冬虫夏草子实体。并于2013年申请了这种冬虫夏草子实体及其繁育方法的专利，2015年获得授权（专利号ZL201310432723.4）。本发明所述繁育方法将中国被毛孢菌接种在固体培养基上，在避光、14～20℃和45%～60%相对湿度条件下进行菌落培养35～55d，然后转至避光、10%～15%氧气浓度、0～10℃和70%～90%相对湿度条件下诱导子实体至子实体长出（图2-35）。

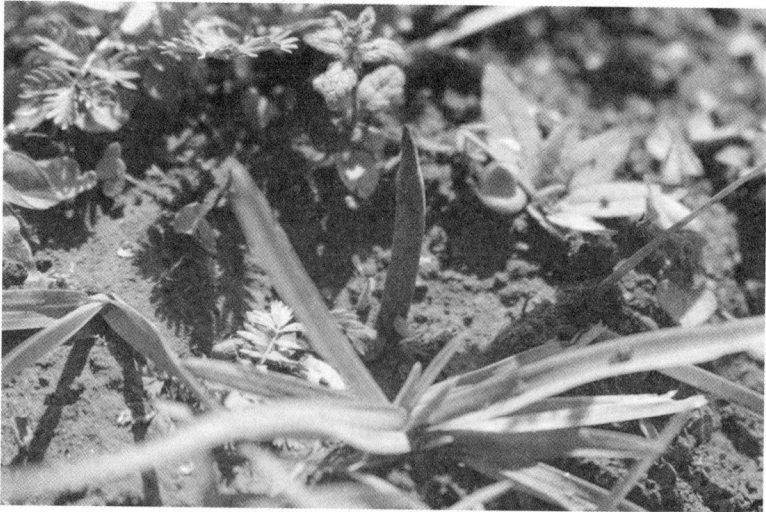

图2-35　生长中的冬虫夏草

（6）冬虫夏草采收　在冬虫夏草子座出土 3~7cm 时，藏民一般用小锄头挖开土层，将冬虫夏草连同其周围土壤与植被一同取出，除去虫体表面的杂物，晒干成冬虫夏草成品。生态繁育的冬虫夏草采收按照繁育批次定期采收，在虫体和子座长度达到在营养、外观等方面最佳比例时，进行采收（图 2-36）。采用特制的采收工具，连同虫体附着丝一起挖出。

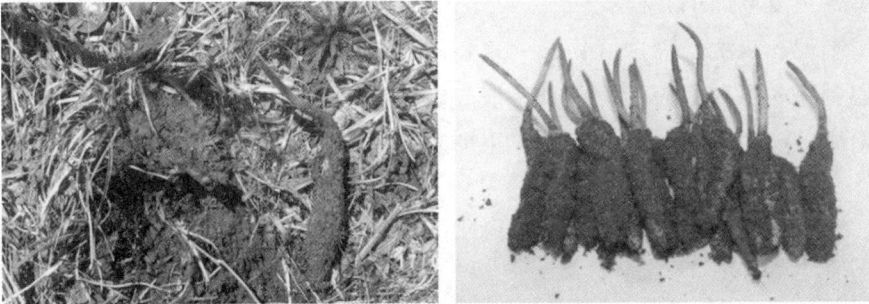

图 2-36　冬虫夏草采收

（7）鲜冬虫夏草加工技术　目前冬虫夏草上市销售的产品形式主要是以干冬虫夏草为主，市场产品质量参差不齐，主要是由于干冬虫夏草在市场上存在造假增重等违法行为，使消费者难辨真假。例如造假者为求增加重量和外观效果，在冬虫夏草表面刷上一层金属粉末物质，在冬虫夏草体内插入铁丝、铅丝等金属物质，以及用亚香棒虫草、新疆虫草，甚至人工用石膏粉制作的假虫草来欺骗消费者等。这些造假行为不但使消费者遭受经济损失，而且给消费者身体带来伤害。另外，目前常见的几种干冬虫夏草的食用方法炖、煮、泡酒等都不能很好地利用冬虫夏草的有效成分，甚至会破坏其主要精华成分。

因此，从杜绝造假行为及提高生物利用度角度而言，我们亟须开发一种新的冬虫夏草品类——鲜冬虫夏草。新鲜的冬虫夏草直接嚼服，早上空腹细细咀嚼、慢慢咽服，是最环保、最有效、最方便，且利用率最高的一种服用方法。鲜药具有活性成分含量高，药理活性强，临床疗效好，服用量少等优点。研究表明，鲜冬虫夏草中的超氧化物歧化酶（SOD）活性比传统阴干、烘干产品高，其在调节免疫力、辅助抗肿瘤、防衰老等方面都具有良好的效果，因此直接嚼服鲜冬虫夏草能够更好地保留冬虫夏草中的营养成分，达到更好的药理疗效。

凭借全球首创的规模化生态繁育技术，在解决冬虫夏草资源可持续发展困境之后，东阳光冬虫夏草研究团队在鲜冬虫夏草加工技术方面做了大量研究，开发了专业的鲜冬虫夏草加工流程，主要包括剥泥、清洗、筛选、超声波清洗、高压气枪深层洁净、镜检、分级、包装、灭菌、质检、保鲜贮存及冷链运输等在内的12道精研工艺。通过该方法制得的鲜冬虫夏草最大限度地保留了原有的营养活性成分、外观和口感（专利号 ZL201710006514.1）。

鲜冬虫夏草加工流程：

①剥泥、清洗、筛选（图2-37）：在洁净区域中，专业人员纯手工、超轻柔小心剥去冬虫夏草表面泥土和菌膜；0.01mm 柔软毛刷，SOP 标准流程，先粗刷后精刷，除去表面附着的泥沙、虫卵和其他杂质；然后严格挑除黑草、断草、伤草、空心草等。

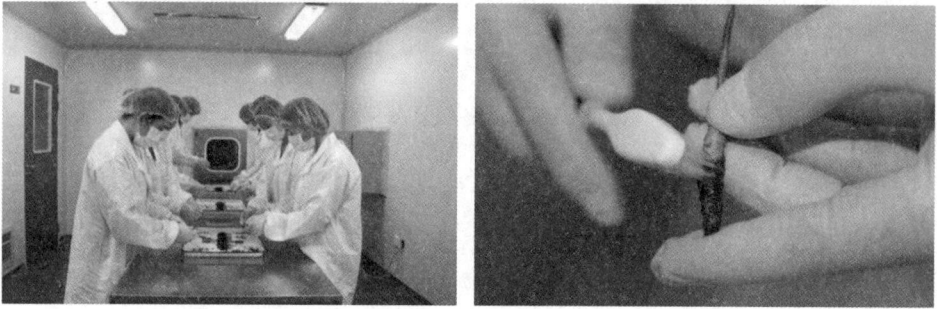

图2-37　鲜冬虫夏草加工——剥泥与清洗

②超声波清洗及高压气枪深层洁净（图2-38）：将精选后的鲜冬虫夏草放入超声波清洗仪，快速清洁细微处，除去沟壑处残存的杂质、虫卵；将超声波清洗后的鲜冬虫夏草用高压气流冲掉表面多余的水分和残留的杂质。

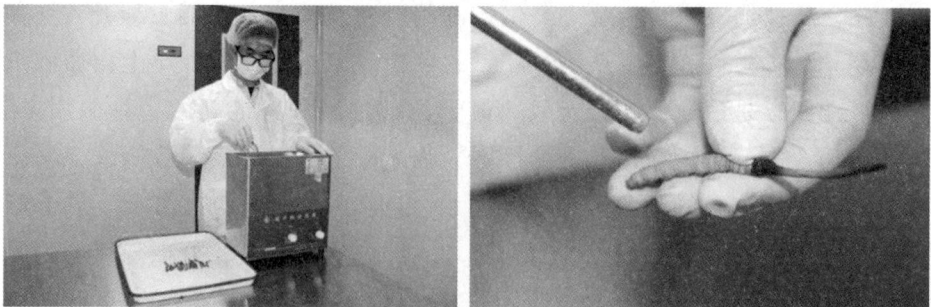

图2-38　鲜冬虫夏草加工——超声波清洗及高压气枪深层洁净图

③镜检（图2-39）：将深层洁净后的鲜冬虫夏草置于高倍体视显微镜下镜检，检视虫体沟壑中残存的杂质并深度清洁，确保每个褶皱处都达到高标准的清洁要求。

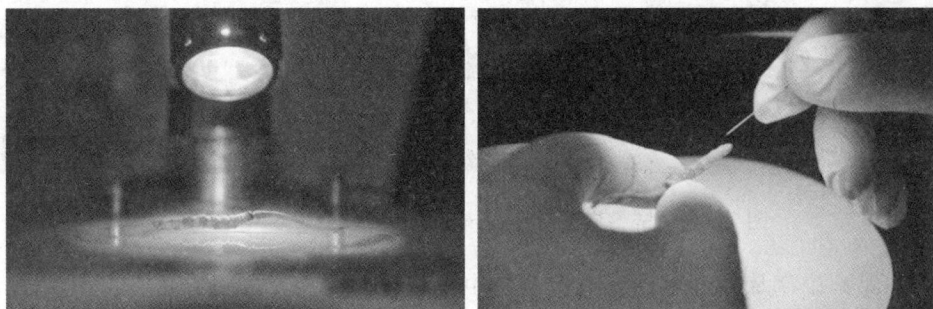

图2-39 鲜冬虫夏草加工——镜检及深度清洁图

④分级、包装及灭菌（图2-40）：无菌洁净区内按单根重量、颜色、完整度、草头/虫体长度比等多参数严格划分等级，单管独立包装，确保每一根鲜冬虫夏草免受二次污染。而后采用独特低温冷灭菌工艺，保证产品的品质。

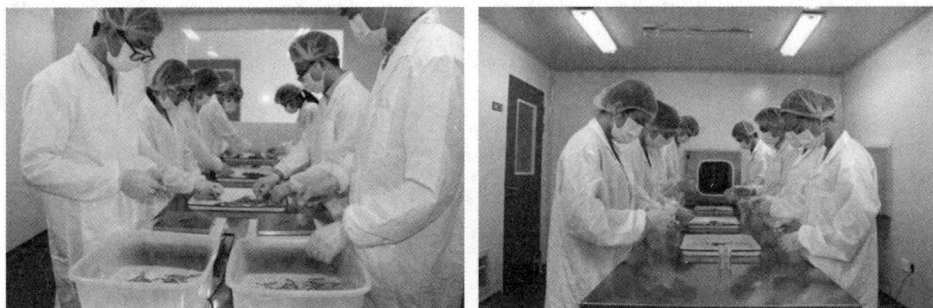

图2-40 鲜冬虫夏草加工——分级及包装图

⑤质检：专业人员全面检测鲜冬虫夏草形态、色泽、风味等感官指标，采用色谱仪、光谱仪等多种专业仪器对其水分、灰分、重金属、砷、农药残留和有效成分如多糖、虫草酸等多项指标进行检测，确保鲜冬虫夏草的优异品质（图2-41）。

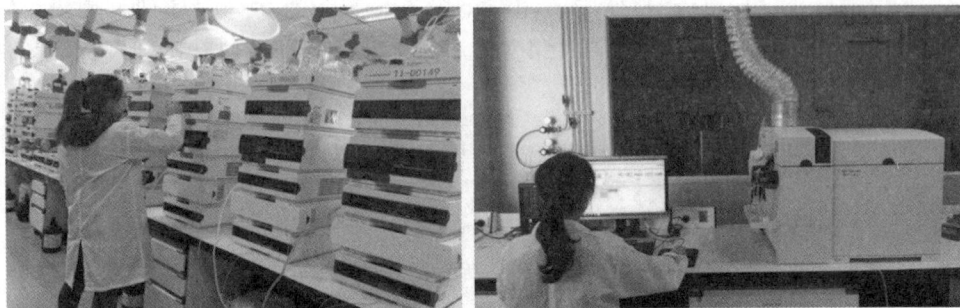

图 2 - 41　鲜冬虫夏草质检——HPLC 及 ICP - MS 检测

⑥保鲜贮存及冷链运输：根据鲜冬虫夏草自身特性，通过智能程序化调控冷藏保鲜的温度、时间、湿度等参数，从细胞层面保持鲜冬虫夏草的新鲜生命力和营养成分。全程专业冷链运输，保证运输过程新鲜不受影响。

通过独创的智能生态保鲜技术，不仅做到了从源头上控制冬虫夏草的品质，且在新鲜冬虫夏草的整个生产、洁净、保鲜、运输过程安全可控，产品洁净、卫生，很好地保持了鲜冬虫夏草的生命力和营养活性成分及口味。将冬虫夏草低温化服用进行到底，实现了 365d 不间断供应新鲜、高营养、高品质鲜冬虫夏草。东阳光公司鲜冬虫夏草正加速推向市场，已经得到越来越多消费者认可，逐步成为冬虫夏草产业链上的新品类（图 2 - 42）。

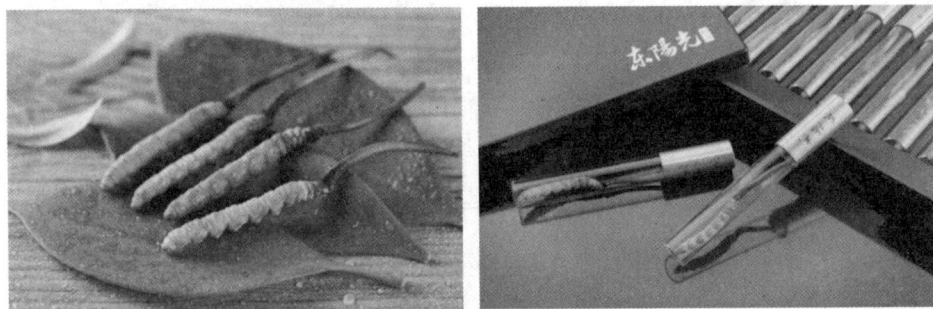

图 2 - 42　生态繁育鲜冬虫夏草

二、生态繁育冬虫夏草的成功及产业化

国家工信部和国家中医药管理局等部门印发的《中药材保护和发展规划（2015～2020 年）》和国家中医药管理局印发的中医药发展"十三五"规划均明

确提出，针对资源稀缺、濒危野生中药材要抓紧推进种植、繁育基地的建设，加快繁育产业化进程，降低对野生资源的依赖，且在通知中也明确提出了重点建设冬虫夏草繁育基地。在积极响应国家号召的背景下，东阳光冬虫夏草研究团队历经10年的攻关研究，将质量源于设计理念运用于研发中，采用智能生态繁育技术，突破了寄主昆虫虫种繁育、规模化饲养、菌种育种、侵染寄主昆虫等关键技术，实现了生态繁育冬虫夏草产业化。

冬虫夏草大规模生态繁育产业化的成功，不论对科学还是产业，都是里程碑式的创新性成果。一方面生态繁育技术是对野生冬虫夏草生长环境的延续，通过对道地产区冬虫夏草生境进行24h的跟踪，对温度、湿度、气压、微生物、光照等进行大数据的统计分析后，建立全模拟智能生态繁育气候室，并且通过先进科学技术把对冬虫夏草有益的生长条件进行放大，保证冬虫夏草生长环境的可控、安全，让高科技真正回归原生态。另一方面，生态繁育冬虫夏草接力野生冬虫夏草，是对青藏高原及野生资源最有利的保护。由于近数十年对西藏、青海等地冬虫夏草的过度采挖，导致冬虫夏草生长环境的不断恶化，不少过去的产草地已经不再生长冬虫夏草，冬虫夏草生长的海拔也在不断攀升。东阳光冬虫夏草研究团队正在青藏高原进行"牧虫工程"项目，响应国家精准扶贫的号召，把冬虫夏草寄主昆虫卵投放到青藏高原，通过增加寄主昆虫密度的方法提高青藏高原原产区冬虫夏草产量，保障牧民的利益，实现人与自然的和谐共存、可持续发展。

冬虫夏草生态繁育产业化成功也正在推进冬虫夏草产业结构的调整与升级，东阳光公司在冬虫夏草生态繁育的基础上，开发出了全新的冬虫夏草品类——鲜冬虫夏草，将冬虫夏草的营养成分完整保留下来，解决了干草营养损失、品质造假和人体吸收不充分等问题。凭借冬虫夏草规模化生态繁育技术及智能生态保鲜技术，让更多消费者能够享受高品质的鲜冬虫夏草。

>>> **参考文献**

[1] 云南省食品药品监督管理局. 云南省中药饮片炮制规范［M］. 昆明：云南科技出版社，1986.

[2] 四川省食品药品监督管理局. 四川省中药饮片炮制规范［M］. 成都：四川科学技术出版社，2016.

[3] 广东省食品药品监督管理局. 广东省中药材标准（第三册）［M］. 广州：

广东科技出版社，2018.

[4] 李文佳，汪小东，艾中. 冬虫夏草真伪鉴别方法研究进展 [J]. 中国现代中药，2014，16 (11)：881 - 920.

[5] 尹小武. 冬虫夏草无性型的鉴定和生长特征研究 [D]. 上海：上海交通大学，2009.

[6] 刘锡琎，郭英兰，俞永信，等. 冬虫夏草菌无性阶段的分离和鉴定 [J]. 真菌学报，1989，8 (1)：35 - 40.

[7] 李玉玲. 冬虫夏草子囊孢子的显微观察 [J]. 食用菌，2002，1：10 - 11.

[8] 李文佳，张宗耀，李全平，等. 冬虫夏草寄主昆虫及其饲养技术研究进展 [J]. 世界中医药，2017，12 (12)：3142 - 3150.

[9] 朱弘复，王林瑶，韩红香. 中国动物志 [M]. 北京：科学出版社，2004.

[10] 詹泽萍，李华，黄亮，等. 冬虫夏草繁育品与野生品红外指纹图谱一致性评价 [J]. 中国现代中药，2016，18 (3)：312 - 315.

[11] 钱正明，廖娜，张蓉，等. 一种鲜冬虫夏草细胞活力的检测方法：中国，201610834538.1 [P]. 2016 - 09 - 20.

[12] 艾中，徐香琴，钱正明，等. 一种鲜冬虫夏草鲜度的检测方法：中国，201610834612. X [P]. 2017 - 05 - 31.

[13] 钱正明，李春红，李文庆，等. 冬虫夏草蛋白图谱及干燥条件对超氧化物歧化酶活性影响 [J]. 菌物学报，2016，35 (4)：424 - 432.

[14] 钱正明，李文庆，孙敏甜，等. 冬虫夏草化学成分分析 [J]. 菌物学报，2016，35 (4)：476 - 490.

[15] 昝珂，苏蕊，刘杰，等. 冬虫夏草人工繁育品与野生冬虫夏中腺苷含量的比较研究 [J]. 中国药事，2016，30 (6)：598 - 603.

[16] 李文庆，李文佳，董彩虹，等. 冬虫夏草繁育品和野生冬虫夏草的虫草酸含量比较 [J]. 菌物研究，2018，16 (2)：102 - 105.

[17] 钱正明，张浩，田野，等. 冬虫夏草质量控制方法研究进展 [J]. 时珍国医国药，2018，19 (9)：2222 - 2227.

[18] 中华人民共和国农业部办公厅. 茄果类蔬菜等58类无公害农产品检测目录的通知（农办质 [2015] 4 号）[Z]. 2015 - 01 - 20.

[19] 刘杰，李耀磊，昝珂，等. 冬虫夏草人工繁育品和野生冬虫夏中5种重金属及有害元素含量的比较 [J]. 中国药事，2016，30 (9)：912 - 918.

[20] 国家中医药管理局. 中华本草 [M]. 上海：上海科学技术出版社，1999，1：489－500.

[21] 李文佳，董彩虹，刘杏忠，等. 冬虫夏草培植技术研究进展 [J]. 菌物学报，2016，35（4）：375－387.

[22] 杨俐，李全平，陈士林，等. 冬虫夏草无公害仿生态繁育技术 [J]，中国现代中药，2018，20（9）：1049－1063.

[23] 陶盛昌，邱健健，李全平，等，冬虫夏草培育及保鲜技术研究进展 [J]，中药材，2018，41（7）：1772－1774.

[24] 朱志钢，梁关海，梁蕾，等. 一种制备中国被毛孢成熟分生孢子的方法：中国，201310432574.1 [P] . 2014－03－26.

[25] 朱新燕，梁关海，梁蕾，等. 一种冬虫夏草子实体及其培植方法：中国，201310432723.4 [P] . 2014－03－26.

[26] 钱正明，艾中，李文佳，等. 鲜冬虫夏草制品及其制备方法：中国，201710006514.1 [P] . 2017－05－31.

[27] 李文佳，张宗耀，华献春，等. 冬虫夏草繁育关键技术研究及其产业化应用 [J]. 中国科技成果，2017（6），80.

[28] Li X，Liu Q，Li WJ，et al. A breakthrough in the artificial cultivation of Chinese cordyceps ona large－scale and its impact on science, the economy, and industry [J] . Critical Reviews in Biotechnology，2018. 1531820.

[29] 李文庆，陈铃，周建桥，等. 鲜冬虫夏草的理化鉴别 [J]. 中国药师，2019，22（05）：962－965.

（李文佳，田素英，李文庆，李全平，邱健健，李光荣）

第三章　鲜冬虫夏草的化学成分

　　新鲜采用的中药即为鲜药，是中药的一种原始状态。在我国鲜药有着悠久的应用历史，疗效显著，特别是在某些急危重症、外感表证等方面具有独到之处。《神农本草经》《伤寒论》《金匮要略》《肘后备急方》《本经逢原》《本草纲目》等多部医药古籍中均有应用鲜中药的记述，仅《本草纲目》一书中就有1100多条应用鲜中药的附方。有研究表明，药材的鲜、干品的化学成分是有一定差异的，鲜药在干燥等加工处理过程中，化学成分的种类或含量发生了明显的变化，有效成分有一定程度的损失，这可能是许多中药鲜用效果显著，而在加工后疗效降低甚至无效的原因之一。鲜药除了完整地保留了药材中有效成分外，还最好地保持了其生命体内分子网络的生理平衡，从生物化学及分子生物学的观点看，生物体内只有具有生物活性的成分才能有效地发挥其生理功能，因而鲜中药的有效活性成分比干品要高。但是，由于鲜药药材保鲜技术落后、难以贮藏保管、保存时间短、运输成本高，使得现代临床上几乎不用鲜中药，绝大多数鲜药品种均以干品代替；此外，大量医药工作者对中药鲜品的应用经验不足，国家也尚未制定出规范化的鲜药质量标准，从而导致鲜药在现代的应用发展停滞。

　　冬虫夏草作为我国传统珍贵滋补类中药，具有调节免疫、抗肿瘤、抗疲劳、调节肝脏及呼吸系统等多种功效。冬虫夏草中含有丰富的营养物质和生物活性成分，据报道，冬虫夏草含粗蛋白29.1%～30.4%、糖类24.2%～24.9%、粗脂肪8.62%～9.09%、灰分2.85%～8.64%、水分8.93%～10.87%。一直以来，冬虫夏草入药多用干品，常规的服用方法多为整条煮水、煲汤、泡酒或打磨成粉直接服用，但存在丢失或改变活性成分、粉碎过程中造成重金属污染等弊端。而有相关文献证明鲜冬虫夏草的药理活性较干品更为显著，主要表现在：鲜冬虫夏草既有增强免疫力的作用，又有免疫抑制的作用；鲜冬虫夏草在肿瘤抑制及抗肿瘤转移方面具有良好的效果，且无化疗药物治疗出现的副作用；鲜冬虫夏草含有丰富的 SOD，且 SOD 活性约为干品的 3 倍，可以从多方面降低自由基的产生、清除自由基，从而起到抗氧化、防衰老的作用；鲜冬虫夏草能通过降低中性粒细胞的方式，降低炎症反应，起到保护肺损伤的作用；鲜冬虫夏草能通过促进斑马鱼体内的 PM2.5 分泌进入肠道和促进斑马鱼巨噬细胞吞噬 PM2.5 的途径，起到抗 PM2.5 的作用。鲜冬虫夏草（繁育品）重金属含量不超标，可直接嚼服，活性成分含量高、药理活性强、生物利用率高。

冬虫夏草的活性成分主要包括虫草多糖、核苷类物质、甾醇类物质、糖醇类成分、氨基酸、脂肪酸、有机酸、挥发性成分、环二肽、微量元素、维生素等，它们是冬虫夏草发挥积极生理调节作用的主要物质基础，而鲜用冬虫夏草可以更好地保留这些活性成分。

第一节　多糖类成分

多糖是冬虫夏草中主要的，也是含量最高的活性成分之一，具有增强免疫力、抗肿瘤及降血糖等药理作用。目前已从冬虫夏草中分离得到 44 个多糖成分，主要有葡聚糖、半乳甘露聚糖和半乳葡甘露聚糖几类。从单糖组成看，多含半乳糖、葡萄糖、甘露糖及少量蛋白质，以一定摩尔比组成，具体见表 3 - 1。

表 3 - 1　冬虫夏草中分离得到的多糖组分

多糖	来源	结构	组成	分子量	活性
CS - I	子实体	主链：（1→2）- α - D - 呋喃甘露聚糖 侧链：（1→3）、（1→5）和（1→6）- D - 呋喃半乳糖，（1→4）- D - 呋喃半乳糖	甘露糖:半乳糖 = 1:1	—	—
CS - II	子实体	—	—	—	—
C - 3	子囊壳	主链：（1→2）- and （1→6）- α - D - 吡喃甘露糖残基	甘露糖:半乳糖 = 4:3	27kDa	—

续表

多糖	来源	结构	组成	分子量	活性
CT－4N	子实体	主链：（1→6）和（1→2）－α－D－呋喃甘露聚糖 侧链：（1→5）－β－D－呋喃半乳糖，（1→6）－α－D－呋喃半乳糖	甘露糖：半乳糖＝3：5	23kDa	—
PSCS	子实体	—	—	100kDa	免疫调节
CMB	子实体	主链：（1→6）－甘露糖，（1→6）－葡萄糖，（1→4）－葡萄糖和（1→4）－半乳糖	半乳糖：甘露糖：葡萄糖＝1：1.38：5.1	60kDa	—
P70－1	子实体	主链：（1→6）－β－D－吡喃甘露糖残基 侧链：α－D－（1→4）吡喃葡萄糖残基和β－（1→6）－D－吡喃半乳糖残基	—	42kDa	抗氧化
CM－hs－CPS2	子实体		甘露糖：葡萄糖：半乳糖＝1.35：8.34：1.00	—	—
CS－PS	子实体		甘露糖：鼠李糖：阿拉伯糖：木糖：葡萄糖：半乳糖＝38.37：2.51：2.21：5.22：27.44：24.45	12kDa	抗炎、免疫调节
PS－A	子实体	主链：→3）－α－D－Glcp（1→3），（1→2）－α－D－man，β－D－Glcp（1→3），β－D－Glcp（1→	葡萄糖：半乳糖：甘露糖＝2：1：1	460kDa	抑制胆固醇酯酶活性
CSP－1	菌丝体	—	葡萄糖：甘露糖：半乳糖＝1：0.6：0.75	210kDa	抗氧化；降血糖
CS－F30	菌丝体	—	半乳糖：葡萄糖：甘露糖＝62：28：10	45kDa	降血糖

续表

多糖	来源	结构	组成	分子量	活性
CS – F10	菌丝体	主链：（1→5 和/或 6）– β – D – 呋喃半乳糖 侧链：（1→2）– α – D – 呋喃甘露聚糖	半乳糖：葡萄糖：甘露糖 = 43：33：24	15kDa	降血糖
SCI – I	菌丝体	主链：（1→4）– D – 葡萄糖链，（1→6）– D – 葡萄糖残基	α – 葡萄糖	184kDa	—
葡聚糖	菌丝体	主链：（1→3）– β – D – 葡萄糖链，（1→4）– β – D – 葡萄糖残基	β – 葡萄糖	13620Da	—
葡聚糖	菌丝体	主链：（1→3）– β – D – 葡萄糖链 侧链：（1→6）– β – D – 葡萄糖链	β – 葡萄糖	12860Da	抗肿瘤
Cordyglucans	菌丝体	（1，3）– β – D – 葡聚糖	β – 葡萄糖	12.9kDa	抗肿瘤
PS	菌丝体	—	葡萄糖：甘露糖：阿拉伯糖：半乳糖 = 8：90：1：1	83kDa	—
甘露葡聚糖 Mannoglucan	菌丝体	主链：（1→3）和（1→4）– α – D – 葡聚糖 侧链：（1→6）– α – D – 甘露糖	甘露糖：葡萄糖 = 1：9	7700Da	抗肿瘤
CHWp	菌丝体	—	甘露糖：半乳糖：葡萄糖 = 1.0：2.7：1.8	32kDa	—
CS – 81002	菌丝体	主链：→6 – ）– Manp（1→ 侧链：C3 位：→3，6）– Manp –（1→分支）；C2 位：→2，6 – Manp –（1→分支	甘露糖：半乳糖：葡萄糖 = 10.3：3.6：1	43kDa	增强免疫力
CPS	菌丝体	主链：（1→4）– and（1→3）– α – D – 葡聚糖	鼠李糖：阿拉伯糖：木糖：甘露糖：葡萄糖：半乳糖 = 3.0：2.6：1.0：1.3：106.0：2.8	3720kDa	—

多糖	来源	结构	组成	分子量	活性
WIPS	菌丝体	$\alpha-D-(1\rightarrow4)-$葡聚糖	$\alpha-$葡萄糖	1180kDa	抗肿瘤；增强免疫力
AIPS	菌丝体	$\alpha-D-(1\rightarrow4)-$葡聚糖(86%)；$(1\rightarrow6)-\alpha-D-$葡萄糖(14%)	$\alpha-$葡萄糖	1150kDa	抗肿瘤；增强免疫力
PC I	菌丝体	—	甘露糖：半乳糖：葡萄糖=1:0.65:0.30	350kDa	—
PCA I	菌丝体	主链：1→4 连接的吡喃甘露糖 侧链：单一的或多个单位的呋喃半乳糖	甘露糖：半乳糖=1:1	556kDa	—
PCA II	菌丝体	—	甘露糖：半乳糖：葡萄糖=1:0.71:0.42	1670Da	—
PCB I	菌丝体	主链：1→4 连接的吡喃甘露糖 侧链：呋喃半乳糖	甘露糖：半乳糖=1:0.73	60kDa	—
PCB II	菌丝体	—	甘露糖：半乳糖：葡萄糖=1:0.51:0.50	60kDa	—
PCC I	菌丝体	—	—	57kDa	—
PCC II	菌丝体	—	—	—	—
SCP-I	菌丝体	主链：$\alpha-D-(1\rightarrow4)-$葡聚糖 侧链：$(1\rightarrow6)-\alpha-D-$葡萄糖	$\alpha-$葡萄糖	—	—
CS-Pp	菌丝体	$1,3-\beta-D-$glucan with $1,6-$branched chain	葡萄糖：甘露糖：半乳糖=21:2:1	—	增强免疫力
CAPS	菌丝体	—	甘露糖、葡萄糖、半乳糖、糖醛酸	27kDa	增强免疫力

续表

多糖	来源	结构	组成	分子量	活性
CPS-1	菌丝体	主链：（1→2）甘露糖，（1→4）木糖，（1→2）和（1→3）半乳糖	鼠李糖：木糖：甘露糖：葡萄糖：半乳糖＝1:6.43:25.6:16.0:13.8	23kDa	抗炎、免疫调节
CPS-2	菌丝体	主链：（1→4）-α-D-葡萄糖和（1→3）-α-D-甘露糖 支链：（1→4、6）-D-葡萄糖	鼠李糖：葡萄糖：半乳糖＝1:4.46:2.43	12.9kDa	对慢性肾功能障碍有保护作用
CPS-3	菌丝体	主链：（1→4）-α-D-葡萄糖和（1→3）-α-D-甘露糖	—	5kDa	—
APS	菌丝体	α-（1→，5→）-α-（1→，4→）-Galp-（1 and→4）-GalAp-（1→）	甘露糖：葡萄糖：半乳糖＝3.3:2.3:1	—	抗氧化
CBHP	菌丝体	（1→4）-and（1→3）-α-D-Glcp	葡萄糖（95%）、甘露糖、半乳糖	260kDa	抗纤维化作用
→3-α-D-Glcp-1-3-β-D-Glcp-1→3-β-D-Galp-1→	菌丝体	—	葡萄糖：甘露糖：半乳糖＝2:1:1	460kDa	抑制胆固醇酯酶活性
CPS50-I	菌丝体	主链：（1→3）-木糖and（1→2）-甘露糖和半乳糖	木糖：甘露糖：葡萄糖：半乳糖＝0.13:0.89:0.54:1	9874Da	抗氧化
O-linked-heterogalactomannans	菌丝体	主链：α-（1→6）-甘露糖	—	—	—
CPMN Fr Ⅲ	菌丝体	β-（1→6）-半乳葡甘露聚糖	—	210kDa	免疫调节
CI-P，CI-A	虫体	主链：（1→6）-α-D-甘露糖	—	—	—

第二节　核苷类成分

核苷类成分是冬虫夏草重要活性成分之一。现代研究表明，冬虫夏草含有35个核苷类化合物，包括7个碱基（尿嘧啶、胞嘧啶、胸腺嘧啶、鸟嘌呤、腺嘌呤、黄嘌呤、次黄嘌呤）；21个核苷（尿苷、肌苷、鸟苷、腺苷、胸苷、胞苷、虫草素、2′-脱氧鸟苷、2′-脱氧尿苷、3′-脱氧尿苷、2′-脱氧腺苷、3-氨基-D-腺苷酸、N_6-（2-羟乙基）腺苷、3′-氨基-3′-脱氧腺苷、双脱氧腺苷、2′-甲氧基腺苷、N_6-甲基腺苷、3′-高瓜氨酰-氨基-3′-脱氧腺苷、N_6-［β-（乙酰胺甲基）氧乙基］-腺苷、3′-甲氧基尿苷、O5′-乙酰虫草素）；7个核苷酸（单磷酸鸟苷、单磷酸尿苷、单磷酸胞苷、单磷酸胸苷、单磷酸腺苷、二磷酸腺苷、三磷酸腺苷）。

图3-1为鲜冬虫夏草（繁育品）核苷成分的液相色谱分析图，其中尿嘧啶、尿苷、肌苷、鸟嘌呤、鸟苷、腺苷和腺嘌呤是其主要核苷成分。

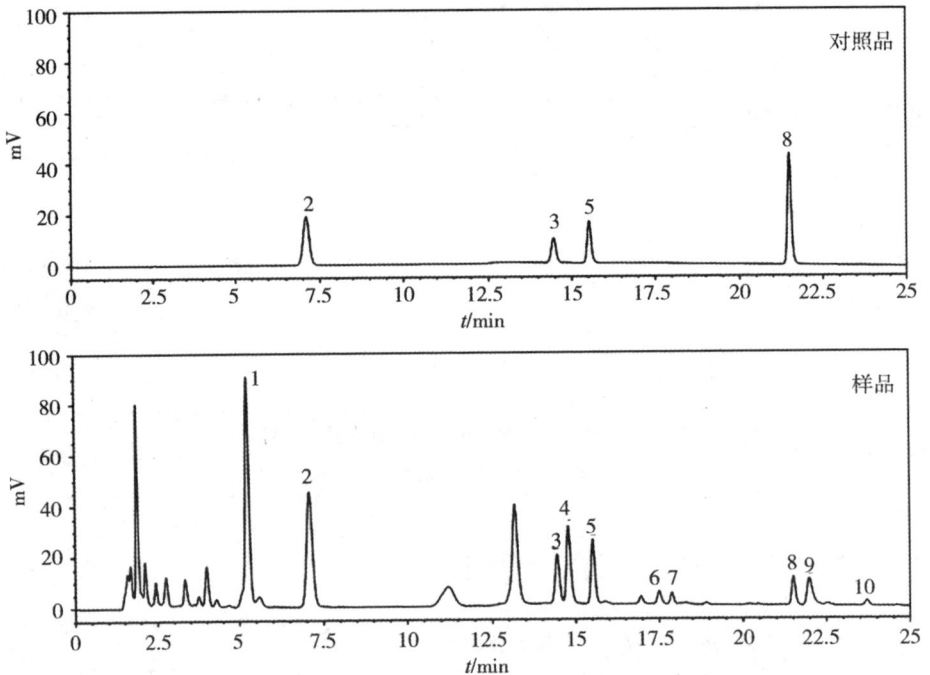

图3-1　鲜冬虫夏草（繁育品）核苷成分液相色谱图

1. 尿嘧啶；2. 尿苷；3. 肌苷；4. 鸟嘌呤；5. 鸟苷；6. 胸苷；

7. 脱氧鸟苷；8. 腺苷；9. 腺嘌呤；10. 2′-脱氧腺苷

代表性核苷化合物名称与结构如下：

1. 尿嘧啶：Uracil，又称 2,4 - (1H, 3H) - 嘧啶二酮，即 2,4 - (1H, 3H - pyrimidinedione)。分子式为 $C_4H_4N_2O_2$，相对分子质量为 112，结构式见图 3 - 2。

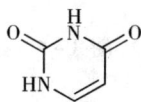

图 3 - 2

2. 尿苷：Uridine，又称尿嘧啶核苷，即 1 - β - L - xylofuranosylpyrimidine - 2,4 (1H, 3H) - dione。分子式为 $C_9H_{12}N_2O_6$，相对分子质量为 244，结构式见图 3 - 3。

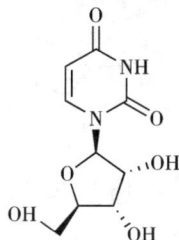

图 3 - 3

3. 肌苷：Inosine，又称次黄嘌呤核苷，即 9 - pentofuranosyl - 3,9 - dihydro - 6H - purin - 6 - one。分子式为 $C_{10}H_{12}N_4O_5$，相对分子质量为 268，结构式见图 3 - 4。

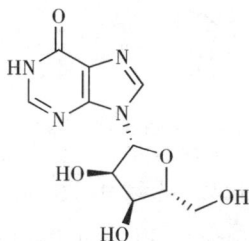

图 3 - 4

4. 鸟嘌呤：Guanine，又称 2 - 氨基 - 6 - 羟基嘌呤，即 2 - amino - 6 - hydroxypurine。分子式为 $C_5H_5N_5O$，相对分子质量为 151，结构式见图 3 - 5。

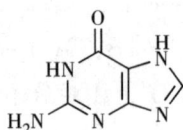

图 3 - 5

5. 鸟苷：Guanosine，又称 9 - β - D - 呋喃核苷鸟嘌呤，即 2 - amino - 9 - [（2R，3R，4S，5R）- 3,4 - dihydroxy - 5 - （hydroxymethyl）oxolan - 2 - yl] - 3H - purin - 6 - one。分子式为 $C_{10}H_{13}N_5O_5$，相对分子质量为 283，结构式见图 3 - 6。

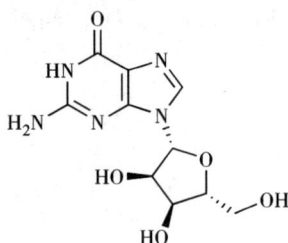

图 3 - 6

6. 胸苷：Thymidine，又称胸腺嘧啶脱氧核苷，即 1 - （2 - deoxy - β - D - ribofuranosyl）- 5 - methyluracil。分子式为 $C_{10}H_{14}N_2O_5$，相对分子质量为 242，结构式见图 3 - 7。

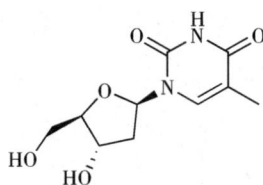

图 3 - 7

7. 脱氧鸟苷：Deoxyguanosine，又称 9 - β - D - 2′ - 呋喃脱氧核苷鸟嘌呤，即 9 - （2′ - deoxy - β - D - ribofuranosyl）guanine hydrate。分子式为 $C_{10}H_{13}N_5O_4$，相对分子质量为 267，结构式见图 3 - 8。

8. 腺苷：Adenosine，又称腺嘌呤核苷，即 adenine - 9 - β - D - ribofuranoside。分子式为 $C_{10}H_{13}N_5O_4$，相对分子质量为 267，结构式见图 3 - 9。

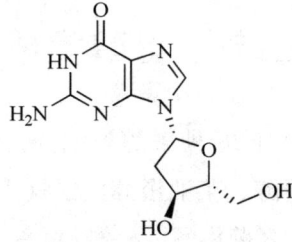

图 3 – 8

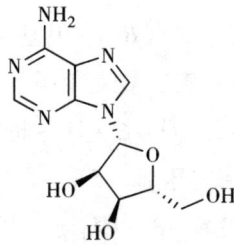

图 3 – 9

9. 腺嘌呤：Adenine，又称 6 – 氨基嘌呤，即 6 – aminopurine，分子式为 $C_5H_5N_5$，相对分子质量为 135，结构式见图 3 – 10。

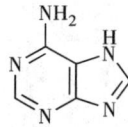

图 3 – 10

10. 2′ – 脱氧腺苷：2′ – deoxyadenosine。分子式为 $C_{10}H_{13}N_5O_3$，相对分子质量为 251，结构式见图 3 – 11。

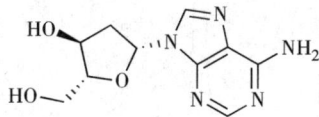

图 3 – 11

第三节 甾醇类成分

研究表明，冬虫夏草中含有 28 种甾醇类成分，包括胆甾醇、胆甾醇棕榈酸酯、麦角甾醇、δ−3−麦角甾醇、菜油甾醇、二氢菜籽甾醇、豆甾醇、醋酸豆甾醇、豆甾醇−3−O−乙酸酯、真菌甾醇、α−谷甾醇、β−谷甾醇、â−谷甾醇3−O−乙酸酯、5α,8α−过氧−24（R）−甲基胆甾−6,22−二烯−3β−D−吡喃葡萄糖苷、22,23−二氢麦角甾醇−3−O−β−D−吡喃葡萄糖、麦角甾醇−3−O−β−D−吡喃葡萄糖、5α,6α−环氧−24（R）−甲基胆甾−7,22−二烯−3β−醇、9（11）脱氢过氧化麦角甾醇、5,8−表二氧麦角甾烷−6,22−二烯−3−醇、5,8−表二氧麦角甾烷−6,22−二烯−3−O−β−D−吡喃葡萄糖苷、5,6−环氧麦角甾烷−7,22−二烯−3−醇、4,4−二甲基−5á−麦角甾−8,24（28）−二烯−3â−醇、麦角甾−4,6,8（14）,22−四烯−3−酮、β−胡萝卜苷、三萜环黄氏醇、H1−A、Cerevisterol、（17R）−17−methylincisterol。

图 3−12 为鲜冬虫夏草（繁育品）甾醇成分的气相色谱分析图，其中胆甾醇、麦角甾醇和谷甾醇是其主要甾醇成分。

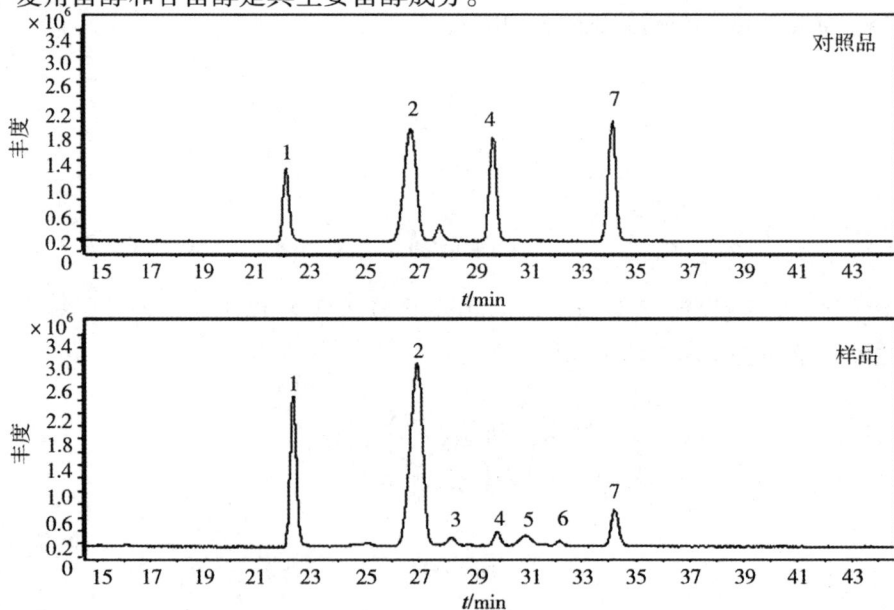

图 3−12 鲜冬虫夏草（繁育品）甾醇成分气相色谱图

1. 胆甾醇；2. 麦角甾醇；3. 菜油甾醇；4. 豆甾醇；5. 未知甾醇；6. 真菌甾醇；7. 谷甾醇

代表性甾醇类化合物名称及结构如下：

1. 胆甾醇：Cholesterol，分子式为 $C_{27}H_{46}O$，相对分子质量为386，结构式见图 3 – 13。

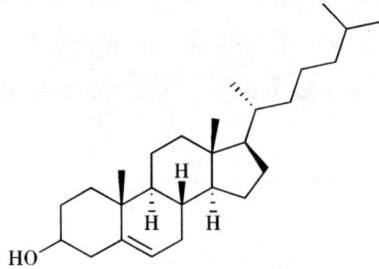

图 3 – 13

2. 麦角甾醇：Ergosterol，分子式为 $C_{28}H_{44}O$，相对分子质量为396，结构式见图 3 – 14。

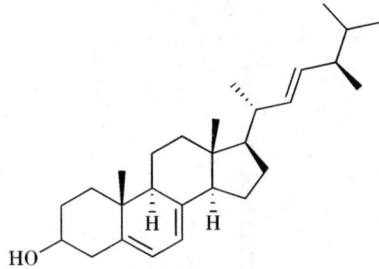

图 3 – 14

3. 谷甾醇：β – sitosterol，分子式为 $C_{29}H_{50}O$，相对分子质量为414，结构式见图 3 – 15。

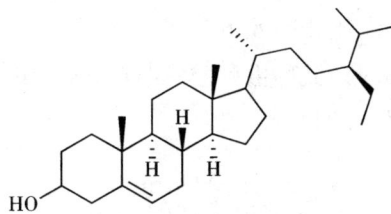

图 3 – 15

第四节 糖醇类成分

研究表明，冬虫夏草中主要游离糖醇成分包括甘露醇、海藻糖和葡萄糖。图 3-16 为鲜冬虫夏草（繁育品）中糖醇成分的液相色谱分析图，结果与文献报道一致，三个成分中，甘露醇含量最高，可作为鲜冬虫夏草（繁育品）的一个重要质量评价指标。

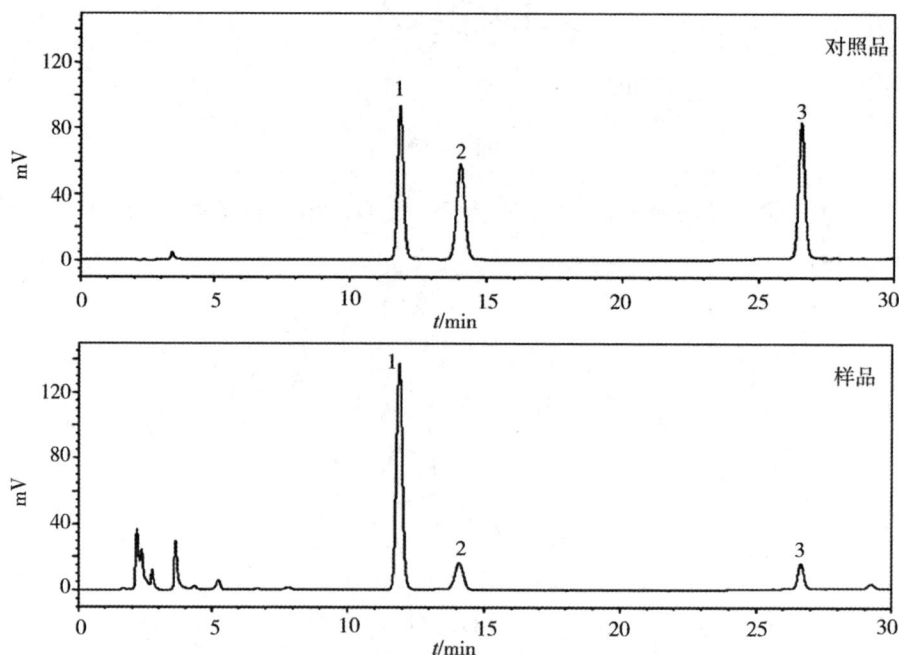

图3-16 鲜冬虫夏草（繁育品）糖醇成分液相色谱图
1. 甘露醇；2. 葡萄糖；3. 海藻糖

代表性糖醇化合物名称及结构如下：

1. 甘露醇：D-mannitol，又称虫草酸，即 Cordycepic acid。分子式为 $C_6H_{14}O_6$，相对分子质量为182，结构式见图 3-17。

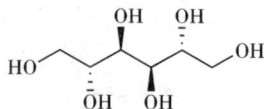

图 3-17

2. 海藻糖：Trehalose，又称蕈糖。分子式为 $C_{12}H_{22}O_{11}$，相对分子质量为 342，结构式见图 3-18。

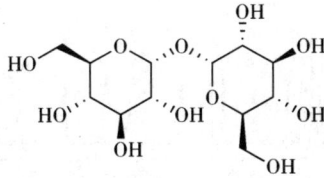

图 3-18

3. 葡萄糖：Glucose。分子式为 $C_6H_{12}O_6$，相对分子质量为 180，结构式见图 3-19。

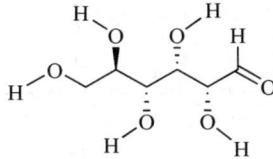

图 3-19

第五节　氨基酸类和肽类成分

研究表明，冬虫夏草中含有丰富的氨基酸成分，包括天冬氨酸（Aspartic acid）、谷氨酸（Glutamic acid）、精氨酸（Arginine）、丝氨酸（Serine）、甘氨酸（Glycine）、组氨酸（Histidine）、苏氨酸（Threonine）、丙氨酸（Alanine）、脯氨酸（Proline）、酪氨酸（Tyrosine）、缬氨酸（Valine）、甲硫氨酸（Methionine）、胱氨酸（Cystine）、半胱氨酸（Cysteine）、异亮氨酸（Isoleucine）、亮氨酸（Leucine）、苯丙氨酸（Phenylalanine）、赖氨酸（Lysine）、色氨酸（Tryptophan）、3,5-二甲氧基酪氨酸（3,5-dimethoxy tyrosine）等。

图 3-20 为鲜冬虫夏草（繁育品）氨基酸成分的液相色谱分析图，结果发现鲜冬虫夏草（繁育品）中含有 15 种氨基酸成分，其中谷氨酸、甘氨酸和赖氨酸为其主要氨基酸成分。

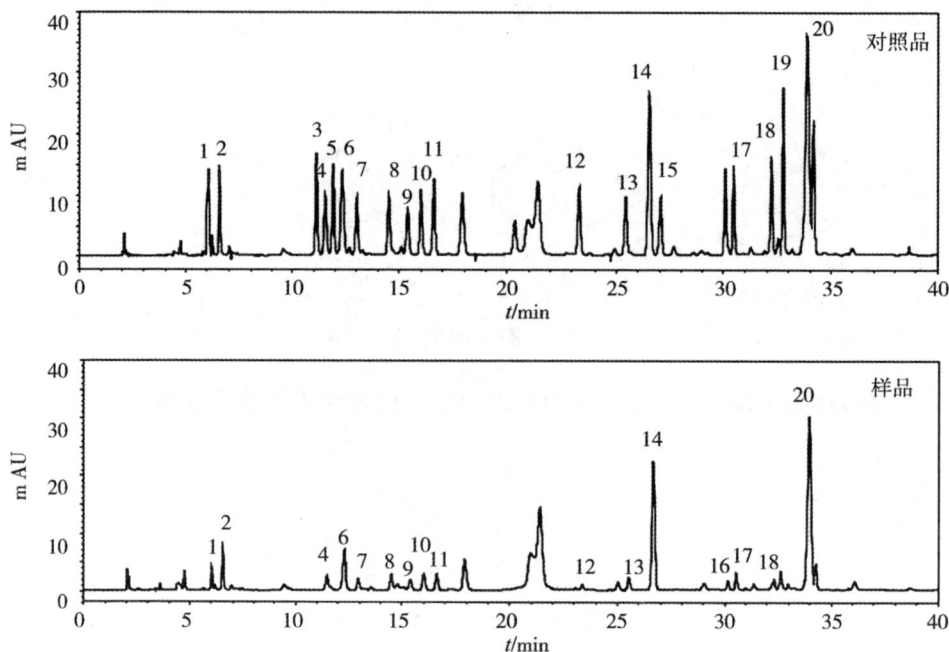

图 3 - 20　鲜冬虫夏草（繁育品）氨基酸成分液相色谱图

1. 天冬氨酸；2. 谷氨酸；3. 天冬酰胺；4. 丝氨酸；5. 谷氨酰胺；6. 甘氨酸；7. 组氨酸；

8. 精氨酸；9. 苏氨酸；10. 丙氨酸；11. 脯氨酸；12. 酪氨酸；13. 缬氨酸；14. 正缬氨酸（内标）；

15. 甲硫氨酸；16. 异亮氨酸；17. 亮氨酸；18. 苯丙氨酸；19. 色氨酸；20. 赖氨酸

目前，冬虫夏草中已报道的肽类化合物主要有 cyclosporin、cicadpeptins Ⅰ、cicadpeptins Ⅱ、cordyheptapeptide A、cordyheptapeptide B、cordymin、L - 甘 - L - 脯环二肽 cyclo -（L - glycyl - L - prolyl）、L - 亮 - L - 脯环二肽 cyclo -（L - leucyl - L - prolyl）、L - 缬 - L - 脯环二肽 cyclo -（L - valyl - L - prolyl）、L - 苏 - L - 亮环二肽 cyclo -（L - threonyl - L - leucyl）、L - 丙 - L - 亮环二肽 cyclo -（L - alacyl - L - leucyl）、L - 丙 - L - 缬环二肽 cyclo -（L - alacyl - L - valyl）、L - 脯 - L - 缬环二肽 cyclo -（L - prolyl - L - valyl）、L - 苯丙 - L - 脯环二肽 cyclo -（L - phenylalanine - L - prolyl）、L - 脯 - L - 苏环二肽 cyclo -（L - prolyl - L - threonyl）、3 - 乙氨基 - 6 - 异丁基 - 2,5 - 2 氧哌嗪（cordycedipeptide A）3 - acetamino - 6 - isobutyl - 2,5 - dioxopiperazine 和 3,6 - 2（4 - 羟基）苯基 - 2,5 - 2 氧哌嗪 3,6 - di（4 - hydroxy）benzyl - 2,5 - dioxopiperazine。代表性肽类化合物结构式见图 3 - 21。

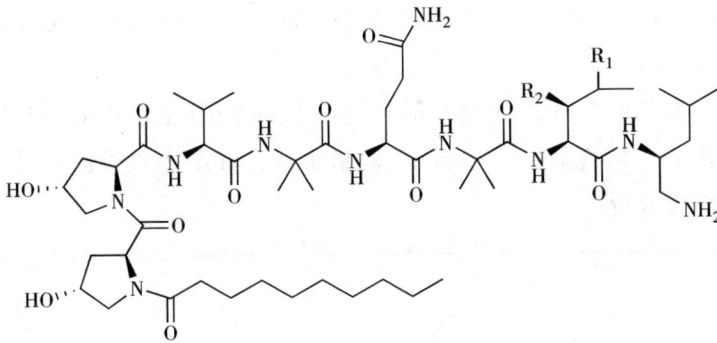

cicadpeptins Ⅰ: $R_1 = CH_3$, $R_2 = H$

cicadpeptins Ⅱ: $R_1 = H$, $R_2 = CH_3$

图 3 – 21

第六节　脂肪酸、烷烃及挥发性成分

目前研究发现，冬虫夏草中含有 37 种脂肪酸类成分，包括：

21 个酸类成分：硬脂酸（Stearic acid）、软脂酸（Palmitic acid）、油酸（Oleic acid）、反油酸（Elaidic acid）、亚油酸（Linoleic acid）、γ – 亚麻酸（γ – Linolenic acid）、棕榈酸（Palmitic acid）、月桂酸（Lauric acid）、肉豆蔻酸（Myristic acid）、花生酸（Arachidic acid）、琥珀酸（Succinic acid）、丁香酸（syringic acid）、棕榈油酸（Palmitoleic acid）、7 – 棕榈油酸（7 – Palmitoleic acid）、9 – 棕榈油酸（9 – Palmitoleic acid）、肉豆蔻油酸（Myristoleic acid）、木焦油酸（Lignoceric acid）、十五烷酸（Pentadecanoic acid）、十七烷酸（Margaric acid）、二十二烷酸（Docosanoic acid）、正二十五烷酸（n – pentacosanoic acid）。

6 个烯酸类成分：10 – 十七碳烯酸（10 – Heptadecenoic acid）、9,12 – 十七碳二烯酸（9,12 – Heptadecadienoic acid）、9,11 – 十八碳二烯酸（9,11 – Octadecadienoic acid）、11,14 – 二十碳二烯（11,14 – Eicosadienoicacid）、顺式 11 – 二十碳烯酸（cis – 11 – Eicosenoic acid）、9 – 十四碳烯酸（9 – Myristoleic acid）。

10 个酯类成分：胆甾醇软脂酸酯（Cholesteryl palmitate）、月桂酸甲酯（Methyl laurate）、肉豆蔻酸甲酯（Methyl myristate）、肉豆蔻油酸甲酯（Methyl myristoleate）、顺 – 11 – 二十碳烯酸甲酯［Methyl（Z）– 11 – eicosenoate］、γ – 亚麻酸甲酯（Methyl γ – linolenate）、棕榈酸甲酯（Methyl hexadecanoate）、棕榈油

酸甲酯（Methyl palmitoleate）、花生酸甲酯（Methyl icosanoate）和对羟基苯乙酸甲酯（Methyl－4－hydroxyphenylacetate）。

图3-22为鲜冬虫夏草（繁育品）脂肪酸成分的液相色谱分析图，结果显示，鲜冬虫夏草（繁育品）中含有17种脂肪酸，其中十六烷酸、油酸和亚油酸为其主要脂肪酸成分。

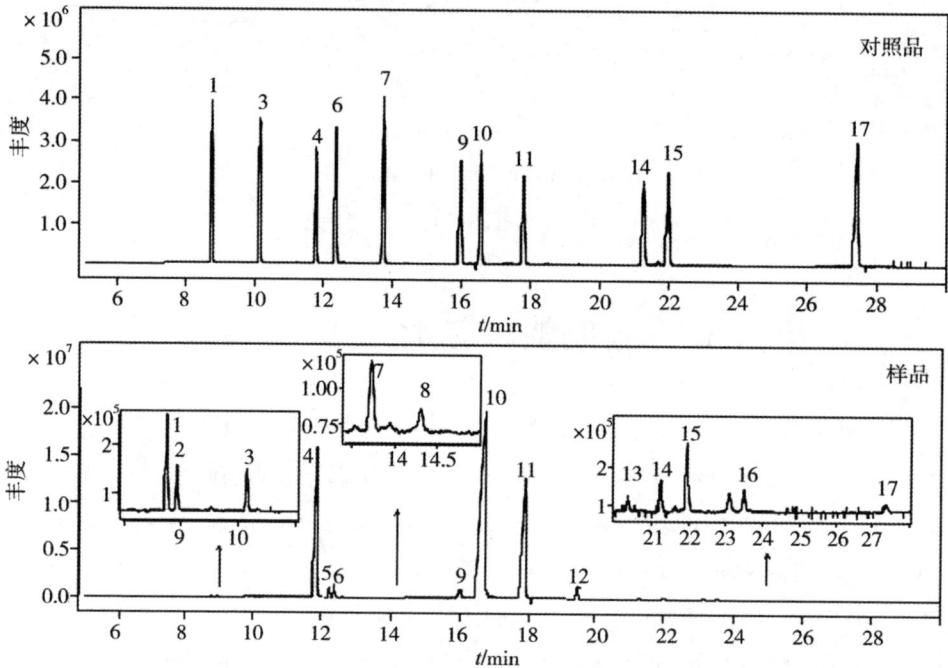

图3-22 鲜冬虫夏草（繁育品）脂肪酸成分气相色谱图

1. 肉豆蔻酸；2. 9－十四碳烯酸；3. 十五烷酸；4. 十六烷酸；5. 7－棕榈油酸；6. 9－棕榈油酸；7. 十七烷酸；
8. 10－十七碳烯酸；9. 硬脂酸；10. 油酸；11. 亚油酸；12. 亚麻酸；13. 9,11－十八碳二烯酸；
14. 花生酸；15. 11－二十烯酸；16. 11,14－二十二烯酸；17. 二十二烷酸

此外，据文献报道，冬虫夏草中还含有61种挥发性成分，包括：

18个醛类成分：5－乙基环戊烯－1－甲醛（5－Ethyl－cyclopentenes－1－car-boxaldehyde）、苯甲醛（Benzaldehyde）、乙醛（Ethanal）、苯乙醛（Phenylacetalde-hyde）、正丙醛（n－Propanal）、异丁醛（Isobutyraldehyde）、2－甲基丁醛（2－Methyl butyraldehyde）、正戊醛（n－Pentanal）、异戊醛（3－Methyl butyraldehyde）、正己醛（Hexanal）、正庚醛（Heptanal）、2－庚烯醛（2－Heptenal）、正辛醛［n－Capryl（ic）aldehyde］、壬醛（Nonanal）、癸醛（Decanal）、糠醛（Furfural）、十

五烷醛（2 – 11 – Pentadecenal）、(E) – 2 – dodecenal。

6 个酮类成分：2 – 丁酮（2 – Butanone）、1,4 – dioxane – 2,5 – dione（1,4 – 二氧杂环 – 2,5 – 己二酮）、丙酸睾酮（Testosterone ptopionata）、睾酮（Testosterone）、甲睾酮（17α – Methyltestosterone）、植酮（2 – pentadecanone, 6,10,14 – trimethyl）。

3 个醇类成分：1 – 辛烯 – 3 – 醇（1 – Octen – 3 – ol）、苯基乙醇（Phenyletnyl alcohol）、Selina – 6 – en – 4 – ol。

3 个酯类成分：乙酸正丙酯（n – Propyl acetate）、顺式 – 9 – 十八烯酸甲酯 [9 – Octadecenoic acid（Z）– methylester]、亚油酸乙酯（9,12 – Octadecadienoic acid – ethyl ester）。

5 个（酚）酸类成分：棕榈酸（n – Hexadecanoic acid）、亚油酸（9,12 – Octadecenoic acid）、油酸（Oleic acid）、丁香酚（Eugenol）、4 – 正壬基酚（4 – Nonylphenol）。

8 个苯系成分：甲苯（Toluene）、乙苯（Fthylbenzene）、间二甲苯（Benzene – 1,3 – dimethyl）、丙基苯（Benzene – propyl）、1,2,4 – 三乙苯（Benzene – 1,2,4 – triethyl）、1,3 – 二异丙基苯（Benzene – 1,3 – bis（1 – methylethyl）、丁基羟基甲苯（Butylated hydroxytoluene）、2H – benzocyclohepten – 2 – one, 3, 4, 4a, 5, 6, 7, 8, 9 – octahydro – 4a – methyl,（S）。

7 个烷烃成分：正十一烷（Undecane）、十四烷（Tetradecane）、正十六烷（Hexadecane）、正十七烷（Heptadecane）、正十九烷（Nonadecane）、正二十一烷（Heneicosane）、三甲胺（Trimethyl amine）。

11 个其他成分：2 – 戊基呋喃（2 – Pentylfuran）、CBZ – L – 酪氨酸（n – benzyloxycarbonyl – L – tyrosine）、胆固醇（Cholesterol）、B – 瑟林烯 [Eudesma – 4（14）, 11 – diene]、Oxetane, 3 –（1 – methylethyl）、Androst – 7 – ene,（5a）、Verticiol、1H – cyclopropa（a）naphthalene, 1a, 2, 3.3a, 4, 5, 6, 7b – octahydro – 1,1,3a – 7 – tetramethyl、5 – azulenemethanol, 1, 2, 3, 4, 5, 6, 7, 8 – octahydro – a,a,3a, 8 – tetramethyl（－）– aristolene、2 – Naphthalenemthanol, decahydro – à,à,4a – trimethyl – 8 – methylene – [2γ –（à, 4aà, 8aà）]、2 – Naphthalenemthanel, 1, 2, 3, 4, 4a, 5, 6, 8a – octahydro – a, a, 4a, 8 – tetramethyl。

图 3 – 23 为鲜冬虫夏草（繁育品）挥发性成分的气相色谱分析图，结果表明，鲜冬虫夏草（繁育品）中含有 15 种挥发性成分。

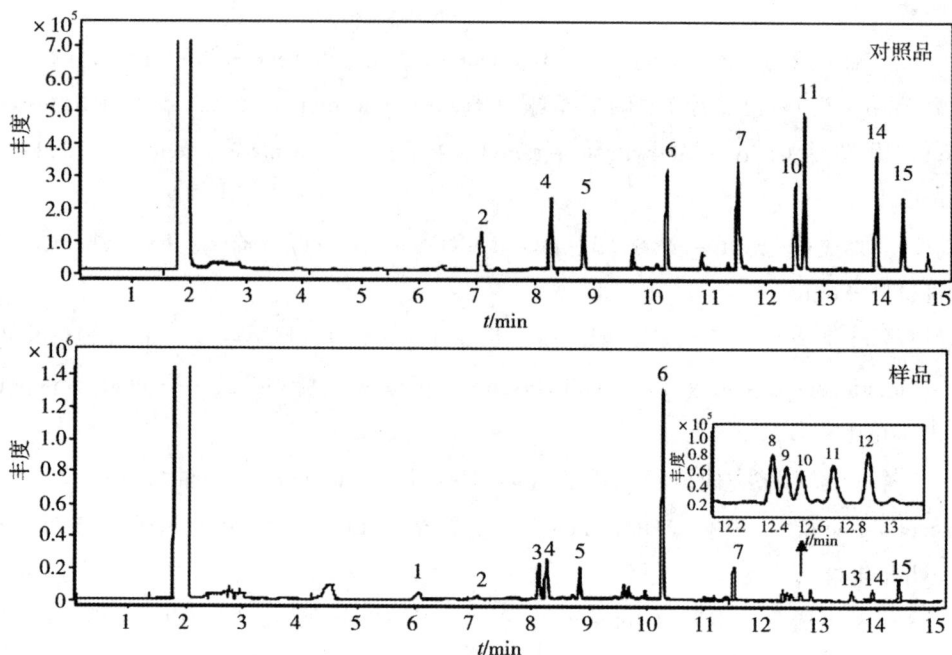

图 3 – 23　鲜冬虫夏草（繁育品）挥发性成分气相色谱图

1. 异丁醛；2. 2 – 丁酮；3. 异戊醛；4. 2 – 甲基丁醛；5. 正戊醛；6. 正己醛；
7. 正庚醛；8. 2 – 戊基呋喃；9. 2 – 庚烯醛；10. 1 – 辛烯 – 3 – 醇；11. 苯甲醛；
12. 正辛醛；13. 5 – 乙基环戊烯 – 1 – 甲醛；14. 苯乙醛；15. 壬醛

第七节　其他成分

一、黄酮类成分

目前，从冬虫夏草中发现的黄酮类化合物主要有染料木素、染料木苷、大豆苷元、黄豆黄素、香豌豆苷元和 32,42,7 – 三羟基异黄酮，其代表性黄酮的结构式如下：

1. 染料木素：Genistein。分子式为 $C_{15}H_{10}O_5$，相对分子质量为 270，结构式见图 3 – 24。

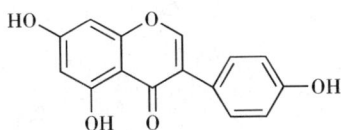

图 3 - 24

2. 染料木苷：Genistin，又称 4′,5,7 - 三羟异黄酮 - 7 - 糖苷，即 4′,5,7 -
trihydroxyisoflavone 7 - glucoside。分子式为 $C_{21}H_{20}O_{10}$，相对分子质量为 432，结构
式见图 3 - 25。

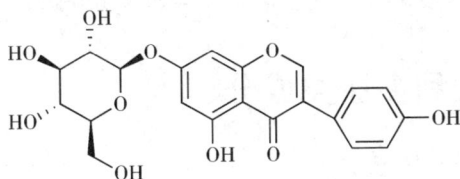

图 3 - 25

二、联萘酚类成分

据文献报道，目前已从冬虫夏草中分离出 14 种 ES - 242s 类似物。ES - 242s
最早是从轮枝菌中分离出来的一类联萘酚类化合物，是 N - 甲基 - D - 天冬氨酸
受体的拮抗剂，具有很强的活性。其代表性成分的结构式见图 3 - 26 和图 3 - 27。

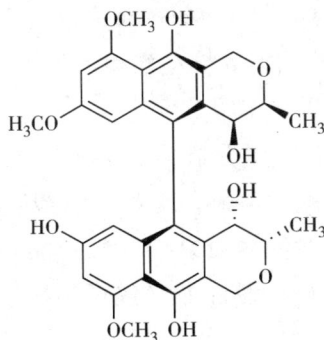

图 3 - 26　冬虫夏草 ES - 242s 类似物 1

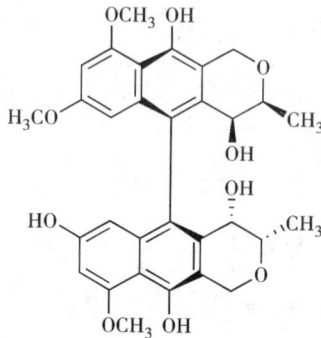

图 3 – 27　冬虫夏草 ES – 242s 类似物 2

三、维生素类和多胺类成分

研究表明，冬虫夏草中含有丰富的维生素成分，如维生素 C、维生素 B_1、维生素 B_2、维生素 B_3、维生素 B_{12}、烟酰胺、维生素 A、维生素 E、维生素 K 等。此外，冬虫夏草中还含有多胺类成分，如腐胺、精胺、精咪、1,3 – 二氨基丙烷、尸胺及类精咪等。

四、无机元素

冬虫夏草中含有丰富的无机元素，对维持人体的新陈代谢有重要作用。经 ICP – MS 分析，发现鲜冬虫夏草（繁育品）中含有 30 多种无机元素，其中包括人体必须微量元素 Cr、Fe、Co、Cu、Zn、Se、Mo，人体需要的常量元素 K、Ca、Na、Mg 等。这些元素对促进机体生长发育和新陈代谢、提高机体免疫功能、降低人类对疾病的易感性等有重要作用。

另外对鲜冬虫夏草重金属检测分析，发现鲜冬虫夏草（繁育品）中 Pb、Cd、As、Hg 和 Cu 的残留符合中国、美国、欧盟、世界卫生组织和国际标准化组织对中药重金属残留的要求，同时鲜冬虫夏草（繁育品）重金属符合无公害农产品和药用植物及制剂外经贸绿色行业标准（绿色中药标准）的要求，充分保证了消费者使用的安全性（表 3 – 2）。

表3-2 鲜冬虫夏草（繁育品）中重金属测定结果

编号	元素含量/mg·kg^{-1}				
	Pb	Cd	As	Hg	Cu
S1	0.11	0.03	0.11	-	1.70
S2	0.09	0.03	0.13	-	1.66
S3	0.18	0.03	0.11	-	1.46
S4	0.19	0.03	0.11	-	1.70
S5	0.10	0.04	0.10	-	1.77
S6	0.07	0.03	0.09	-	1.75
S7	0.10	0.02	0.09	-	1.58
S8	0.06	0.03	0.09	-	1.72
S9	0.04	0.02	0.08	-	1.78
S10	0.03	0.03	0.07	-	1.72
《中国药典》	5	0.3	2	0.2	20
《美国药典》	5	0.5	2	1	-
《欧洲药典》	5	1	-	0.1	-
WHO 国际标准	10	0.3	-	-	-
ISO 国际标准	10	2	4	3	-
无公害农产品	1	0.2	0.5	-	-
绿色中药标准	5	0.3	2	0.2	20

▶▶▶ **参考文献**

[1] 朱嘉娴. 鲜中药的特殊性与应用 [J]. 首都医药, 2001, 8 (12): 50.

[2] 王承德. 重视中药鲜药的研发和应用 [J]. 首都医药, 2013, 20 (11): 48.

[3] 郑依玲, 陈小露, 梅全喜, 等. 中药鲜药的化学成分和药理作用研究概况 [J]. 中药材, 2017, 40 (10): 2483-2487.

[4] 郑依玲, 梅全喜, 李文佳, 等. 冬虫夏草的药用历史及现代服用方法探讨 [J]. 中药材, 2017, 40 (11): 2722-2725.

[5] 刘高强, 王晓玲, 杨青, 等. 冬虫夏草化学成分及其药理活性的研究 [J]. 食品科技, 2007, 1: 202-205, 209.

[6] 张兴辉, 石立夫, 胡晋红. 冬虫夏草化学成分和药理作用研究进展 [J].

中药材, 2000, 23 (11): 722 –724.

[7] 石岩, 王钢力, 秦文杰, 等. 冬虫夏草的化学成分综述 [J]. 中医研究, 2006, 19 (7): 54 –56.

[8] Miyazaki T, Oikawa N, Yamada H. Studies on fungal polysaccharides XX. galactomannan of *Cordyceps sinensis* [J]. Chemical & Pharmaceutical Bulletin, 1977, 25 (12): 3324 –3328.

[9] Kiho T, Tabata H, Ukai S, et al. A minor protein – containing galactomannan from a sodium carbonate extract of *Cordyceps sinensis* [J]. Carbohydrate Research, 1986, 156: 189 –197.

[10] Kiho T, Yamane A, Hui J, et al. Polysaccharides in fungi. XXXVI. Hypoglycemic activity of a polysaccharide (CS – F30) from the cultural mycelium of *Cordyceps sinensis* and its effect on glucose metabolism in mouse liver [J]. Biological & Pharmaceutical Bulletin, 1996, 19 (2): 294 –296.

[11] Kiho T, Ookubo K, Usui S, et al. Structural features and hypoglycemic activity of a polysaccharide (CS – F10) from the cultured mycelium of *Cordyceps sinensis* [J]. Biological & Pharmaceutical Bulletin, 1999, 22 (9): 966 –970.

[12] Methacanon P, Madla S, Kirtikara K, et al. Structural elucidation of bioactive fungi – derived polymers [J]. Carbohydrate Polymers, 2005, 60 (2): 199 –203.

[13] Chen YJ, Shiao MS, Lee SS, et al. Effect of *Cordyceps sinensis* on the proliferation and differentiation of human leukemic U_{937} cells [J]. Life Sciences, 1997, 60 (25): 2349 –2359.

[14] 邹赢锌, 陈雅琳, 储智勇, 等. 冬虫夏草成分及活性研究进展 [J]. 海军医学杂志, 2014, 35 (1): 83 –85.

[15] 方苏, 乌日娜. 冬虫夏草及其菌丝体发酵的应用前景 [J]. 安徽农业科学, 2011, 39 (36): 22325 –22327.

[16] 肖建辉, 蒋侬辉, 梁宗琦, 等. 虫草类真菌多糖的研究及应用前景 [J]. 山地农业生物学报, 2003, 22 (1): 70 –76.

[17] 程维荣, 段丽红, 郑必胜. 冬虫夏草及其多糖的研究与应用进展 [J]. 现代食品科技, 2006, 22 (4): 284 –286, 289.

[18] 白云娥, 李青山, 王毅, 等. 冬虫夏草多糖的含量测定 [J]. 山西医科大学学报, 2000, 31 (2): 129 –130.

[19] 李楠，宋健国，刘金云，等. 蛹虫草与冬虫夏草化学成分比较 [J]. 吉林农业大学学报，1995，17（增刊）：80－83.

[20] 袁建国，程显好，侯永勤，等. 冬虫夏草多糖的研究开发 [J]. 精细与专用化学品，2002，10（7）：15－17.

[21] 罗玉秀. 冬虫夏草的研究现状 [J]. 青海大学学报（自然科学版），2003，21（2）：38－40.

[22] 袁建国，程显好，侯永勤，等. 功能因子冬虫夏草多糖的研究开发 [J]. 中国食品添加剂，1999，2：18－22.

[23] 袁建国，程显好，侯永勤. 冬虫夏草多糖组分研究及药理实验 [J]. 食品与药品，2005，7（1A）：45－48.

[24] 徐周善，周晓燕. 冬虫夏草多糖的研究进展 [J]. 工业微生物，2000，30（1）：56－57.

[25] 董彩虹. 冬虫夏草多糖的研究进展 [J]. 食品科学，2004，25（7）：195－198.

[26] 季辉，涂红湖，李耐三. 人工虫草菌丝多糖的分离提取及其降血糖作用研究 [J]. 中国药科大学学报，1993，24（1）：39－42.

[27] 龚敏，朱勤，王彤，等. 冬虫夏草多糖分子结构与免疫活性 [J]. 生物化学杂志，1990，6（6）：486－492.

[28] Wu YL, Sun CR, Pan YJ. Studies on isolation and structural features of a polysaccharide from the mycelium of an Chinese edible fungus (*Cordyceps sinensis*) [J]. Carbohydrate Polymers, 2006, 63 (2): 251－256.

[29] Wu YL, Sun CR, Pan YJ. Structural analysis of a neutral (1→3), (1→4) － β － D － glucan from the mycelia of *Cordyceps sinensis* [J]. Journal of Natural Products, 2005, 68 (5): 812－814.

[30] Wu YL, Owar I, Sun C, et al. Structure analysis and antitumor activity of (1－3) － beta － D － glucans (cordyglucans) from the mycelia of *Cordyceps sinensis* [J]. Planta Medica, 2005, 71 (4): 381－384.

[31] Wu YL, Sun HX, Qin F, et al. Effect of various extracts and a polysaccharide from the edible mycelia of *Cordyceps sinensis* on cellular and humoral immune response against ovalbumin in mice [J]. Phytotherapy Research, 2006, 20 (8): 646－652.

[32] Wu YL, Hu N, Pan YJ, et al. Isolation and characterization of a mannoglucan

from edible *Cordyceps sinensis* mycelium［J］. Carbohydrate Research, 2007, 342（6）: 870 – 875.

［33］ Kim SD. Isolation, structure and cholesterol esterase inhibitory activity of a polysaccharide, PS – A, from *Cordyceps sinensis*［J］. Journal of the Korean Society for Applied Biological Chemistry, 2010, 53（6）: 784 – 789.

［34］ Nie SP, Cui SW, Phillips AO, et al. Elucidation of the structure of a bioactive hydrophilic polysaccharide from *Cordyceps sinensis* by methylation analysis and NMR spectroscopy［J］. Carbohydrate Polymers, 2011, 84（3）: 894 – 899.

［35］ Nie SP, Xie MY. A review on the isolation and structure of tea polysaccharides and their bioactivities［J］. Food Hydrocolloids, 2011, 25（2）: 144 – 149.

［36］ Sheng L, Chen J, Li J, et al. An exopolysaccharide from cultivated *Cordyceps sinensis* and its effects on cytokine expressions of immunocytes［J］. Applied Biochemistry & Biotechnology, 2011, 163（5）: 669 – 678.

［37］ Yan JK, Wang WQ, Li L, et al. Physiochemical properties and antitumor activities of two α – glucans isolated from hot water and alkaline extracts of *Cordyceps*（Cs – HK1）fungal mycelia［J］. Carbohydrate Polymers, 2011, 85（4）: 753 – 758.

［38］ Xiao LZ, Liu BC, Saphwan AA, et al. *Cordyceps sinensis* decreases TGF – $\beta1$ dependent epithelial to mesenchymal transdifferentiation and attenuates renal fibrosis［J］. Food Hydrocolloids, 2012, 28（1）: 200 – 212.

［39］ Zhang YJ, Li EW, Wang CS, et al. *Ophiocordyceps sinensis*, the flagship fungus of China: terminology, life strategy and ecology［J］. Mycology, 2012, 3（1）: 2 – 10.

［40］ Chen S, Siu KC, Wang WQ, et al. Structure and antioxidant activity of a novel poly – *N* – acetylhexosamine produced by a medicinal fungus［J］. Carbohydrate Polymers, 2013, 94（1）: 332 – 338.

［41］ Chakraborty S, Chowdhury S, Nandi G. Review on Yarsagumba（*Cordyceps sinensis*）– an exotic medicinal mushroom［J］. international Journal of Pharmacognosy and Phytochemical Research, 2014, 6（2）: 339 – 346.

［42］ 熊淑玲, 刘波平, 童迎东. 亚香棒虫草和冬虫夏草化学成分的测定与比较［J］. 江西农业大学学报, 1997, 19（2）: 27 – 30.

［43］Fan H，Li SP，Xiang JJ，et al. Qualitative and quantitative determination of nu-
cleosides，bases and their analogues in natural and cultured *Cordyceps* by pressur-
ized liquid extraction and high performance liquid chromatography – electrospray
ionization tandem mass spectrometry（HPLC – ESI – MS/MS）［J］. Analytica
Chimica Acta，2006，567：218 – 228.

［44］钱正明，李文庆，孙敏甜，等. 冬虫夏草化学成分分析［J］. 菌物学报，
2016，35（4）：476 – 490.

［45］Bok JW，Lermer L，Chilton J，et al. Antitumor sterols from the mycelia of
Cordyceps sinensis［J］. Phytochemistry，1999，51：891 – 898.

［46］Yang ML，Kuo PC，Hwang TL，et al. Anti – inflammatory principles from *Cordyceps
sinensis*［J］. Journal of Natural Products，2011，74（9）：1996 – 2000.

［47］李绍平，季辉，李萍，等. 冬虫夏草抗肿瘤作用研究进展［J］. 中草药，
2001，32（4）：373 – 375.

［48］朱喜艳，李振华. 青海冬虫夏草脂肪酸含量分析［J］. 青海畜牧兽医杂
志，2006，36（2）：21.

［49］栾兰. 冬虫夏草菌丝体化学成分研究［D］. 贵阳：贵州大学，2007.

［50］胡征，叶茂青，于怀东，等. 冬虫夏草挥发油成分分析（英文）［J］. 中
草药，2004，35（9）：975 – 977.

［51］胡征，夏服宝，吴小刚，等. 冬虫夏草新药效成分分析［J］. 中国食用
菌，2004，23（5）：37 – 38.

［52］Zhu JS，Halpern GM，Jones K. The scientific rediscovery of an ancient Chinese
herbal medicine：*Cordyceps sinensis*：Part Ⅰ［J］. Journal of Alternative and
Complementary Medicine，1998，4（3）：289 – 303.

［53］赵余庆，于明，陈立君，等. 冬虫夏草属真菌化学研究概况［J］. 中草
药，1999，30（12）：950 – 953.

［54］石岩，王钢力，林瑞超. 近红外技术测定冬虫夏草中氨基酸含量［J］. 药
物分析杂志，2007，27（1）：90 – 92.

［55］Hsu TH，Shiao LH，Hsieh C，et al. A comparison of the chemical composition
and bioactive ingredients of the Chinese medicinal mushroom DongChongXiaCao，
its counterfeit and mimic，and fermented mycelium of *Cordyceps sinensis*［J］.
Food Chemistry，2002，78：463 – 469.

[56] Russell R. , Paterson M. *Cordyceps* – A traditional Chinese medicine and another fungal therapeutic biofactory [J] . Phytochemistry, 2008, 69 (7): 1469 – 1495.

[57] Rukachaisirikul V, Chantaruk S, Tansakul C, et al. A cyclopeptide from the Insect pathogenic fungus Cordyceps sp. BCC 1788 [J] . Journal of Natural Products, 2006, 69 (2): 305 – 307.

[58] Isaka M, Srisanoh U, Lartpornmatulee N, et al. ES – 242 Derivatives and Cycloheptapeptides from *Cordyceps* sp. Strains BCC 16173 and BCC 16176 [J] . Journal of Natural Products, 2007, 70 (10): 1601 – 1604.

[59] 郭锡勇,郭莉莉,陈芳.代氏虫草与冬虫夏草化学成分的比较 [J] . 中药材, 1995, 18 (8): 403 – 404.

[60] 王丽,宋志峰,黄璜,等.HPLC 测定不同产地冬虫夏草中氨基酸的含量 [J] . 中成药, 2010, 32 (6): 984 – 987.

[61] 刘飞,曾纬,尹定华,等.人工冬虫夏草的氨基酸含量及其营养价值评价 [J] . 氨基酸和生物资源, 2009, 31 (4): 56 – 59.

[62] 朱喜艳,李振华.青海冬虫夏草脂肪酸含量分析 [J] . 青海畜牧兽医杂志, 2006, 36 (2): 21.

[63] 蔡立鹏,闫正,孙建民,等.ICP – AES 测定不同产地人参、鹿茸、冬虫夏草中的 10 种元素比例分布 [J] . 微量元素与健康研究, 2010, 27 (1): 15 – 17.

[64] Zhu JS, Halpern GM, Jones K. The scientific rediscovery of a precious ancient Chinese herbal regimen: *Cordyceps sinensis*: Part I [J] . Journal of Alternative & Complementary Medicine, 1998, 4 (4): 429 – 457.

[65] 潘清灵,代安国,熊卫萍,等.微波消解 ICP – MS 法测定西藏冬虫夏草中的微量元素 [J] . 中国民族民间医药, 2014, 8: 33 – 35, 38.

[66] 张敏敏,赵恒强,赵志国,等.微波消解 – ICP – MS 法测定青海和西藏产区冬虫夏草中的 35 种元素 [J] . 山东科学, 2017, 30 (5): 14 – 20.

[67] 肖建辉.虫草属真菌多糖制备及化学结构的研究现状与思考 [J] . 中草药, 2008, 39 (3): 454 – 460.

[68] 胡丰林,李增智.虫草及相关真菌的次生代谢产物及其活性 [J] . 菌物学报, 2007, 26 (4): 607 – 632.

[69] Zhao J, Xie J, Wang LY, et al. Advanced development in chemical analysis of

Cordyceps. ［J］. Journal of Pharmaceutical & Biomedical Analysis，2014，87：271－289.

［70］ Shrestha S，Shrestha B，Park JH，et al. Chemical Constituents of Yarsagumba ［*Ophiocordyceps sinensis*（Berk. ）Sung et al. ］，a Valued Traditional Himalayan Medicine ［J］. Nepal Journal of Science & Technology，2013，13（1）：43－58.

［71］ Yan JK，Wang WQ，Wu JY. Recent advances in *Cordyceps sinensis*，polysaccharides：Mycelial fermentation，isolation，structure，and bioactivities：A review ［J］. Journal of Functional Foods，2014，6：33－47.

［72］ Yue K，Ye M，Zhou Z，et al. The genus *Cordyceps*：a chemical and pharmacological review ［J］. Journal of Pharmacy & Pharmacology，2013，65（4）：474－493.

［73］ Yu SJ，Zhang Y，Fan MZ. Analysis of Volatile Compounds of Mycelia of *Hirsutella sinensis*，the Anamorph of *Ophiocordyceps sinensis* ［J］. Applied Mechanics & Materials，2011，140：253－257.

［74］ 钱正明，周建桥，李文庆，等. Icp－MS 法测定鲜冬虫夏草中 5 种重金属的含量 ［J］. 亚太传统医药，2019，15（1）：66－68.

［75］ 钱正明，孙敏甜，周妙霞，等. 鲜冬虫夏草化学成分研究 ［J］. 中药材，2018，41（11）：2335－2340.

（钱正明，柏宁宁，黄琦，田野，孙敏甜）

第四章　鲜冬虫夏草的药理作用

《本草备要》中收载冬虫夏草具有保肺益肾、止血化痰、止劳咳之功效。清代医家赵学敏在其著《本草纲目拾遗》中赞冬虫夏草"益气秘精，专补命门，功同人参"。1947 年，国外学者 Mains 教授首次对冬虫夏草相关成分及药理学作用进行了研究。之后几十年里，随着现代生物技术的飞速发展，全世界对冬虫夏草的关注程度逐渐加大，对其药理学作用的研究更是日新月异。目前已从虫草中发掘出虫草多糖、腺苷、虫草酸及虫草多肽等多类活性成分。传统虫草应用以干品为主，在抗肿瘤、抗炎、抗菌、抗氧化、降血糖、免疫调节、保肺、护肾等多个方面均具有显著的效果。近年随着生态繁育技术的成熟，鲜冬虫夏草繁育品进入市场，其在免疫调节、治疗肺部疾病、抗肿瘤、抗氧化、防衰老、抗疲劳等药理作用方面显示出了显著效果，有些方面甚至优于传统干制冬虫夏草。现对冬虫夏草的药理作用研究情况从干品和鲜品两方面进行分述。

第一节　冬虫夏草药理作用

现代研究表明，冬虫夏草具有抗氧化、免疫调节、抗衰老、抗肿瘤、抗糖尿病、肾脏保护、降低胆固醇血症、肝脏保护、抗动脉粥样硬化、降血压和舒张血管、保护肺功能、防治脑缺血、促进雄性激素分泌、镇静、抗惊厥、改善造血功能、抗心律失常、抑菌、抗病毒、镇痛、抗炎等多种药理作用。

一、抗氧化作用

有学者通过黄嘌呤氧化实验、溶血诱导实验、脂质过氧化实验等多种不同实验方法分析冬虫夏草提取液的抗氧化活性，结果证实冬虫夏草具有很好的抗氧化活性，可抑制羟基自由基诱导形成的丙二醛，抑制脂质过氧化和低密度脂蛋白氧化，减少胆固醇酯在巨噬细胞内的积累，消除 DPPH 自由基与螯合金属离子。冬虫夏草的高效抗氧化活性与其含有超氧化物歧化酶（SOD）、D－甘露醇、黏多糖、核苷类物质、维生素、酚类与黄酮类等化合物密切相关。前期报道对钴－60照射的 BALB／c 小鼠血清中丙二醛和超氧化物歧化酶抗氧化活性进行检测，结果显示，冬虫夏草低、中、高剂量组的超氧化物歧化酶水平较钴－60照射组分别提高了11%、2% 和15%，冬虫夏草中、低剂量组小鼠血清中丙二醛的含量分别下降了17% 和20%。结果提示冬虫夏草提取物可以减少氧化应激并且激活抗氧化酶活性。

二、免疫调节作用

冬虫夏草对免疫功能具有双向调节作用，既能够持续增强免疫力，以提高机体抵抗疾病的能力；也可以发挥免疫抑制作用，在器官移植术后有效地抑制排斥反应。其所含虫草多糖、麦角甾醇、D－甘露醇、核苷等化学物质，对单核巨噬细胞、T 淋巴细胞、B 淋巴细胞及自然杀伤（natural killer NK）细胞都有刺激活化作用，在免疫调节功能上发挥了重要作用。Jordan 等发现冬虫夏草能够刺激巨噬细胞产生细胞因子，增强免疫细胞的免疫能力，在乳腺癌手术后能够抑制肿瘤细胞的肺转移。同时冬虫夏草中的某些成分衍生物具有免疫抑制作用，FTY720是目前应用较多的免疫抑制剂。

1. 激活巨噬细胞

冬虫夏草能够提高巨噬细胞的吞噬作用。Chen 等证实冬虫夏草中的酸性多糖通过激活 NF－κB 信号通路促使小鼠巨噬细胞由 M2 表型向 M1 表型转变。Chen 等用冬虫夏草来源的酸性多糖对小鼠巨噬细胞系 RAW264.7 进行体外实验，结果证实虫草多糖能够激活巨噬细胞的吞噬作用，通过进一步的 RT－PCR、免疫组化、Western blotting 等实验证明虫草多糖很可能是通过激活 IkappaB－NF－κB 信号通路从而激活巨噬细胞的活性。Wu 等从冬虫夏草中提取多糖－cordysinan，它对巨噬细胞无毒副作用，可刺激巨噬细胞分泌细胞因子和趋化因子，促进免疫细胞参与免疫应答。

另外，有学者在体外试验中发现冬虫夏草萃取物与 C3H/HeJ 小鼠 Peyer's patch 细胞共培养，之后取培养液的上清液再次与骨髓细胞进行培养分析发现，骨髓细胞的数量增加1.9 倍。在光学显微镜下观察发现，与对照组相比，各种类型的骨髓细胞包括巨噬细胞样及粒细胞样的细胞明显增多，而在上清液中证实了白细胞介素－6 及巨噬细胞－粒细胞集落刺激因子的存在。推测冬虫夏草可以通过激活巨噬细胞来调节白细胞介素 – 6 的表达，同时提高造血生长因子（如 Peyer's patch 细胞分泌的巨噬细胞 – 粒细胞集落刺激因子和白细胞介素 – 6）的表达，后者作用于全身免疫系统，从而起到系统的免疫调节作用。

研究发现冬虫夏草可以激活巨噬细胞产生一系列的促炎性因子，IFN – γ 协同冬虫夏草增强了这种反应。这项研究证实冬虫夏草通过 Toll 样受体及诱导炎性刺激特有的 MAPK 信号通路来激活巨噬细胞的活性。

2. 激活 NK 细胞

NK 细胞属于非特异性免疫细胞，具有抗肿瘤、抗感染、免疫调节等功能。冬虫夏草能够增强机体 NK 细胞的活性。Yoon 等研究发现冬虫夏草来源的聚合物能够激活巨噬细胞和 NK 细胞，增强其活性，从而通过激活非特异性免疫来抑制肿瘤细胞转移。盛秀胜等通过流式细胞术检测了不同浓度冬虫夏草水提物对 NK 细胞与人 K562 细胞的结合率及细胞毒性作用，结果显示冬虫夏草对 NK 细胞与肿瘤细胞的结合率与浓度呈正相关，而与药物作用时间没有明显相关性。从而可以得到结论，冬虫夏草能通过激活 NK 细胞，提高 NK 细胞与 K562 细胞的结合率，增强 NK 细胞的杀伤活性，从而起到抗肿瘤作用。

3. 增强 DC 细胞活性

冬虫夏草除了能增强自然杀伤细胞的活性外，还具有增强树状突（DC）细胞活性分子的能力。Song 等用不同浓度冬虫夏草来源的多糖诱导培养鼠 DC 细胞，流式细胞术检测证明经胞外多糖处理后，DC 表面分子 MHC II、CD40、CD80、CD86 的表达水平均有所提高。有实验显示冬虫夏草胞外多糖能显著提高 DC 表面分子 CD1a、CD83 和 HLA – DR 及共刺激分子 CD80、CD86 和 CD40 的水平；RT – PCR 测定结果表明虫草多糖可提高 IL – 12 p40 的 mRNA 水平，而降低 VEGF mRNA 的表达；Western blot 检测结果显示 DC 核蛋白中 NF – κB p65 的表达量随着虫草多糖作用浓度的升高而表现出上升的趋势，最后证明虫草多糖可能通过改变 DC 的分化、发育和成熟而增强机体的免疫功能，其作用机制可能与 NF – κB 和 STAT3 信号通路相关。Li 等发现天然冬虫夏草水提取液通过 DC 细胞调节辅助 T 细胞 Th1 /Th2 比例来调节免疫反应。

4. 增强 T 淋巴细胞活性

研究表明，用虫草胞外多糖培养小鼠脾淋巴细胞 48h 后，经 MTT 法检测发现淋巴细胞的增殖能力有所提高，ELISA 检测发现淋巴细胞分泌细胞因子的能力也有所提高，同时能够提高外周血及脾 T 淋巴细胞亚群中的辅助性 T 细胞数量及辅助性 T 细胞、抑制性 T 细胞的比例。Cheung 等从分离菌株的培养液中分离到一种分子量为 82kDa 的虫草多糖，它能诱导 T 淋巴细胞增殖和促进白细胞介素（IL）-2、IL-6 和 IL-8 的分泌，能瞬时诱导细胞外信号调节的激酶（ERK）的磷酸化。

三、抗衰老作用

冬虫夏草可促进机体体液免疫功能、增强机体抵抗力及改善机体功能，从而有助于延缓衰老。Ji 等研究了冬虫夏草对老鼠学习记忆及与年龄有关的酶活性的影响，结果表明冬虫夏草提取物可提高与年龄有关的酶（如 SOD、GSH-Px、过氧化氢酶）活性，降低衰老小鼠的脂质过氧化和单胺氧化酶的活性水平，增强大脑功能及 D-半乳糖诱导的衰老小鼠的抗氧化酶的活性。王玉华等通过观察 D-半乳糖所致亚急性衰老小鼠的多项指标发现，冬虫夏草能明显提高衰老小鼠的学习记忆成绩，改善衰老小鼠老化相关酶的水平，抑制机体的过氧化而起到延缓衰老的作用。冬虫夏草的类固醇激素合成的诱导与抗衰老功能相关。Chen 等发现，通过提高类固醇合成急性调节蛋白 mRNA 表达和线粒体电化学梯度，冬虫夏草能增加类固醇睾丸间质细胞和改善雄性生殖功能。对去卵巢大鼠的实验表明，冬虫夏草可减少血清碱性磷酸酶活性、耐酒石酸的酸性磷酸酶活性、干扰素-γ 的水平，升高骨钙素和和雌二醇水平，从而具有抗骨质疏松活性。冬虫夏草的防辐射活性与其延迟衰老功能相关，Liu 等发现冬虫夏草热水提取物可清除自由基，把 8Gy 全身照射小鼠的死亡时间中位数从 13d 推迟至 20d，把 10Gy 全身照射小鼠的死亡时间中位数从 9d 推迟到 18d。

四、抗肿瘤作用

大量药理实验研究表明，冬虫夏草对多种肿瘤细胞具有显著的抑制作用，国内外很多学者对其进行了研究和报道。冬虫夏草中含有丰富的多糖和多种甾体化合物，具有抑制肿瘤细胞生长增殖的作用。此外，冬虫夏草在生长过程中，菌体可能会分泌一些抑制虫体生长的蛋白质或肽类，而这些成分可能具有杀伤肿瘤细胞的作用。目前，对冬虫夏草的抗肿瘤作用研究主要集中于黑色素瘤、肺癌、肝癌和肉瘤等实体瘤及白血病、淋巴瘤等非实体瘤。

（一） 对实体瘤的抑制作用

1. 对黑色素瘤的抑制作用

黑色素瘤是皮肤癌中最具侵袭性的恶性肿瘤，近 20 年来世界范围发病率急剧上升，每年以 3.1% 的速率增加，冬虫夏草对黑色素瘤的抑制作用报道非常多。Nakamura 等研究发现冬虫夏草水提物对 B16 黑色素瘤细胞具有显著的抑制作用，冬虫夏草与氨甲蝶呤共同作用于 B16 黑色素瘤小鼠，可显著缓解由于肿瘤细胞引起的体重下降，荷瘤小鼠存活时间更长，表明冬虫夏草水提物与抗肿瘤药物氨甲蝶呤有协同作用。在后续的研究中，Nakamura 等考察了冬虫夏草水提物抗肿瘤细胞生长和转移的活性，发现上述作用通过拮抗腺苷 A3 受体来发挥，并被一种腺苷脱氧酶抑制剂促进。Yoshikawa 等报道了野生冬虫夏草子实体水提液能够显著抑制黑色素瘤 B16 细胞的生长，在小鼠右掌中接种黑色素瘤 B16 细胞，同时给予荷瘤小鼠不同质量浓度的冬虫夏草提取物治疗，发现黑色素瘤 B16 肿瘤的生长被显著抑制。Zhang 等研究发现冬虫夏草多糖对 B16 黑色素瘤荷瘤小鼠体内的肿瘤具有显著抑制作用。吴友良等体外培养黑色素瘤 B16 细胞，在培养时加入冬虫夏草提取液，能够发现其对 B16 细胞生长的抑制作用。Wu 等研究发现冬虫夏草乙醇提取物对多种肿瘤细胞的生长和繁殖具有抑制作用，体内实验发现其对小鼠接种的 B16 黑色素瘤的生长有显著抑制作用。

2. 对肺癌的抑制作用

陈家念等通过水提醇沉方式得到的冬虫夏草提取物能够抑制肺癌 NCI－H460 细胞的增殖，并诱导肺癌细胞凋亡。张淑兰等通过对小鼠皮下移植 Lewis 肺癌细胞建模，经口给予冬虫夏草水提液可明显抑制肺癌细胞的原发灶生长和自发肺部转移。日本学者 Yoshikawa 等报道了冬虫夏草子实体水提液对肺癌 Lewis 细胞的抑制作用。Nakamura 等报道了冬虫夏草水提物对小鼠中 Lewis 肺癌细胞肝转移的抑制作用。姜平等研究发现经口给予或腹腔注射冬虫夏草水提物或醇提物给肺癌 Lewis 小鼠，可显著抑制小鼠体内癌细胞的生长。徐仁和等实验发现冬虫夏草醇提取物能够抑制动物肺部肿瘤的生长和转移，进而抑制肿瘤导致的肺部增重。冬虫夏草子实体的甲醇提取物对人肺癌细胞（ Calu－1 细胞）的生长和增殖有抑制作用，发挥作用的物质可能是冬虫夏草多糖。曾宪明等报道用冬虫夏草、人参和田鸡油等成分制成的胶囊对裸鼠人肺癌 A549 细胞裸鼠移植瘤有明显的抑制作用。在细胞和动物模型中，冬虫夏草水提物显示出对肺癌良好的治疗效果，这与冬虫夏草传统治疗肺部疾病用法相印证，其中含有的多糖和蛋白类等成分可能在抑制肺癌生长和繁殖过程中发挥作用。

3. 对肝癌的抑制作用

肝癌的发病率和死亡率在世界范围内较高，一些传统的治疗方法如部分切除、全身或局部化疗等均存在一定缺陷，比如预后差，副作用广泛。大量研究表明，冬虫夏草对肝癌具有一定抑制作用。Chen 等通过研究冬虫夏草多糖对 H22 肝癌荷瘤小鼠的抗氧化和抗肿瘤作用，发现冬虫夏草多糖能够显著抑制 H22 肿瘤在小鼠体内的生长。刘名光等报道冬虫夏草水提物可显著抑制雌性小鼠腹水型肝癌皮下移植瘤的生长。陈家念等也报道了冬虫夏草提取物对人肝癌 HepG2 细胞的抑制作用。Koteswara 等报道了冬虫夏草甲醇提取物中氯仿和正丁醇馏分对人肝癌 HepG2 细胞的抑制作用，结果发现两种馏分均具有抑制肝癌细胞生长和增殖的作用。

4. 对肉瘤的抑制作用

姜平等建立肉瘤 S180 小鼠模型，经口给予或腹腔注射冬虫夏草水提物或醇提物，均表现出良好的抑制作用。杜极德等报道通过小鼠皮下接种肉瘤 S180 细胞建模，经口给予冬虫夏草水剂可明显抑制肿瘤的生长。冬虫夏草水提物和多糖类物质可能是其发挥抗肉瘤作用的活性成分。

5. 对其他肿瘤的抑制作用

冬虫夏草子实体水提液能够显著抑制人纤维瘤 HT1080 细胞、结肠癌 CW-2 细胞、乳腺癌 MA-737 细胞、人宫颈癌 Hela 细胞、人鼻咽癌 KB 细胞及喉癌细胞的生长和增殖。冬虫夏草醇提取物对前列腺癌 PC3 细胞、结肠癌 Colon 205 细胞、乳腺癌 MCF 7 细胞、非洲绿猴肾 Vero 细胞、人羊膜 Wish 细胞和小鼠艾氏 Ascitic 腹水癌细胞的抑制作用明显。

（二）对非实体瘤的抑制作用

1. 对白血病的抑制作用

白血病是血液系统一种常见的恶性肿瘤，目前治疗方法以化疗为主，但毒副作用较大，故人们竭力寻求探索损伤较小的疗法，例如时下比较流行的中药或天然药物疗法，很多学者开展了冬虫夏草对白血病治疗作用的研究。文献报道冬虫夏草子实体的甲醇提取物对人慢性髓原白血病 K562 细胞、急性 T 细胞白血病

Jurkat 细胞的抑制作用显著。Zhang 等在 2004 年首次研究了冬虫夏草不同提取部位对人白血病 HL－60 细胞增殖的影响，石油醚、乙酸乙酯、乙醇和水提取物均对人早幼粒白血病 HL－60 细胞有显著的抑制作用。2007 年 Zhang 等采用人早幼粒白血病 HL－60 细胞继续上述研究，结果表明四种提取物均表现出良好的抑制细胞生长和繁殖能力。Bok 等从冬虫夏草甲醇提取物中分离得到 2 个甾体化合物，并研究了其对肿瘤细胞的杀伤作用，发现其能够显著抑制 HL－60 等肿瘤细胞的增殖。Kodama 等从冬虫夏草菌丝体的甲醇提取物中分离出两种具有抗肿瘤作用的甾醇（麦角甾醇和麦角甾醇的过氧化糖化形式），对 HL－60 和 K562 细胞抑制作用较强。吴友良等也报道冬虫夏草提取液可终止人白血病 K562 细胞和人白血病 HL－60 细胞的增殖。冬虫夏草抗白血病活性部位多为有机溶剂提取，有学者从中分离得到具有抑制白血病细胞的甾体化合物，甾体化合物及其衍生物可能是冬虫夏草抑制白血病细胞的活性成分。因此，冬虫夏草中甾体化合物的分离纯化、结构鉴定，以及对白血病的治疗作用及其作用机制有待一进步研究实践。

2. 对淋巴瘤的抑制作用

冬虫夏草对淋巴瘤细胞也表现出较好的抑制作用。Yamaguchi 等研究发现，给皮下植入 EL4 淋巴细胞的 C57BL／6 小鼠口服冬虫夏草提取物，动物体内肿瘤体积明显缩小，生存期显著延长。Kuo 等报道冬虫夏草子实体多糖可抑制淋巴瘤 Raji 细胞的生长和增殖。

（三）抗肿瘤机制

冬虫夏草具有良好的抗肿瘤活性，但是其作用机理尚不明确。关于冬虫夏草抗肿瘤的机制，很多学者认为其防治癌症的作用与其增强免疫功能、调节机体免疫系统的相对平衡关系密切。研究发现其作用机制可能有以下几种。

1. 增强免疫功能

Chen 等采用冬虫夏草多糖刺激单核血细胞制备的条件培养基对组织细胞淋巴瘤 U937 细胞增殖的抑制率可达 83%，并诱导约 50% 的细胞分化成成熟的单核巨噬细胞，此作用与冬虫夏草多糖刺激的单核血细胞中干扰素－γ（IFN－γ）和肿瘤坏死因子－α（TNF－α）水平增高有关。张建等研究发现，冬虫夏草多糖能够诱导外周血单核细胞分泌肿瘤坏死因子 α 和可溶性白细胞介素 2 受体（SIL－2R），促进刀豆蛋白 A（Con－A）刺激人外周血淋巴细胞分泌的白细胞介素 2

（IL-2）的水平，进而起到抑制肿瘤细胞生长的作用。赵跃然等研究发现虫草多糖能够增强荷瘤小鼠免疫细胞吞噬功能和Ⅳ型超敏反应（DTH 反应），增加外周血 ANAE$^+$细胞，提示虫草多糖可能是通过激活 T 细胞，直接或间接释放细胞毒因子杀伤肿瘤细胞，抑制肿瘤生长。还有人研究发现冬虫夏草水提液能增强活动期白血病患者 NK 细胞活性，或许是其抗肿瘤机制。Zhou 等也发现虫草多糖的抗癌作用在于增强人体的免疫系统，而非直接杀死细胞。

2. 选择性抑制遗传物质合成，进而影响蛋白质的合成

Kuo 等通过硅胶柱色谱法，从冬虫夏草甲醇提取物中分离得到 15 个组分并进行抗肿瘤试验，其中 2 个组分可显著抑制肿瘤细胞生长，阻断肿瘤细胞对 3H - 胸腺嘧啶摄取，抑制 DNA 合成。程丽芳等考察冬虫夏草多糖对荷瘤小鼠肉瘤 S180 细胞周期和细胞凋亡的影响，发现冬虫夏草多糖能够抑制荷瘤小鼠肉瘤 S180 细胞 S 期 DNA 合成，干扰蛋白质代谢，抑制肿瘤细胞的分裂增殖，诱导肉瘤 S180 细胞凋亡。

3. 调节信号通路及诱导肿瘤细胞凋亡

张巧霞研究发现，冬虫夏草石油醚、乙酸乙酯和乙醇提取物对体外培养的多株肿瘤细胞都有生长抑制作用，其中以乙酸乙酯提取物活性最强，可诱导 HL - 60 细胞凋亡。通过乙酸乙酯提取物诱导细胞凋亡途径的研究发现，其作用与线粒体介导的信号传导系统有关，诱导 HL - 60 细胞 G2／M 期阻滞，G2／M 期调控因子 p34cdc2 蛋白含量随作用时间的延长而增加。

冬虫夏草多糖在提高机体免疫功能、阻碍肿瘤细胞遗传物质和蛋白质合成及诱导肿瘤细胞凋亡等方面均发挥重要作用，是冬虫夏草发挥抗癌作用的主要活性成分，在后续的研究中应该进一步加强冬虫夏草多糖结构、分子量及单糖组成与其抗肿瘤活性和机制的关系。

五、对糖尿病的治疗作用

现代研究表明，冬虫夏草及其制剂对糖尿病有较好的治疗作用，其可降低血糖水平，保护胰岛 β 细胞，提高对胰岛素的敏感性，促进脂类代谢，改善胰岛素抵抗，并对糖尿病引发的肾、肺、肝及睾丸等脏器损伤并发症有保护作用。

（一）糖脂代谢的调节作用

糖尿病属于糖脂代谢紊乱类疾病，研究发现冬虫夏草可较好地调节体内糖脂代谢，发挥抗糖尿病作用。

1. 降血糖作用

冬虫夏草有较好的降血糖作用。叶良平等发现，冬虫夏草提取物能降低链脲佐菌素（STZ）诱导的糖尿病大鼠的血糖，改善糖尿病大鼠体内异常的氧化应激水平，降低血清一氧化氮含量。王冰等研究发现，冬虫夏草复方发酵制剂对实验性糖尿病模型有降低血糖的作用，并认为该制剂可能通过保护部分胰岛 β 细胞免受链脲佐菌素的损害，进而维持血液中胰岛素的含量。Lo 等研究发现，冬虫夏草的子实体具有显著的拮抗高血糖的作用，口服冬虫夏草后，小鼠脾脏和胰腺淋巴结调节性 T 细胞与 Th17 细胞的比例增加，使糖尿病发病率降低。El 等发现，冬虫夏草可通过降低胰岛素耐受性进而达到治疗糖尿病的作用。

2. 降血脂作用

学者 Takahashi 等认为冬虫夏草的抗糖尿病功能也可能与抗脂肪形成和抗高血脂活性有关，能阻止脂肪生成和脂质积聚。另有学者 El 等发现，冬虫夏草、牛磺酸和它们的组合经口服后可以明显降低糖尿病大鼠的血糖、果糖胺、总胆固醇及甘油三酯水平，同时还可以显著降低胰岛素抵抗指数和胰岛丙二醛含量。另外，冬虫夏草还可以显著增加血清胰岛素、高密度脂蛋白、还原型谷胱甘肽的含量，提高总抗氧化能力水平，改善胰岛 β 细胞功能。Kan 等学者通过实验发现，冬虫夏草提取液能够显著升高高密度脂蛋白/低密度脂蛋白比率并能减轻体重，有效控制高血糖并避免胰岛素抵抗的发生。同时在体外试验表明，冬虫夏草保护链脲佐菌素的毒性对胰岛 β 细胞的损伤。Kan 等还发现冬虫夏草提取物在 4 周内可以提高糖尿病小鼠的高密度脂蛋白胆固醇/低密度脂蛋白胆固醇比值，8 周内可降低这些小鼠的体质量，提高胰岛 β 细胞抵抗链脲佐菌素（STZ）的毒性效应，减少系膜基质累积和胶原沉积。

（二）糖尿病肝损伤保护作用

冬虫夏草对糖尿病引发的肝损伤也有较好的保护作用。张蕾等研究发现，冬虫夏草提取液可升高四氧嘧啶诱发的糖尿病小鼠肝谷胱甘肽含量和丙二醛含量，升高肝线粒体呼吸链复合体 Ⅱ + Ⅲ 电子传递与质子泵出总比值、净比值，能有效地拮抗由糖尿病引起的肝线粒体氧化损伤。研究发现虫草提取液能改善糖尿病小鼠肝线粒体 SOD 活性和 GSH 含量；有效降低肝线粒体 O_2^{-} 含量，能有效地清除自由基，改善实验性糖尿病引起的电子漏，从而使机体减轻由自由基造成的氧化损伤；升高线粒体呼吸和氧化磷酸化偶联指标，改善和调节能量代谢，使 ATP 的含量增加，改善机体的能量供应，减少自由基对肝线粒体氧化还原能力的损伤。在线粒体呼吸链方面，可保护线粒体膜的完整性、线粒体呼吸链的连续性，减少电子漏，减少自由基生成，保护酶活性，减少质子漏，使氧化磷酸化偶联增强，ATP 的含量增加，改善机体的能量供应，减少自由基对线粒体膜的损伤，使氧化磷酸化得以加强。

（三）糖尿病肺损伤保护作用

糖尿病引起的氧化应激是导致糖尿病并发症发生的根本原因，糖尿病肺损害已经被证实是糖尿病慢性并发症之一。夏丽芳等研究发现冬虫夏草和罗格列酮可降低 STZ 诱发的糖尿病大鼠肺组织 AGEs、NF – κB 和 p22phox 表达，改善肺组织的病理形态，表明两种药物干预可能通过抑制氧化应激和炎症使相应的调控基因发生变化而发挥肺脏保护作用。

（四）糖尿病肾病保护作用

糖尿病肾病（DN）是糖尿病常见的慢性微血管并发症之一，可导致慢性肾衰竭。现代研究发现，冬虫夏草可通过改善脂代谢、促进细胞外基质降解、抑制氧化应激、抑制炎症反应、修复足细胞、调节细胞因子、抑制肾脏细胞凋亡等多途径、多靶点抑制 DN 的发生、发展，具有良好的应用前景。

1. 改善脂代谢紊乱

DN 患者存在明显的脂质代谢异常。高脂血症可导致肾小球毛细血管腔内脂栓的形成，损伤肾小球滤过膜，导致蛋白尿；此外，脂质在肾脏沉积可引起肾小球基膜增厚，细胞外基质聚集，导致肾小球硬化和肾小管损伤，最终导致肾功能受损。栾虹等研究发现，冬虫夏草可激活腺苷酸活化蛋白激酶（AMPK）信号通路，减少脂肪酸和胆固醇的合成，同时调控脂质代谢过程中相关的基因表达，促进脂肪酸氧化，促使脂质代谢紊乱恢复正常。

2. 促进细胞外基质（ECM）降解

ECM 合成及降解失衡是导致肾小球组织结构破坏乃至肾小球硬化的关键。马瑞霞等研究发现，冬虫夏草可通过调节基质金属蛋白酶 – 2/金属蛋白酶组织抑制剂 – 2 在肾组织中的表达，增加Ⅳ型胶原的降解，减轻 ECM 在肾脏内的堆积，延缓 DN 发展，且治疗越早，疗效越好。陈叶等研究发现，DN 确实存在组织型纤溶酶原激活物/纤溶酶原激活物抑制剂（t-PA/PAI）表达失衡，而经冬虫夏草干预后，DN 大鼠一般情况较模型组好转，血肌酐、尿素氮减少，肾脏病理改变减轻，t-PA/PAI 紊乱得到部分纠正，提示冬虫夏草治疗 DN 的机制之一为纠正纤溶酶原系统的紊乱。

3. 抑制氧化应激

氧化应激被认为是糖尿病微血管及大血管并发症发展所涉及的主要途径的共同点，氧化和抗氧化平衡是维持人体内环境稳定的必要因素。DN 时产生的过量活性氧簇（ROS）难以被机体清除，导致 ROS 蓄积于体内，最终引起细胞死亡，加快 DN 进展至终末期肾病。黄可等发现，冬虫夏草可改善 DN 大鼠的肾功能，降低体内 ROS 及丙二醛水平，升高 SOD 和谷胱甘肽过氧化物酶（GPX）水平。国外学者 Nishikawa 等研究发现，高糖状态下 ROS 的产生过多可能主要与线粒体功能紊乱有关。郭山脉等研究发现，冬虫夏草制剂可通过抑制氧化应激、减轻线粒体损伤，发挥其抗肾脏纤维化作用。Xiao 等研究认为，可通过降低 NADPH 氧化酶活性和抑制 ROS 产生，改善白蛋白诱导的肾小管上皮细胞的间充质转化。

4. 抑制炎症反应

DN 的发生、发展中存在炎性细胞的浸润及炎性分子水平的升高，更有研究提出 DN 是一种糖脂代谢紊乱引起的炎症性疾病。目前认为，单核细胞趋化蛋白-1（MCP-1）是使各种炎性细胞尤其是单核细胞向病变部位聚集的主要因子，而核因子-κB（NF-κB）是调控 MCP-1 基因表达的最重要的转录因子之一。彭琳等研究发现，冬虫夏草菌粉可使肾间质巨噬细胞、Ⅳ型胶原在大鼠肾组织中的表达降低，抑制单核/巨噬细胞在糖尿病大鼠肾组织中的浸润，抑制肾组织早期炎症反应。

5. 修复足细胞

足细胞是肾小球滤过屏障结构的主要成分，裂孔隔膜蛋白分子（nephrin、podocin）表达改变是足细胞损伤的重要标志。Wu 等研究发现，DN 大鼠肾小球足细胞中 podocin 和 nephrin 蛋白的表达均明显降低，裂孔膜结构和屏障功能的完整性降低，导致蛋白滤过加重。潘梦舒等采用冬虫夏草菌粉干预 DN 大鼠模型后发现，24h 尿白蛋白排泄率显著减少，肾小球肥大、肾小管变形明显减轻，足细胞的足突融合、裂孔隔膜消失、裂孔数目减少等病变明显改善，nephrin 和 podocin 表达明显增加。常沁涛、王昱等研究也发现，冬虫夏草可通过恢复肾组织足细胞

nephrin 表达发挥肾脏保护作用。

6. 调节细胞因子及生长因子

转化生长因子 β（TGF–β）是 DN 发生、发展中的核心因子，它可以参与调节细胞增殖和分化、增加 ECM 的聚集、促进基质分子表面受体整合素的表达等促使肾小球肥大、纤维化。梁泽智、潘明明等研究认为，冬虫夏草可通过下调 TGF–β 的表达，从而抑制高糖诱导的大鼠肾小管上皮细胞分化的发生。Ito 等研究发现，DN 患者肾小管萎缩明显的区域和间质纤维化的区域 CTGF mRNA 表达明显增加，其表达高低与肾脏纤维化程度相关。另有学者周巧玲等研究发现，冬虫夏草制剂可通过下调 TGF–β1、CTGF 的表达从而实现对肾脏的保护及抗肾纤维化作用。张莉等研究发现，冬虫夏草可通过调节血管内皮生长因子和色素上皮衍生因子，改善血管内皮损伤及慢性缺氧损伤，从而起到一定肾保护作用。

7. 抑制肾脏细胞凋亡

近年来，涂珊等发现，冬虫夏草提取液可通过抑制 NRK–52E 中 Caspase–3 的激活，抑制肾小管上皮细胞的凋亡。唐荣等亦发现，冬虫夏草可能通过增加肾小管上皮细胞 Klotho 的基因表达、抑制 p53／p21 基因凋亡通路和 Caspase–3 的激活发挥肾脏保护作用。

8. 抑制肾小球系膜细胞增殖

糖尿病时体内自由基产生明显增加，低密度脂蛋白（LDL）可被肾脏系膜细胞或巨噬细胞衍生的自由基氧化，形成大量氧化的 LDL（oxidative low density lipoproein，OX–LDL），后者被巨噬细胞吞噬后形成泡沫细胞，其死亡后释放出细胞毒性成分，损害肾脏系膜细胞；OX–LDL 可通过增加单核细胞趋化蛋白–1（monocyte chemoattract ant–1，MCP–1）使系膜细胞增殖增强；OX–LDL 还可与系膜外基质相粘连，促进炎症介质的释放，同时可刺激系膜细胞Ⅳ型胶原 mRNA 的表达，促进基质合成与肾小球硬化。郑丰、王筱霞等研究认为，冬虫夏草对 OX–LDL 引起的肾小球系膜细胞增殖有明显抑制作用。从虫草子实体甲醇提取物中分离得到的化合–麦角甾醇类（HI–A）可抑制白细胞介素–1（interleukin–1，IL–1）和白细胞介素–6（IL–6）诱导的人肾系膜细胞的增殖，对 IL–6–mRNA 和 TGF–β mRNA 的表达有抑制作用。

六、对肾脏的保护作用

肾脏疾病病理机制复杂，往往是多致病因素、多机制参与，单一的靶点干预常疗效欠佳。冬虫夏草所含成分较多，其多个组分可在多个环节发挥对肾脏的保护作用，可以弥补单分子药物用于治疗复杂疾病的不足。现代研究表明，冬虫夏草对 IgA 肾病、慢性肾小球肾炎、狼疮性肾炎、慢性马兜铃酸肾病、药物肾毒性、慢性肾衰竭、肾移植等多种肾病均有较好的保护作用，其作用机制可能与改善肾纤维化、抑制系膜细胞的增殖、改善肾脏血流动力学、抗肾脏组织非酶糖化、调节脂代谢、下调肾组织转化生长因子 β（TGF－β）及其受体表达、抑制肾小管上皮细胞转分化等机制有关。

（一）改善肾纤维化

肾脏细胞外基质（extracellular matrix，ECM）过度蓄积及降解减少所引起的肾小球硬化与间质纤维化是 DN 进展的主要病理学表现。ECM 的主要成分——胶原、纤维连接蛋白（fibronectin，FN）等的异常增高提示 ECM 的过度积聚。多种成分参与小管间质纤维化的发生过程，冬虫夏草可以从多个靶点延缓肾间质纤维化。

1. 转化生长因子 β 及原癌基因 c－myc

转化生长因子 β（transforming growth factor，TGF－β）是慢性肾病发病的关键细胞因子，它通过调节细胞增殖和分化、增加 ECM 的聚集、促进基质分子表面受体整合素的表达等促使肾小球肥大、纤维化。c－myc 与细胞增殖密切相关，其可能直接参与细胞生长的调控。

研究证明，糖尿病大鼠模型应用 TGF－β 抗体后，c－myc 表达减少，肾脏肥大和纤维化减轻。胡杨青等的研究发现，DN 鼠肾组织中 TGF－β、c－myc 表达上调，提示 c－myc 可能是 TGF－β 下游的靶基因，共同参与 ECM 增多及肾小球纤维化；冬虫夏草干预使 DN 鼠尿蛋白排泄量及血肌酐水平显著下降，TGF－β、c－myc 表达明显下调，说明冬虫夏草可抑制肾组织 TGF－β、c－myc 的表达，对早期 DN 起保护作用。龚伟等研究显示，DN 大鼠肾组织 TGF－β 及其受体 mRNA、FN mRNA 均呈高表达；冬虫夏草呈时间－剂量依赖性降低 DN 大鼠 24h 尿蛋白排泄率及血肌酐水平，推测冬虫夏草可通过下调肾组织 TGF－β 及其受体、FN mRNA 的表达，降低肾内 TGF－β 活性，延缓 DN 进展。

2. 结缔组织生长因子

结缔组织生长因子（connective tissue growth factor，CTGF）在肾小球和肾间质的高表达也是导致肾纤维化的重要原因，激活后的 CTGF 可介导 TGF－β 的致纤维化作用。周巧玲等研究发现，DN 大鼠肾组织内 TGF－β1、胶原Ⅳ及 CTGF 呈高表达；冬虫夏草干预可减轻肾组织的病理损伤，下调 TGF－β1、CTGF、胶原Ⅳ的表达，推测冬虫夏草通过下调 TGF－β1、CTGF 的表达而实现对 DN 的保护及抗肾小球纤维化作用。还有费忠化等研究证明，冬虫夏草通过下调残肾组织内 CTGF 表达而抑制 5/6 肾切除大鼠的肾脏纤维化，改善肾功能。

3. 组织蛋白酶 B、胱抑素 C

组织蛋白酶 B（cathepsin B，CB）是半胱氨酸蛋白酶超家族的主要成员，参与 ECM 的降解。CB 表达减少和/或活性降低是 ECM 蓄积的重要原因之一。胱抑素 C 通过抑制 CB 活性，促进肾纤维化的形成。方华伟等研究表明，随着病程进展，糖尿病大鼠肾组织 CB、胱抑素 C 比例失衡，导致 ECM 沉积，肾组织纤维化加重；冬虫夏草治疗可上调 CB 表达，下调胱抑素 C、胶原Ⅳ及 FN 的表达，恢复 CB、胱抑素 C 的动态平衡，延缓 DN 大鼠肾组织纤维化。

4. 成纤维细胞特异性蛋白 1

朱运锋等研究显示，5/6 肾切除大鼠的肾组织镜下可见肾小球硬化和肾小管萎缩，间质炎细胞浸润，ECM 沉积增多，足突融合，线粒体肿胀、空泡变性甚至嵴溶解、消失，自噬小体形成等；成纤维细胞特异性蛋白 1、FN、胶原Ⅲ的 mRNA 及蛋白表达均显著增加；冬虫夏草治疗可明显逆转上述异常。郭山脉等的研究结果也证实了冬虫夏草能够通过抑制氧化应激反应、减轻线粒体损伤、抑制 ECM 沉积等以拮抗肾脏纤维化。

5. 组织型纤溶酶原激活物、纤溶酶原激活物抑制剂

纤溶酶原激活后可直接或间接降解 ECM。糖尿病时，高血糖、高胰岛素可促使纤溶酶原激活物抑制剂 1（plasminogen activator inhibitor－1，PAI－1）/组织型纤溶酶原激活物（tissue－type plasminogen activator，t－PA）比例失调，致纤溶酶原活化减少。陈叶等研究证实，DN 大鼠中 PAI－1 表达明显增多、t－PA 表达明显减少，病理显示肾小球肥大，ECM 增多，肾小管萎缩；冬虫夏草干预后，DN 大鼠肾脏病理改变减轻，t－PA/PAI－1 紊乱得到部分纠正，提示冬虫夏草可通过纠正纤溶酶原系统的紊乱治疗 DN，且干预越早，效果越好。

6. Dickkopf－1、β 联蛋白

Wnt/β 联蛋白是调控系膜细胞功能的重要细胞内信号通路之一。Wnt 通过抑制 β 联蛋白的磷酸化降解、增加细胞质内 β 联蛋白水平，从而对 c－myc、血管内皮生长因子（vascular endothelial growth factor，VEGF）、FN 等的表达起重要调控作用。Wnt／β 联蛋白在高糖培养的系膜细胞中表达下调，可导致系膜细胞的凋亡和蛋白尿。Dickkopf－1（DKK－1）为 Wnt／β 联蛋白信号通路的拮抗剂，通过介导 β 联蛋白的磷酸化，促进 TGF－β、FN 等的表达，导致系膜细胞纤维化。杜月娟等研究显示，DN 大鼠肾小球系膜细胞、足突细胞 FN、DKK－1 的 mRNA 及蛋白表达显著上调，β 联蛋白表达明显减少，而 β 联蛋白 mRNA 无明显改变；冬虫夏草治疗后，FN、DKK－1 mRNA 及蛋白表达显著减少，β 联蛋白增加，β 联蛋白 mRNA 和血糖无明显变化；证实 DN 时 DKK－1 升高参与了肾脏 ECM 的沉积，Wnt 信号通路受抑制致使 β 联蛋白降解增加，冬虫夏草通过抑制 DKK－1、稳定 β 联蛋白而发挥非依赖降糖的肾脏保护作用。

7. 蛋白 nephrin 和 podocin

近年 Schlondorff 等研究表明，足细胞超微结构改变及其裂孔膜蛋白 nephrin 和 podocin 在 DN 的发生、发展中起重要作用。nephrin、podocin 的 mRNA 表达与蛋白尿程度呈显著负相关。潘梦舒等研究显示，DN 大鼠经冬虫夏草治疗后，肾小球肥大、肾小管变形明显减轻，足细胞的病理改变显著改善，nephrin 和 podocin 表达明显增加，提示冬虫夏草可能通过上调 nephrin 和 podocin 蛋白的表达而发挥保护及修复足细胞的作用。郝丽等研究也显示，冬虫夏草与雷公藤多苷具有相同的足细胞保护作用，两者联合可明显增加疗效，且冬虫夏草可以明显减轻雷公藤多苷引起的肝损害、骨髓抑制等不良反应。

（二）急性肾损伤的保护作用

近年来，急性肾损伤（acute kidney injury，AKI）的发生率逐年升高。早期发现 AKI 并采取积极有效的治疗措施将有助于延缓或逆转 AKI 发展为多器官功能衰竭或终末期肾病。

1. 尿白细胞介素 18、N－乙酰－β－葡萄糖苷酶

目前研究认为，缺血诱导白细胞介素 18 表达增多。白细胞介素 18 不仅参与肾小管的损伤，也可以作为 AKI 早期诊断和疗效判断的生物学标志物。N－乙酰－β－葡萄糖苷酶（N－acetyl－β－glucosaminidase，NAG）在 AKI 时经尿排出增多，它是近端肾小管损伤的生物学标志物。黄仁发等研究显示，缺血再灌注模型组大鼠尿素氮、血肌酐、尿 NAG 和尿白细胞介素 18 水平显著增高，证实尿 NAG 和白细胞介素 18 均可作为肾小管损伤的敏感指标；冬虫夏草有较好的肾保

护作用，可能与抑制白细胞介素 18、NAG 的排出有关。陈炜等研究显示，青海和西藏两个产地冬虫夏草对腹腔注射硫酸庆大霉素（100mg·kg⁻¹）引起的大鼠急性肾损伤都有一定的保护作用，其机制可能与降低血清肌酐、尿素氮及尿液中 NAG 酶、总蛋白含量，改善肾组织细胞坏死情况等有关。

2. 肾损伤分子 1、一氧化氮

肾损伤分子 1（kidney injury molecule - 1，Kim - 1）是一种新的 I 型跨膜蛋白，肾缺血及肾毒性损伤时诱导肾小管上皮细胞持续高表达，Kim - 1 在早期 AKI 的诊断中有重要意义。一氧化氮（nitric oxide，NO）是内源性血管舒张因子，与氧化应激关系密切，在肾缺血再灌注损伤中有促细胞凋亡的作用。

洪学敏等通过抗霉素 A 刺激大鼠肾小管上皮细胞（NRK - 52E）模拟体外缺血再灌注损伤过程，结果显示 NRK - 52E 细胞受刺激后其凋亡率显著增高，与 Kim - 1 mRNA 的早期高表达、NO 浓度升高呈直线正相关；冬虫夏草可通过下调 Kim - 1 的表达、降低 NO 浓度、抑制细胞凋亡、减轻氧化应激而发挥肾保护作用。

3. 缺氧诱导因子 1、中性粒细胞明胶酶相关脂质运载蛋白

由缺血引起的 AKI 中，缺氧诱导因子 1（hypoxia inducible factor - 1，HIF - 1）、中性粒细胞明胶酶相关脂质运载蛋白（neutrophil gelatinase - associated lipocalin，NGAL）扮演着保护因子的角色，有望成为 AKI 早期诊断的标志物。余洪磊等的研究发现，缺血再灌注导致 AKI 发生时，尿 NGAL 浓度明显升高，肾组织中 HIF - 1 mRNA 及蛋白、NGAL 蛋白的表达均明显升高，这种异常表达与肾小管及间质损伤程度密切相关；冬虫夏草能有效逆转上述异常，减轻肾小管及间质损伤，推测冬虫夏草对缺血再灌注引起的 AKI 的保护作用可能是通过上调 HIF - 1 和 NGAL 的表达而实现的。

（三）高血压肾病的保护作用

肾小管间质的损害程度与肾功能密切相关，肾小管上皮细胞凋亡在肾小管间质病变的发生、发展中起重要作用。

1. Klotho、p53、p21、胱天蛋白酶 3

Klotho 基因是一种主要表达于肾脏远端小管上皮细胞的抗衰老基因；p53 和 p21 是重要的细胞凋亡调节因子，Klotho 基因可通过 p53 ~ p21 通路对细胞衰老和

凋亡进行调控；胱天蛋白酶 3 是两条主要细胞凋亡通路（死亡细胞凋亡通路和线粒体凋亡通路）的交汇点，活化的 caspase - 3 是凋亡的执行者。

周巧玲等研究显示，冬虫夏草可使自发性高血压大鼠（spontaneously hypertensive rat，SHR）24h 尿蛋白、尿 NAG、血肌酐及尿素氮显著减少，肾脏病理损害减轻，Klotho 表达显著上调，p53、p21 及活化的 caspase - 3 表达显著下调，肾小管上皮细胞凋亡显著减少，提示冬虫夏草可能是通过促进 Klotho 的表达、抑制 p53 ~ p21 凋亡通路及 caspase - 3 活化而抑制肾小管上皮细胞凋亡。并在后续研究发现，冬虫夏草可呈浓度依赖地促进 NRK - 52E 增殖，剂量依赖地抑制血管紧张素 II 诱导的 NRK - 52E 凋亡、降低 caspase - 3 酶活性。

Klotho 基因还具有增加细胞抗氧化应激的能力。唐荣等应用冬虫夏草对 SHR 进行干预后发现，肾功能指标得到改善，Klotho 表达增强，丙二醛水平显著降低，抗氧化酶类活性有不同程度的恢复，肾组织病理损伤明显减轻，表明冬虫夏草可通过直接抗氧化应激或部分通过上调 Klotho 基因的表达抑制氧化应激，对 SHR 起到肾保护作用。

2. 细胞间黏附分子 1、血管细胞黏附分子 1

炎性介质如细胞间黏附分子 - 1（intercellular adhesion molecule - 1，ICAM - 1）、血管细胞黏附分子 1（vascular cell adhesion molecule - 1，VCAM - 1）等的表达在高血压靶器官损害中起重要作用。武蓉等研究发现，SHR 大鼠的尿蛋白排泄量明显增加，肾间质小动脉、细动脉管壁增厚，血管周围大量炎细胞浸润，部分肾间质出现纤维化，肾组织中 ICAM - 1 和 VCAM - 1 mRNA 及蛋白水平明显增加；而在冬虫夏草干预组中，大鼠的这些指标均得到了明显的改善，提示冬虫夏草可能通过抑制 SHR 肾组织炎性因子的表达而发挥非血压依赖性的抗炎、保肾作用。

（四）对 IgA 肾病的保护作用

IgA 肾病是全球最常见的原发肾小球疾病，是一组以系膜细胞区 IgA 沉积为特征的系膜增殖性肾小球肾炎。Lin 等研究发现，从虫草子实体中分离出的粗甲醇提取物 F2 成分可以明显抑制系膜细胞的增殖；将 F2 组分通过凝胶柱层析法及高效液相层析进一步分离纯化而得到的 H1 - A 成分（麦角甾醇）同样具有上述作用。此外，Lin 等利用肺炎链球菌 C 多糖与抗肺炎链球菌 C 多糖的 IgA 单克隆抗体诱发大鼠建立 IgA 肾病模型，并对其饲以 1% 的多糖 F2 组分后发现可以明显减少大鼠的蛋白尿及血尿，显著改善其组织病理损伤，且分离纯化的 H1 – A 成分也有同样的作用，为临床应用冬虫夏草治疗 IgA 肾病提供依据。

（五）对慢性肾小球肾炎的保护作用

慢性肾小球肾炎是多种原因、多种病理类型组成原发于肾小球的一组疾病，其发病机制各不相同，大部分是免疫复合物疾病。李宪花等改进制成系膜增生性肾炎动物模型，比较虫草肾康胶囊（天然冬虫夏草辅以黄芪、丹参、红花的中药制剂）与泼尼松的治疗效果，发现虫草肾康组病理损害最轻，优于泼尼松组，且虫草肾康组未见免疫复合物沉积。魏冬梅等将慢性肾炎患者随机分为对照组 30 例（泼尼松、环磷酰胺治疗）和治疗组 30 例（在此治疗基础上加虫草菌粉），观察 3 个月，发现虫草菌粉能减轻慢性肾炎患者蛋白尿，降低血总胆固醇，有利肾功能恢复，并能保护肝功能，可见在西医治疗基础上加用冬虫夏草对慢性肾炎治疗有协同作用。

（六）对狼疮性肾炎的保护作用

狼疮性肾炎（lupus nephritis，LN）是系统性红斑狼疮最常见、最严重的并发症之一，也是系统性红斑狼疮患者死亡的主要原因之一。傅庭焕等应用冬虫夏草粉剂喂食 MRL1pr/1pr 大鼠（一种自发性系统性红斑狼疮模型大鼠），动态观察 20 周，发现冬虫夏草能够抑制 MRL1pr/1pr 大鼠淋巴结增生，降低尿蛋白及 ds – DNA 抗体水平，改善肾功能，证实冬虫夏草对系统性红斑狼疮大鼠确有一定的治疗作用，同时未发现任何不良反应，为 LN 药物治疗提供了新思路。苏励等在常规治疗 LN 的基础上，对 50 例患者加用虫草菌粉，观察了 3 个月，发现治疗组总有效率 82%，显著高于对照组（74%）。冬虫夏草制剂能明显降低 LN 患者的临床活动症状积分、24h 尿蛋白量和红细胞沉降率，提高肌酐清除率，而且虫草菌粉可调节 LN 患者的免疫功能，减少长期使用激素及免疫抑制剂的不良反应。

（七）对慢性马兜铃酸肾病的保护作用

慢性马兜铃酸肾病（chronic aristolochic acid nephropathy，CAAN）是长期小量服用含马兜铃酸中草药引起的慢性间质性肾病，其病理改变以寡细胞性肾间质纤维化为主要特征。张嬿等发现，虫草菌液可下调马兜铃酸钠盐（AANa）刺激的人近端肾小管上皮细胞系促细胞外基质合成分子（TGF – β1、结缔组织生长因子）及抗细胞外基质降解分子的表达，从而显示虫草菌液能够拮抗马兜铃酸诱发的近端肾小管上皮细胞系的促纤维化效应。朱运锋等延续上述细胞实验，在模型动物整体上进一步验证了上述实验结果。柴晶晶等通过动物实验还显示，虫草菌粉确能下调 α - 平滑肌肌动蛋白表达，减少角蛋白丢失，拮抗 CAAN 模型大鼠肾小管上皮 - 肌成纤维转分化发生，此过程可能与虫草制剂抑制 TGF - β1 及锌指转录因子 Snai mRNA 及蛋白质表达相关，这可能是虫草菌粉改善 CAAN 大鼠肾间质纤维化及肾功能一个重要机制。

（八）对药物肾毒性的保护作用

随着多种抗生素及一些抗排异药的大量应用，所引起的继发性小管间质病变的发生率越来越高。田劲等首次证实虫草对庆大霉素所诱发的急性肾小管间质病变有保护作用，推测其机制之一可能与虫草能抑制或阻断庆大霉素与膜磷脂的结合，改善膜脂代谢及增加膜结构的稳定性有关。

环孢素 A（cyclosporineA，CsA）是广泛应用于肾移植后免疫抑制治疗的基础药物，但该药有多方面的不良反应，其中以肾脏毒性最为严重。郭啸华等观察到虫草制剂能明显改善 CsA 肾中毒大鼠的肾小管损害，组织形态学上虫草菌丝体及其提取液能减少肾小管上皮细胞空泡变性和细胞坏死，减少炎细胞浸润及间质纤维化，降低小血管的透明样变性的发生率。

崔敏等从细胞水平上对虫草制剂拮抗 CsA 肾毒性机制进行探讨，通过氚 - 脱氧胸腺嘧啶掺入和四甲基偶氮唑盐比色法，不仅证实了虫草制剂在单独作用于肾小管上皮细胞时可显著促进细胞增殖，且通过流式细胞仪检测细胞周期，发现其还能改善 CsA 作用下小管上皮细胞周期被阻滞和增生受抑制的状况，推测这可能正是虫草制剂拮抗慢性 CsA 肾毒性的原因。

（九）对慢性肾衰竭的保护作用

慢性肾衰竭重要的病理学基础为肾小球硬化，也是各种慢性肾脏疾病持续进展的共同转归，延缓肾衰竭的进展已是国内外关注的焦点。一些关于冬虫夏草治疗慢性肾衰竭的临床研究显示，虫草可改善患者临床症状，稳定和保护肾功能，改善贫血，调整脂代谢紊乱，调整内皮素和一氧化氮的平衡，抗脂质过氧化，是透析前很好的选择。

为进一步探讨其可能的作用机制，一些学者通过多柔比星尾静脉重复注射或对大鼠行5/6肾切除等方法建立肾小球硬化动物模型观察虫草的防治作用，发现虫草可减少尿蛋白排泄、保护肾功能、改善贫血及脂代谢紊乱，肾组织形态学显示虫草组大鼠肾小球硬化和肾小管间质纤维化损伤程度明显低于模型组。干预治疗的机制考虑：冬虫夏草减少了大鼠尿蛋白排泄，纠正脂质代谢紊乱，减少细胞外基质的产生；通过下调 TGF-β1 表达并减少肾小球细胞外基质的积聚；虫草制剂增加肾脏基质金属蛋白酶2的表达，减少基质金属蛋白酶组织抑制因子1、2的表达，从而加强细胞外基质的降解。

（十）对肾移植的保护作用

于惠元等首次建立了同种异体肾移植大鼠模型，应用虫草菌粉观察其免疫抑制作用，发现口服一定剂量的 Q80 组大鼠存活时间显著长于对照组（不给任何药物），病理上也显示急性排斥反应轻于对照组，且与 CsA 联合应用效果更好，为临床肾移植领域应用冬虫夏草取得了初步经验。

临床上，有人将虫草菌粉末替代硫唑嘌呤，与 CsA 和泼尼松联合组成"新三联"应用于肾移植。发现从临床（移植肾存活率）和细胞免疫功能（白细胞吞噬功能、自然杀伤细胞活性、T细胞亚群）两个方面，新三联与常规三联两组间无显著差异，提示虫草菌粉末可替代硫唑嘌呤作为免疫抑制剂。

随后一些临床观察也显示虫草及其制剂可预防移植术后排斥反应，保护肝肾功能，刺激造血，改善低白蛋白血症和高脂血症，减少感染，减少肾移植患者尿蛋白的排出，延缓慢性移植肾肾病发展进程，是一种较理想的器官移植免疫抑制剂。

七、对肝脏保护作用

研究表明，冬虫夏草对肝脏具有较好的保护作用。在四氯化碳和硫代乙酰胺致小鼠肝损伤的病理模型中观察到，冬虫夏草脂质体对四氯化碳损伤的肝组织有一定保护作用，可使损伤的肝组织结构接近正常组织，但对后者所致的肝损伤无明显改善，可能由于其肝损伤为不可逆性。曾宪可等对卡介苗诱导免疫性肝损伤小鼠的研究显示，冬虫夏草能抑制小鼠血清谷丙转氨酶和谷草转氨酶活性，降低其与肝组织中脂质过氧化物酶的含量，并减轻增大的肝脾重量指数，降低血清中的肿瘤坏死因子水平，证实冬虫夏草预防性给药对小鼠免疫性肝损伤有一定的保护作用。

八、对血液系统的作用

冬虫夏草还能促进造血干细胞增殖，改善机体造血功能，有促生血作用。

虫草乙醇提取结晶制剂促进小鼠骨髓红系祖细胞 CFU – E 和 BFU – E 增殖，并能有效地保护红系祖细胞免受细胞周期非特异性抗癌药三尖杉酯碱抑制骨髓造血功能的损害。另一相关研究显示，虫草乙醇提取结晶制剂可改变小鼠骨髓多能造血干细胞 CFU – S 的周期状态，促使它们由 G0 期进入 S 期，从而促进增殖。此为临床上使用冬虫夏草治疗造血功能低下或受损的患者提供了实验依据。

九、对心血管系统的影响

冬虫夏草对心血管系统的作用体现在以下方面：降低血压及负性频率；消除自由基，减轻脂质过氧化反应，保护心肌缺血/再灌注损伤；增强心肌耐缺血、缺氧能力；抗心律失常；调节血脂水平，防治动脉粥样硬化。

1. 降压及舒张血管作用

冬虫夏草的蛋白质提取物（CSP）能抑制小鼠主动脉压（MAP）。32mg/kg 浓度的 CSP 可导致 MAP 降低（58±4）mmHg［从（107±6）mmHg 降到（49±3）mmHg］，且作用时间超过 45min。肾上腺素预先处理过的主动脉环，用浓度 150μg/mL 的 CSP 可引起高度的血管舒张，达 68.9%±7.3%。进一步研究显示，CSP 可以通过内皮细胞层释放的含氮化合物和内皮细胞层衍生超极化因子间接导致血管舒张，CSP 中含有可松弛血管壁的成分存在。

2. 抗心肌缺血及心律失常作用

虫草发酵液对神经垂体素所致兔心肌缺血、甲状腺素及去甲肾上腺素所致大鼠应急性心肌梗死均有保护作用。虫草醇提物能对抗乌头碱、$BaCl_2$ 诱发的大鼠心律失常。

3. 抗动脉粥样硬化作用

Yamaguchi 等研究发现，人工繁育的冬虫夏草子实体水提取物能抑制动脉粥样硬化老鼠的血清脂质过氧化物和大动脉胆固醇沉积。

十、对肺功能的保护作用

临床将冬虫夏草用于呼吸系统疾病治疗方面也有大量报道，如治疗慢性阻塞性肺疾病、慢性气管炎、肺间质病，防治老年反复呼吸道感染，辅助治疗肺结核和肺源性心脏病呼吸衰竭等。目前冬虫夏草在呼吸系统的研究主要围绕对慢性阻塞性肺疾病、肺纤维化、肺免疫等三个方面，均表明冬虫夏草对肺功能恢复具有较好的促进作用。

1. 慢性阻塞性肺疾病

已有研究报道冬虫夏草对肺的影响主要是对慢性阻塞性肺疾病（chronic obstructive pulmonary disease，COPD）的治疗作用及其作用机制。慢性阻塞性肺疾病本质是慢性气道非特异性炎症性疾病，是一种以不完全可逆气流受限为特征，进行性发展的疾病，与肺部反复感染和对香烟烟雾等有害气体刺激有关。廖东江等采用烟雾吸入法成功建立大鼠 COPD 模型，通过不同人工冬虫夏草的给药方式发现动物的肺功能得到明显改善和恢复，且无论是单纯性预防给药或是造模后给药均有作用，以造模前给药加上造模期间持续性给药效果最佳。李洪涛等在此基础上研究发现，冬虫夏草对 COPD 大鼠的抑制作用可能与其促使 DCs（树突状细胞）产生 Th1 型细胞因子、调节 Th1/Th2 平衡有关。管彩虹等研究认为，冬虫夏草对 COPD 大鼠肺功能的保护作用可能是通过降低气道炎症反应，减少支气管肺泡灌洗液中基质金属蛋白酶 -9 的表达，调整 IL - 2/4 水平，改善肺功能及纠正气道 Th1 /Th2 比例失衡实现。

2. 改善肺纤维化

另有研究表明，冬虫夏草还对肺纤维化有治疗作用。肺纤维化是一组以肺泡壁弥漫性炎症和间质纤维化为病理特征的弥漫性肺疾病，转化生长因子（TGF - β1）在刺激细胞间基质的积聚过程中发挥的作用尤为重要，抑制 TGF - β1 的生成可以改善肺纤维化的进程。实验中大多用博来霉素致小鼠肺纤维化。王少杰等研究提示，冬虫夏草的干预可以通过降低 TGF - β1 含量改善肺纤维化进程，同时发现冬虫夏草的早期应用对小鼠肺纤维化的进程有更好的防治意义。许惠娟等研究发现，人工冬虫夏草对肺纤维化早期肺泡炎阶段有明显的抗氧化作用。杨晶等研究发现，虫草粉能较好地预防肺纤维化发生的作用，可通过有效降低模型动物肺系数，减轻肺纤维化程度，改善肺的病理组织结构，减轻炎症细胞的侵入和纤维化病理变化；并认为可能与虫草能增强机体免疫力，提高肺内 TNF - α 和 IL - 8 的含量，从而减轻炎症发生有关。研究还显示，虫草粉能提高模型鼠的动脉血氧分压和延长其负重游泳持续时间，表明虫草粉能改善大鼠的肺气体交换功能，从而提高运动耐力。岳会敏等研究认为，冬虫夏草菌丝体具有抑制炎症及平衡免疫缓解肺纤维化的功能，且这种作用可能是通过抑制炎性因子及 Treg 细胞功能有关。

3. 提高肺部免疫功能

Kuo 等研究了冬虫夏草对支气管小泡灌洗液（BALF）细胞功能的调节，发现冬虫夏草以剂量依赖方式抑制脂多糖激活的 BALF 细胞增殖，减少脂多糖激活的 BALF 细胞培养物的 IL－β、IL－6、IL－8、IL－10 和 TNF－α 的产生；另外，还增加激活的 BALF 细胞的 IL－12 和 IFN－γ 的产生，从而阐明了冬虫夏草治疗支气管炎机理。

十一、对脑缺血的防治

脑缺血是严重威胁人类健康的疾病之一，导致不可逆的脑损伤和神经元功能的后续损伤，目前缺乏有效的治疗手段。研究表明，从冬虫夏草中得到的化合物（如核苷类成分、虫草多肽及虫草多糖）或提取物可通过脑缺血病理生理机制中的多种途径实现对缺血性脑损伤的保护作用。

1. 抗炎作用

炎症反应是非特异性的免疫反应，缺血后，坏死细胞和活性氧簇（reactive oxygen species，ROS）引发固有免疫反应，大脑实质因受外周的白细胞刺激导致小胶质细胞激活，活化的小胶质细胞已证明是促进炎症和细胞毒性因子的主要来源之一，引起中枢神经系统的神经元损伤。减少促进炎症的小神经胶质细胞可以衰减相关病症的严重程度。缺血神经元产生大量的炎症细胞因子，如白介素－1β（interleukin－1β，IL－1β）、肿瘤坏死因子－α（tumor necrosis factor－α，TNF－α）、白介素－6（interleukin－6，IL－6）、白介素－10（interleukin－10，IL－10）和转化生长因子－β（transforming growth factor－β，TGF－β）等，刺激炎症细胞产生更多的炎症细胞因子和潜在的细胞毒素物质，进一步介导血脑屏障的破坏和细胞外基质的破坏等细胞损伤。神经元死亡之前 IL－1β、TNF－α、环氧酶（cyclooxygenase，COX）等大幅度升高，说明炎症反应在脑缺血后神经元损伤过程中发挥重要作用。核转录因子（nuclear factor kappa B，NF－κB）和 Notch 受体（Notch homolog 1，Notch－1）信号通路参与脑缺血后炎症反应的调节。

Wang 等采用右侧大脑栓塞的脑缺血大鼠模型，研究虫草多肽对脑缺血再灌注大鼠死亡率、神经行为、抓力、谷胱甘肽含量、脂质过氧化反应、谷胱甘肽过氧化物酶活性、谷胱甘肽还原酶活性、过氧化氢酶活性、$Na^+－K^+－ATP$ 酶活性、谷胱甘肽 S 转移酶活性、C3 和 C4 蛋白水平调节、多形核细胞、IL－1β、

TNF－α 的影响。结果虫草多肽可增加病变部位的抗氧化活性，提高对脑缺血的防御能力，有助于修复脑缺血损伤；显著抑制多形核细胞的渗透性及脑缺血再灌注诱导上调的大脑蛋白质水平 C3、IL－1β 和 TNF－α；显著提高大鼠脑缺血再灌注后的神经功能。研究表明，虫草多肽通过抑制炎症和增加抗氧化性，对脑缺血有神经保护作用。

Hwang 等研究冬虫夏草提取物对脑缺血模型大鼠的治疗功效，冬虫夏草提取物的抗趋化活性在大鼠小胶质细胞/巨噬细胞中进行测定，对脑缺血模型大鼠的梗死体积、水肿、血脑屏障、白质损伤、神经缺陷及长期存活率进行测定。结果表明，冬虫夏草提取物培养的小胶质细胞/巨噬细胞迁移显著下降，显著减少大脑中动脉阻塞（middle cerebral artery occlusion，MCAO）大鼠炎性细胞浸润，降低脑缺血大鼠梗死体积、脑水肿、白质损伤、血脑屏障损害，并改善神经功能缺损，也可提高存活率。由此得出结论，冬虫夏草提取物通过抑制趋化作用，降低局部缺血后炎性细胞浸润，对脑缺血后的病变和神经性损害有保护作用。

李培亮等观察预防性给予冬虫夏草水提物对梗死皮层 IL－1β、TNF－α、细胞间黏附分子－1（intercellular cell adhesion molecule－1，ICAM－1）含量和过氧化物酶（myeloperoxidase，MPO）活性的影响。SD 大鼠随机分为正常对照组、假手术组、脑梗死组、冬虫夏草低剂量组、冬虫夏草中剂量组和冬虫夏草高剂量组，检测梗死侧皮层 TNF－α、IL－1β 和 ICAM－1 的变化趋势，梗死侧皮层 MPO 活性的变化趋势和大鼠梗死体积的变化。结果显示，预防性应用冬虫夏草后，能明显提升梗死皮层 TNF－α、IL－1β、ICAM－1 的含量和 MPO 的活性，但其作用不呈剂量依赖性。结果表明，预防性应用冬虫夏草水提物能抑制缺血区 TNF－α、IL－1β 和 ICAM－1 的表达，减轻缺血区脑组织的炎症反应，从而产生脑保护作用。

成远强等探讨冬虫夏草促进脂肪源性干细胞（adipose derived stem cell，AD-SC）对大鼠缺血/再灌注损伤神经保护作用。采用线栓法制备大鼠大脑中动脉缺血再灌注模型，将动物随机分为模型对照组、冬虫夏草组、ADSC 移植组、冬虫夏草＋ADSC 组。术后 7d 行神经功能缺陷评分（NSS）、悬垂实验及被动活动实验，检测梗死区炎症介质 Iba－1、IL－1β 和 TNF－α mRNA 的表达水平。结果显示，冬虫夏草＋ADSC 组 NSS 显著低于单独治疗组和模型对照组，而悬垂实验及被动活动评分则显著增高，与模型对照组和单独治疗组对比，冬虫夏草＋ADSC 组梗死区 Iba－1、IL－1β 和 TNF－α mRNA 表达水平显著下降。结果表明，冬虫夏草联合 ADSC 移植对大鼠脑缺血神经保护作用优于单独治疗组，其机制可能与冬虫夏草和 ADSC 能够协同发挥抗炎症作用有关。

2. 减少缺血氧化性损伤和神经元损伤

氧化应激属于脑缺血等神经变性疾病的重要神经病理学因素之一，它是由于机体内氧自由基生成增加或清除能力降低，导致体内 ROS 蓄积而引起神经元损伤的过程。ROS 包括超氧阴离子（O^-）、羟自由基（$OH\cdot$）和过氧化物等。脑缺血损伤后产生高活性的 ROS 损伤细胞内大分子，如脂质、蛋白质、核酸等，导致酶类失活、细胞膜破坏和功能障碍，最终导致细胞死亡。

Yao 等采用全细胞膜片钳技术，研究虫草素对大鼠海马脑片 CA1 区神经元活动的影响。结果表明，虫草素显著降低自发和诱发动作电位（action potential，AP）频率，超极化神经元膜电位。研究表明，虫草素诱导细胞膜超极化，可用于脑缺血等疾病的治疗。

Liu 等研究冬虫夏草提取物对右侧大脑中动脉阻塞模型大鼠的保护作用，分别研究冬虫夏草提取物对模型大鼠死亡率、神经行为、握力、乳酸脱氢酶活性、谷胱甘肽含量、脂质过氧化反应、谷胱甘肽过氧化物酶活性、谷胱甘肽还原酶活性、过氧化氢酶活性、Na^+-K^+-ATP 酶活性和谷胱甘肽 S 转移酶活性的影响。结果表明，冬虫夏草提取物可显著改善脑缺血大鼠的神经行为功能，明显增加病变发病部位的抗氧化活性，再灌注后抗氧化内稳态的恢复有助于大脑脑缺血损伤的恢复，因此显著提高脑缺血的防御体系。

3. 减少神经元凋亡，改善记忆认知

细胞凋亡是脑缺血后导致的重要机制。细胞凋亡即细胞程序性死亡，是依赖三磷酸腺苷（adenosine triphosphate，ATP）的生理过程，与组织稳态和病理条件密切相关。不适当或过度的细胞凋亡目前牵涉多种疾病。在动物脑缺血模型中，神经元存在胞浆与核固缩、DNA 裂解等凋亡特征。不少证据也显示在缺血损伤中存在神经元凋亡。

Lee 等研究冬虫夏草水提取物减轻沙土鼠脑缺血引起的短期记忆障碍。通过抑制在海马区域脑缺血诱导的细胞凋亡，冬虫夏草在海马齿状回抑制脑缺血诱导的细胞增殖。冬虫夏草也增强在脑缺血沙鼠海马中脑源性神经营养因子（brain derived neurotrophic factor，BDNF）和 TrkB 抗体（tropomyosin receptor kinase B，TrkB）的表达。由此认为，冬虫夏草抑制脑缺血诱导的神经元凋亡，从而促进脑缺血损伤的修复。

4. 抑制 NO 生成

不同的一氧化氮合酶（nitric oxide synthase，NOS）在脑缺血中起不同的作用，iNOS 属于缺血再灌过程中的一个重要炎症介质，不仅在浸润缺血脑组织的中性粒细胞和缺血区血管壁中表达，还在星状胶质细胞和小胶质细胞中表达。iNOS 生成过量的 NO。此外，NOS 与 O_2 反应形成毒性更大的过氧亚硝基（OO-NO$^-$）。

Nallathamby 等用不同溶剂萃取冬虫夏草基质粉末，为测试 LPS 诱导 BV2 小胶质细胞活力和 NO 生成的抑制作用。将乙酸乙酯级分降解成富含麦角甾醇的子级分 CE3，与对照组比较，乙酸乙酯级分和亚级分 CE3 在 0.1μg/mL ~ 100μg/mL 的浓度处理 BV2 细胞显示没有细胞毒性；乙酸乙酯级分和亚级分 CE3 在 10μg/mL 最高减少 48.0%，NO 生成减少 44.7%。通过气相色谱质谱联用仪（GCMS）鉴定，采用 HPLC 检查子级分纯度，CE3 的主要化合物是麦角甾醇。此外，与对照组麦角固醇相比，减少 LPS 触发 BV2 细胞生成 NO 约 3 倍。

5. 增强脑内线粒体供能

线粒体功能障碍是脑缺血损伤的首要环节。线粒体是大脑功能活动的主要能量来源，其促进葡萄糖的有氧代谢，产生脑内能源，从而减少血液阻塞，对大脑有保护作用。脑缺血时，由于氧化应激和 Ca^{2+} 超载及炎症因子等因素损伤线粒体产生过多的 ROS，过多的 ROS 会爆发链式反应，造成细胞内大分子损伤、脂质过氧化和细胞色素 C（cytochrome，CytC）释放，又进一步启动线粒体凋亡途径，最终导致细胞死亡。

Li 等研究虫草多糖对线粒体损伤、抗氧化和抗衰老活性的影响。采用分光光度法测量硫代巴比妥酸反应物（thioharhitnric acid reactive snhstances，TBARS）含量、线粒体肿胀度及体外清除超氧阴离子活性。D - 半乳糖（D - galactose）皮下注射到小鼠颈背部 7 周诱导衰老模型，测定虫草多糖对过氧化氢酶（catalase，CAT）、SOD 活性及谷胱甘肽过氧化物酶和抗羟基自由基的影响。结果表明，虫草多糖可抑制线粒体损伤和肿胀，诱导半胱氨酸，对超氧阴离子有显著清除作用。此外，虫草多糖显著增加 CAT、SOD 的活性及小鼠肝谷胱甘肽过氧化物酶和抗羟基自由基。以上结果表明，虫草多糖通过清除 ROS 保护线粒体。

马素好等探讨虫草多糖对反复脑缺血再灌注模型小鼠脑能量代谢的影响。将小鼠随机分为空白组、模型组、尼莫地平组及虫草多糖大、中、小剂量组，术后取部分脑组织制成 10% 的脑匀浆，测定乳酸（LD）、乳酸脱氢酶（LDH）及 ATP 活力。结果显示，与模型组比较，尼莫地平组及虫草多糖大、中、小剂量组均能够显著降低造模小鼠 LD 含量，尼莫地平组、虫草多糖大剂量组均可显著提高造模小鼠 LDH、$Na^+ - K^+ - ATP$ 酶、$Ca^{2+} - ATP$、$Ca^{2+} - Mg^{2+} - ATP$ 酶活力。表明虫草多糖能明显改善小鼠脑能量代谢，降低 LD 含量，提高 LDH 及 ATP 酶活力。另有研究表明，冬虫夏草增加 ATP 生成，促进线粒体供能，表现出抗氧化性和免疫调节活性。

6. 清除自由基

自由基主要由缺血时积聚的游离脂肪酸在再灌注期间产生。由于海马 CA1 和 CA4 区在缺血早期不能合成必要的酶，如 SOD 清除 O^{2-}，故短暂缺血会使 CA1 和 CA4 区神经细胞损伤较大。自由基在脑缺血过程中诱导脂质过氧化，损伤 DNA 和蛋白质。Wang 等使用超临界二氧化碳（$SC - CO_2$）作为洗脱溶剂分馏冬虫夏草乙醇提取物，提取物中的虫草多糖有清除自由基和抗肿瘤活性的能力。

十二、抑菌、抗病毒作用

研究表明，冬虫夏草具有抗菌、抗病毒等药效作用。

1. 抑菌作用

冬虫夏草对原核生物中的革兰阴性菌（如大肠埃希菌）和阳性菌（如金黄色葡萄球菌）、芽孢杆菌（如枯草芽孢杆菌、苏云金芽孢杆菌）和非芽孢杆菌（如鼻疽杆菌）、放线菌（如链霉菌）均有拮抗性。

2. 抗病毒作用

研究还发现冬虫夏草提取物中具有抗流感病毒的活性，可降低甲型流感病毒感染小鼠的病毒滴度（毒力），具有抗甲型流感病毒活性的功能，对新城疫（newcastle disease，ND，又称亚洲鸡瘟）病毒具有预防和抑杀作用，而对细胞没有毒性。此外，虫草还在对乙型病毒性肝炎和病毒性心肌炎的试验中显示出抗病毒的作用。王茂水在以冬虫夏草水提物进行抗人巨细胞病毒的研究中发现，冬虫夏草可以有效抑制人巨细胞病毒的复制，机制可能是通过抑制因人巨细胞病毒感染引起的细胞活性升高，抑制 IE2 /UL84 的表达及削弱 IE1 的表达实现。

十三、镇痛、抗炎作用

研究表明，冬虫夏草还具有较好的镇痛、抗炎作用。Qian 等从冬虫夏草中提取虫草多肽，并对虫草多肽的抗炎和镇痛活性进行研究。研究表明，在抗炎方面，虫草多肽抑制 IL-1β、TNF-α 和氧化反应。在镇痛方面，虫草多肽抑制乙酸诱导的小鼠扭体次数，呈一定的浓度依赖性。此外虫草多肽还能显著提高小鼠对热板致痛的痛阈值。以上结果表明虫草多肽是一种强效的抗炎和镇痛药。

十四、促进雄性激素分泌

Huang 等研究发现，冬虫夏草以剂量依赖方式刺激小鼠间质细胞睾丸激素的生成，能显著刺激雄性激素分泌。另有研究发现，冬虫夏草水提液能使摘除睾丸的幼年大鼠精囊质量明显增加，但不影响幼年小鼠子宫质量，表明有雄激素样作用；给小鼠灌胃可使雄鼠血浆皮质醇含量增加，也可使肾上腺胆固醇含量增加，肾上腺增重；有防治氢化可的松所致的"类阳虚"作用。Hsu 等研究了冬虫夏草及其组分对小鼠体外细胞睾丸激素分泌的刺激效果，发现冬虫夏草全组分、F2 组分（水溶性蛋白）和 F3 组分（水难溶性多糖和蛋白）对小鼠体外睾丸间质细胞有显著的刺激效果。

十五、镇静和抗惊厥作用

冬虫夏草对中枢神经具有较好的镇静和抗惊厥作用，可明显抑制小白鼠自发性活动，延长戊巴比妥钠致睡眠时间。冬虫夏草可拮抗苯丙胺的中枢兴奋作用，对抗烟碱和戊四唑所致小鼠惊厥，降低病死率；还可使正常体温降低，显著延长士的宁所致惊厥的潜伏期。此外，虫草能减弱烟碱的致痉与致死，抑制唾液分泌。

十六、毒理研究

对野生和生态繁育冬虫夏草进行小鼠急性毒性实验，24h 内 3 次灌胃给药，每次给药剂量为 12g/kg，总剂量为 36g/kg，结果显示，动物一般状态和实验结束时大体解剖中均未见异常。另有研究结果表明，冬虫夏草繁育品属无毒级；未见潜在致突变作用；对大鼠 30d 喂养（最大剂量为 5100g/kg）试验，未见明显毒性反应，其对大鼠的生长发育、血象、血生化及脏体比等指标均未见明显影响，对大鼠大体解剖、组织学观察结果也均未见明显不良影响。

十七、其他作用

冬虫夏草可分解肌肉中乳酸和丙酮酸等疲劳物质，具有极好的益智、抗抑郁、抗骨质疏松、抗疲劳、耐缺氧、耐高温和低温、提高机体活力、提高运动能力等作用。

第二节　鲜冬虫夏草药理作用

鲜药，是中药的一种原始状态，新鲜采收药用部位经过净制后立即使用，未经干燥等破坏有效成分的加工过程，治疗某些危急重症、外感表证、内科和外科等疾病有独到疗效，是中国传统药学特色之一。鲜药的应用历史悠久，在战国时期的《五十二病方》中已有记载，晋代葛洪的《肘后备急方》中收录的鲜药占45%，明代李时珍的《本草纲目》更是附有 1100 多条应用鲜药的方子，《中国药典》（2015 年版）收载了生姜、鲜地黄、鲜芦根、鲜石斛、鲜牡荆叶、鲜鱼腥草和鲜益母草 7 种鲜药，说明鲜药有着干品不可替代的效果。近年来，鲜药的研究和应用不断取得进展：在药理方面，鲜鱼腥草、鲜龙葵、鲜马齿苋、鲜地黄等多种鲜药在抑菌、抗肿瘤、降血糖、调节免疫等方面优于干品；在制剂方面，研制出的鲜药制剂有龙葵合剂、金龙胶囊、金水鲜胶囊和鲜益母草胶囊等，其中采用新鲜的花前期益母草制成的鲜益母草胶囊更是获得国家四类新药证书，显示出鲜药的研究及应用的良好前景。

东阳光公司十年攻关，克服技术壁垒，在全球范围内首创冬虫夏草规模化生态繁育，包括干品冬虫夏草以及鲜品冬虫夏草，年产量已达到吨级。生态繁育冬虫夏草产业化的成功，为冬虫夏草鲜药的服用及开发提供了可能。鲜药冬虫夏草可以充分发挥其活性成分含量高、药理活性强、临床疗效好和服用量少等优点。冬虫夏草科学团队对鲜冬虫夏草（繁育品）进行大量药理实验，证实其具有调节免疫、抗肿瘤、治疗肺部疾病、抗氧化、调节血糖等药理作用，发现冬虫夏草鲜品较干品更优，鲜冬虫夏草的应用有着广阔的前景。

一、调节免疫作用

通过碳粒廓清实验，研究鲜冬虫夏草（繁育品）对小鼠巨噬细胞吞噬功能的影响。取健康合格的雄性 ICR 小鼠，体质量 16～18g，随机分为 5 组，分别为对照组、鲜冬虫夏草（繁育品）组（设 4 个剂量），每组 10 只，连续灌胃鲜虫草水提物（冷水提取、冻干）14d。第 14d 给药后 30min，按体重从小鼠尾静脉注入稀释 2 倍的印度墨汁，注入墨汁后 2min 和 10min，分别眼眶取血 20μL，并立即将其加到 2mL 0.1% Na_2CO_3 溶液中。用分光光度计在 600nm 波长处测光密度值（OD 值），以 20μL 空白血加入 Na_2CO_3 作为空白对照。将小鼠处死，取肝脏和脾脏，用滤纸吸干脏器表面血污，分别称重，计算吞噬指数 α。研究显示，鲜冬虫夏草（繁育品）各剂量组均有增强 ICR 小鼠碳粒廓清能力的趋势，能增强机体的免疫作用，但并无明显的量效关系，其中低剂量组（50mg/kg）与正常组相比有显著差异（$P<0.01$），结果见表 4-1。

表 4-1　鲜冬虫夏草（繁育品）对碳粒廓清实验小鼠吞噬指数的影响（$\bar{x}\pm SD$，$n=10$）

组别	剂量（mg/kg）	吞噬指数 α
对照组	-	4.57±1.04
鲜虫草组	50	6.42±1.40**
	100	4.86±0.93
	200	5.25±1.36
	400	5.50±1.25

注：** 与对照组相比，$P<0.01$。

二、抗肿瘤作用

1. 直接抗肿瘤作用

体外实验，在细胞水平研究鲜冬虫夏草（繁育品）对多种肿瘤细胞株的抗肿瘤作用。将鲜冬虫夏草（繁育品）分别用冷水提取、冻干后的样品以 6mg/mL 为初始浓度，按 2 倍稀释成一系列梯度浓度（共 9 个浓度），以 100μL/孔加入接种癌细胞的 96 孔板中，加完药之后，置于 37℃，5% CO_2 培养箱中，孵育 72h。加入 CCK-8，每孔 10μL，置于 37℃ 培养箱中孵育 1～2h，酶标仪 450nm 处检测各孔的吸光度（A）值，计算鲜虫草对癌细胞在 72h 的 IC_{50} 值。研究显示，鲜冬虫夏草（繁育品）抑制肿瘤的敏感细胞株（$IC_{50}<1mg/mL$）如肺癌（NCI-H460、A549）、肝癌（Hep 3B2.1-7）、白血癌（K562）、乳腺癌（MDA-MB-13453）、黑色素癌（B16-F10、SK-MEL-28）、淋巴癌（Raji）。结果见表 4-2。

表 4-2　鲜冬虫夏草（繁育品）对肿瘤细胞的抑制作用

肿瘤名称	编号	IC_{50}（mg/mL）鲜虫草组
黑色素癌	SK-MEL-28	0.54
	B16-F10	~0.02
肺癌	A549	0.72
	NCI-H460	0.95
	lewis	1.46
肝癌	Hep 3B2.1-7	0.57
胶质瘤癌	U87MG	>6
结肠癌	HCT-116	2.46
	COLO205	1.71
白血癌	K-562	0.91
	HL-60	~1.37
乳腺癌	MCF-7	>6
	MDA-MB-13453	0.55
宫颈癌	Hela	3.20
淋巴癌	Raji	0.16

建立小鼠 Lewis 肺癌模型，研究鲜冬虫夏草（繁育品）的直接抗肿瘤作用。90 只 C57BL/6 小鼠右肢腋下皮下接种 Lewis 肺癌细胞，1×10^6/只，正常组 15 只不接种癌细胞，7d 后观察接种情况，根据肿瘤体积筛选并分模型组、顺铂组和鲜冬虫夏草（繁育品）组（冷水提取、冻干）。小鼠腹腔给药鲜冬虫夏草（繁育品）水提物，连续给药 14d，给药第 10、12、14、16、19、21d 测定瘤体积（mm^3），第 22d 处死小鼠，取实体瘤称重；取各组小鼠的 NK 细胞，以 K562 细胞为靶细胞，用 LDH 检测试剂盒检测 NK 细胞活性。研究显示，鲜冬虫夏草（繁育品）冷提物能减少小鼠皮下 Lewis 瘤的体积和质量，抑制皮下肿瘤的生长，作用呈剂量依赖性，并且中、高剂量鲜冬虫夏草（繁育品）抑制肿瘤的作用强于顺铂组；与正常组相比，模型组的 NK 细胞活性增强，而给予低、中剂量鲜虫草冷提物的小鼠的 NK 细胞活性呈剂量依赖性增强，说明鲜虫草可以通过增强小鼠的免疫达到对肿瘤的抑制作用，结果见表 4-3。

2. 抗肿瘤转移作用

建立斑马鱼人皮肤黑色素瘤（A375）细胞移植瘤模型，评价鲜冬虫夏草（繁

表 4 - 3 鲜冬虫夏草（繁育品）对 Lewis 肺癌瘤体积、瘤重量和 NK 细胞活性的影响（$\bar{x} \pm SD$, $n = 15$）

组别	剂量 (mg/kg)	D10（mm³）	D12（mm³）	D14（mm³）	D16（mm³）	D19（mm³）	D21（mm³）	瘤重（g）	NK 细胞活性
正常组	-	-	-	-	-	-	-	-	12.3
模型组	-	175.2±75.8	238.5±126.9	414.1±197.4	886.8±504.1	1455.6±950.9	2530.1±1183.9	1.76±0.30	21.7
顺铂组	3	103.8±55.2**	150.7±81.9*	201.9±122.1**	396.9±212.4**	631.0±353.8**	1290.4±729.5**	0.67±0.11**	8.3
鲜虫草组	50	136.7±62.2	167.6±90.1	308.0±131.0*	540.7±347.2	982.3±714.6	1438.9±849.8*	1.03±0.19*	28.4
	150	79.5±34.1**	90.1±50.9**	142.4±70.3**	265.9±132.6**	374.2±135.8**	869.2±298.0**	0.57±0.15**	40.8
	300	78.7±27.7**	87.4±45.1**	138.1±76.0**	186.9±80.1**	351.3±243.3**	804.2±580.6**	0.41±0.10**	5.9

注：* 与模型组相比，$P < 0.05$；** 与模型组相比，$P < 0.01$。

育品）的抗肿瘤转移作用。使用红色荧光染料 CM－Dil 标记 A375 细胞，以显微注射的方式移植到受精后 2d（2dpf）正常野生型 AB 品系斑马鱼卵黄囊内，每尾移植约 800 个细胞，建立斑马鱼 A375 移植瘤模型。于 35℃ 培养至 3dpf，筛选移植肿瘤细胞一致性较好的斑马鱼，随机分配至 6 孔板中，每孔 30 尾，设模型组、索拉非尼组、鲜冬虫夏草（繁育品）组。将各实验组斑马鱼继续置于 35℃ 培养至 5dpf 后，每个实验组随机选择 10 尾斑马鱼在荧光显微镜下进行观察，计算斑马鱼尾部肿瘤细胞荧光强度（S）和肿瘤转移抑制率。研究显示，鲜虫草对 A375 移植瘤体内转移有显著的抑制作用，鲜虫草提取物在 3.3、10、30μg/mL 浓度下的肿瘤转移抑制作用分别为 28%、46% 和 62%，结果见表 4－4、图 4－1。

表 4－4　鲜冬虫夏草（繁育品）对斑马鱼 A375 细胞移植瘤体内转移的抑制作用（$\bar{x} \pm SD$，$n = 10$）

组别	浓度（μg/mL）	S	肿瘤转移抑制率（%）
模型组	－	107499 ± 5604	－
索拉菲尼组	0.07	72105 ± 5374 ***	33 ***
鲜虫草组	3.3	77804 ± 4076 ***	28 ***
	10	58580 ± 1659 ***	46 ***
	30	40461 ± 2767 ***	62 ***

注:*** 与模型组相比，$P < 0.001$。

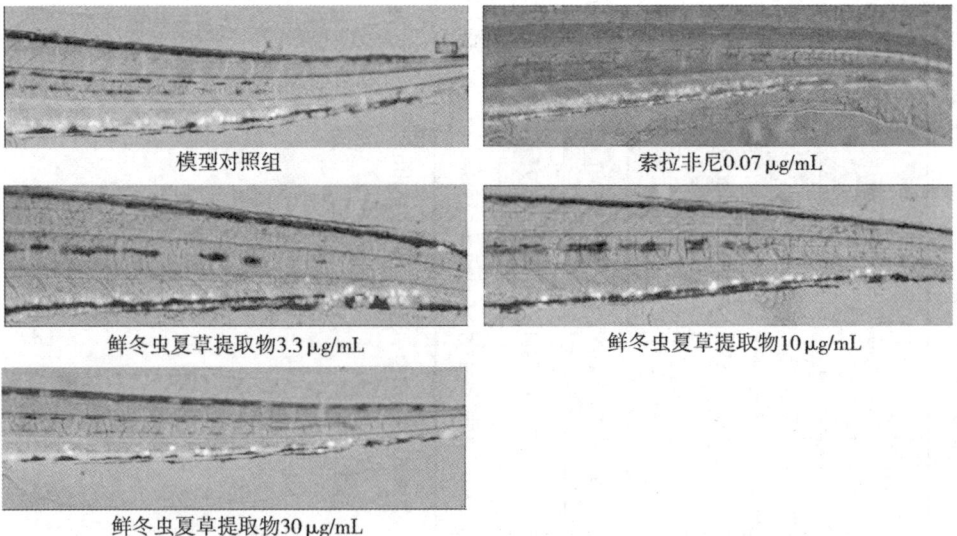

模型对照组　　　　　　　　　　　　索拉非尼 0.07 μg/mL

鲜冬虫夏草提取物 3.3 μg/mL　　　　　鲜冬虫夏草提取物 10 μg/mL

鲜冬虫夏草提取物 30 μg/mL

图 4－1　鲜冬虫夏草（繁育品）对斑马鱼 A375 细胞移植瘤体内转移的抑制作用

　　建立斑马鱼人乳腺癌（MDA – MB – 21）细胞移植瘤模型，评价鲜冬虫夏草（繁育品）的抗肿瘤转移作用。实验设模型组、紫杉醇组、鲜冬虫夏草（繁育品）组（冷水提取、冻干，分为水溶给药和静脉注射给药 2 种方式），每组 30 尾，给药 2d 后每个实验组随机选择 15 尾斑马鱼在荧光显微镜下进行观察，计算斑马鱼全身肿瘤细胞荧光强度（S）和肿瘤生长及转移抑制率。研究显示，鲜冬虫夏草（繁育品）水溶给药组和静脉注射给药组各浓度对肿瘤的生长和转移均有明显的抑制作用，结果见表 4 – 5、4 – 6、图 4 – 2。

表 4 – 5　鲜冬虫夏草（繁育品）对斑马鱼 MDA – MB – 21
细胞移植瘤生长的抑制作用（$\bar{x} \pm SD$, $n = 15$）

组别	浓度/剂量	S	肿瘤生长抑制率（%）
模型组	–	1549196 ± 37856	–
紫杉醇组	3ng/尾	1229636 ± 68653 ***	21***
鲜虫草水溶给药组	5.6μg/mL	1290097 ± 39394**	17**
	16.7μg/mL	1367621 ± 45360	12
	50μg/mL	1450281 ± 41420	6
鲜虫草静脉注射给药组	11.1ng/尾	1134079 ± 42350***	27***
	33.3ng/尾	1224326 ± 55530***	21***
	100ng/尾	1240513 ± 79350***	20***

注：**与模型组相比，$P < 0.01$；***与模型组相比，$P < 0.001$。

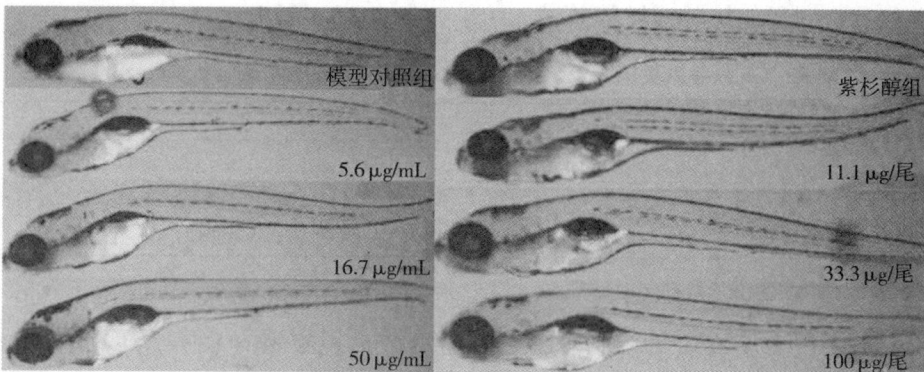

图 4 – 2　鲜冬虫夏草（繁育品）对斑马鱼 MDA – MB – 21 细胞移植瘤生长的抑制作用

表4-6 鲜冬虫夏草（繁育品）对斑马鱼 MDA - MB -21
细胞移植瘤体内转移的抑制作用（$\bar{x} \pm SD$，$n = 15$）

组别	浓度/剂量	转移最远两端距离	肿瘤转移抑制率（%）
模型组	–	611 ±61	–
紫杉醇组	3ng/尾	357 ±44**	42**
鲜虫草水溶给药组	5.6μg/mL	378 ±50**	38**
	16.7μg/mL	318 ±46***	48***
	50μg/mL	322 ±40***	47***
鲜虫草静脉注射给药组	11.1ng/尾	273 ±20***	55***
	33.3 ng/尾	404 ±58*	34*
	100 ng/尾	367 ±40**	40**

注：* 与模型组相比，$P < 0.05$；** 与模型组相比，$P < 0.01$；*** 与模型组相比，$P < 0.001$。

建立小鼠乳腺癌肺转移模型，研究鲜冬虫夏草（繁育品）的抗肿瘤转移作用。实验设正常组、模型组和鲜冬虫夏草（繁育品）腹腔注射给药组（鲜虫草均冷水提取、冻干），正常组5只，其余各组15只。实验开始第1d，除正常组外，所有动物尾静脉接种 4T1 乳腺癌细胞，接种密度为 1×10^6/mL，接种 100μL，接种当天给药。第15d所有动物解剖，取肺脏，称重计算脏器系数；除正常组外，其他各组的1～10号动物肺脏染色，计算肺脏结节数；对肺脏组织进行病理切片和观察。研究显示，虫草腹腔给药组出现显著性抑制转移效果，肺脏系数显著降低，仅发现体积较小的转移肿瘤转移病灶，且数量较少，说明鲜虫草腹腔给药有明显的抗肿瘤转移效果，结果见表4-7、图4-3。

表4-7 鲜冬虫夏草（繁育品）对乳腺癌肺转移的抑制作用（$\bar{x} \pm SD$）

组别	剂量（mg/kg）	肿瘤结节评分	肺系数
		$n = 10$	$n = 15$
模型组	–	68.67 ±43.47	7.52 ±1.83
鲜虫草腹腔给药组	50	9.10 ±8.50**	6.31 ±0.72**

注：** 与模型组相比，$P < 0.01$。

建立小鼠 4T1 乳腺癌肺转移模型，研究鲜冬虫夏草（繁育品）对 BALB/C 小鼠乳腺癌肺转移的生存率影响。实验设正常组、模型组和鲜冬虫夏草（繁育品）腹腔注射给药组（虫草冷水提取、冻干），正常组5只，其余各组10只。每天观察动物状态，记录各组动物死亡时间、死亡个数，计算生存率。接种当天给药，于接种后第16d每组1～5号动物眼眶采血取血清，用于测 MMP -9。研究显

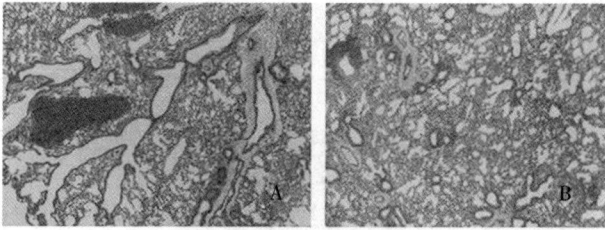

A. 模型组；B. 腹腔给药组

图 4 - 3　乳腺癌肺转移肺组织的病理切片 （×4）

示，接种肿瘤细胞后第 23d 开始，模型组、鲜草低剂量组出现动物死亡；到第 26d，模型组和鲜草低剂量组动物开始大量死亡，鲜草高剂量组动物状态良好；直至第 33d，鲜草高剂量组仍有 70% 的动物存活，明显高于模型组，并且有降低血清中 MMP - 9 含量的趋势，说明虫草腹腔给药高剂量组能明显延长肿瘤模型动物的生存期。结果见表 4 - 8。

表 4 - 8　鲜冬虫夏草 （繁育品） 对乳腺癌肺转移小鼠生存率的影响 （$\bar{x} \pm SD$）

组别	剂量 （mg/kg）	存活率 （%）	MMP - 9 含量 （ng/mL）
		$n = 10$	$n = 5$
正常组	－	100	89. 52 ± 61. 30
模型组	－	20	305. 38 ± 141. 84
鲜虫草腹腔给药组	16. 7	30	286. 40 ± 161. 86
	50	70*	139. 18 ± 23. 85

注：* 与模型组相比，$P < 0.05$。

建立小鼠 4T1 乳腺癌肺转移模型，比较鲜冬虫夏草 （繁育品） 不同给药途径和化疗药顺铂的抗肿瘤转移作用。实验设正常组、模型组、鲜虫草组 （均冷水提取、冻干，分为腹腔给药和皮下给药两种方式） 和顺铂腹腔给药组，每组 10 只。实验开始第 1d，除正常组外，所有动物尾静脉接种 4T1 乳腺癌细胞，接种密度为 1×10^6/mL，接种 100μL，接种当天给药，腹腔注射。第 15d 所有动物解剖，取肺脏染色并计算肺脏结节数和肺脏系数，采全血测定血清中 MMP - 9 含量。研究显示，鲜虫草腹腔注射给药可显著减少肺肿瘤结节的形成，鲜虫草皮下给药可降低肺肿瘤结节数，但与模型组比较，没有统计学差异 （$P > 0.05$）；鲜虫草腹腔注射给药、皮下给药和顺铂腹腔给药均显著降低肺脏系数；鲜虫草腹腔注射给药、皮下给药和顺铂腹腔给药均显著降低小鼠血清中 MMP - 9 含量，结果见表 4 - 9。

表4-9 鲜冬虫夏草（繁育品）不同给药途径给药对乳腺癌肺转移的抑制作用（$\bar{x}\pm SD$，$n=10$）

组别	剂量（mg/kg）	肿瘤结节数	肺脏系数	MMP-9含量（ng/mL）
正常组	-	-	6.9±0.7**	59.7±19.3**
模型组	-	46±44.5	9.6±2.2	453.9±176.2
鲜虫草腹腔给药组	100	10.2±9.51*	7.6±0.6*	148.8±19.7**
鲜虫草皮下给药组	100	22.9±22.75	7.5±0.7*	156.8±32.6**
顺铂组	2	41.4±56.11	7.7±1.1*	120.4±24.8**

注：* 与模型组相比，$P<0.05$；** 与模型组相比，$P<0.01$。

建立小鼠4T1乳腺癌肺转移模型，比较鲜冬虫夏草（繁育品）和干冬虫夏草的肺转移抑制作用。实验设正常组、模型组、鲜冬虫夏草（繁育品）组和干虫草组（均冷水提取、冻干），每组10只。实验开始第1d，除正常组外，所有动物尾静脉接种4T1乳腺癌细胞，接种密度为1×10^6/mL，接种100μL，接种当天给药，腹腔注射。第14d所有动物解剖，取肺脏染色并计算肺脏结节数和肺脏系数，采全血测定血清中MMP-9含量。研究显示，低剂量和高剂量（50mg/kg和100mg/kg）的鲜冬虫夏草均能减少肺肿瘤结节数，低剂量的鲜冬虫夏草还能明显降低血清MMP-9的表达；而干冬虫夏草对肿瘤结节数和血清MMP-9的表达均无明显的抑制作用。以上结果说明鲜虫草抗肿瘤作用优于干虫草，结果见表4-10。

表4-10 鲜冬虫夏草（繁育品）和干虫草对乳腺癌肺转移的抑制作用（$\bar{x}\pm SD$，$n=10$）

组别	剂量（mg/kg）	肿瘤结节数	肺脏系数	MMP-9含量（ng/mL）
正常组	-	-	7.0±0.6*	82.4±50.3**
模型组	-	34.7±24.0	8.9±1.4	463.7±207.0
鲜虫草组	50	12.6±8.8*	7.3±0.5**	249.9±75.3*
	100	16.8±11.3*	7.2±1.1*	268.7±191.3
干虫草组	50	26.0±12.9	8.7±0.8	363.6±176.5
	100	26.5±24.0	7.4±0.9*	294.9±192.2

注：* 与模型组相比，$P<0.05$；** 与模型组相比，$P<0.01$。

建立小鼠4T1乳腺癌肺转移模型，筛选鲜冬虫夏草（繁育品）中有效的抗肿瘤转移活性的蛋白组分。实验设正常组、模型组、鲜冬虫夏草（繁育品）组（冷水提取、冻干，100mg/kg）、鲜虫草冷提>10kD组分组（30、10mg/kg）和鲜虫草冷提<10kD组分组（30、10mg/kg），每组10只。实验开始第1d，除正常组外，所有动物尾静脉接种4T1乳腺癌细胞，接种密度为1×10^6/mL，接种100μL，接种当天给药，腹腔注射。第15d所有动物解剖，取肺脏染色并计算肺脏结节数和肺脏系数，采全血测定血清中MMP-9含量。研究显示，鲜冬虫夏草

（繁育品）组和鲜虫草冷提 > 10kD 组分组能显著减少肿瘤结节数，鲜冬虫夏草（繁育品）组、鲜虫草冷提 > 10kD 组分高剂量组和鲜虫草冷提 > 10kD 组分低剂量组的肿瘤结节抑制率分别为 62%、80% 和 45%；鲜虫草组、鲜虫草冷提 > 10kD 组分组均能降低肺脏系数；只有鲜虫草组能降低小鼠血清的 MMP - 9 含量；鲜虫草冷提 < 10kD 组分组对于该模型肿瘤肺转移无明显改善作用。以上研究表明，鲜冬虫夏草（繁育品）中分子量 > 10kD 的蛋白质可能是抗肿瘤转移的有效组分。

3. 抗肿瘤增效减毒作用

建立斑马鱼人肺癌（A549）细胞移植瘤模型，评价鲜冬虫夏草（繁育品）联用顺铂的抗肿瘤协同抑制作用。使用 CM - Dil 红色荧光染料标记 A549 细胞，以显微注射的方式移植到受精后 2d（2dpf）正常野生型 AB 品系斑马鱼卵黄囊内，每尾移植约 300 个细胞，建立斑马鱼 A549 移植瘤模型。实验设模型组、顺铂组、鲜冬虫夏草（繁育品）组和鲜冬虫夏草（繁育品）联用顺铂组（鲜虫草冷水提取、冻干），每组 30 尾。将各实验组斑马鱼置于 35℃ 培养至 5dpf 后，每个实验组随机选择 10 尾斑马鱼在荧光显微镜下进行观察，计算斑马鱼体内肿瘤细胞荧光强度（S）和肿瘤抑制率。研究显示，鲜冬虫夏草（繁育品）对斑马鱼 A549 移植瘤的生长有明显的抑制作用，7.81、15.63 和 31.25μg/mL 浓度组的抑制率分别为 18.19%、22.66% 和 33.68%；2ng/尾顺铂组对肿瘤生长的抑制率为 22.30%；鲜冬虫夏草（繁育品）7.81、15.63 和 31.25μg/mL 联合 2ng/尾顺铂组的肿瘤生长抑制率分别为 35.02%、47.25% 和 58.24%。鲜冬虫夏草（繁育品）联用顺铂组比单用顺铂组和单用冬虫夏草组的抗肿瘤作用更强，说明鲜冬虫夏草与顺铂有明显的协同抗肿瘤作用，结果见表 4 - 11、图 4 - 4。

表 4 - 11 鲜冬虫夏草（繁育品）联用顺铂对斑马鱼 A549 移植瘤的抑制作用（$\bar{x} \pm SD$，$n = 10$）

组别	剂量	S	抑制率（%）
模型组	-	231162 ± 28501	-
顺铂组	2ng/尾	179614 ± 63409[*]	22.30[*]
鲜虫草组	7.81μg/mL	189115 ± 47614[*]	18.19[*]
	15.63μg/mL	178789 ± 50316[*]	22.66[*]
	31.25μg/mL	153306 ± 43266[***]	33.68[***]
鲜虫草联用顺铂组	7.81μg/mL + 2ng/尾	150218 ± 48021[***]	35.02[***]
	15.63μg/mL + 2ng/尾	121930 ± 29894[***]	47.25[***]
	31.25μg/mL + 2ng/尾	96537 ± 52248[***]	58.24[***]

注：[*] 与模型组相比，$P < 0.05$；[***] 与模型组相比，$P < 0.001$。

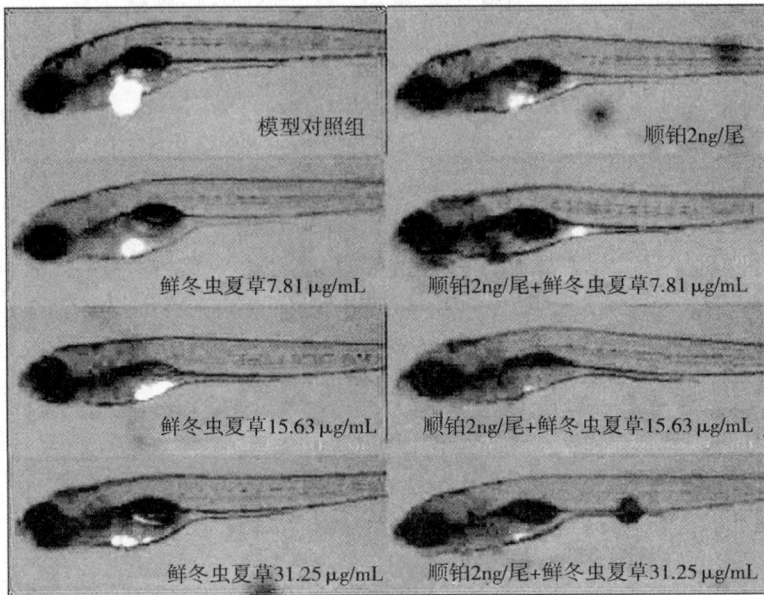

图 4 – 4 鲜虫草联用顺铂对斑马鱼 A549 移植瘤的抑制作用

建立斑马鱼胃肠道毒性模型，评价鲜冬虫夏草（繁育品）对顺铂引起的斑马鱼胃肠道毒性减毒作用。以显微静脉注射顺铂 2ng/尾的方式处理 3dpf 野生型AB 品系斑马鱼，建立斑马鱼胃肠道毒性模型。实验设正常组、模型组和鲜虫草组（冷水提取、冻干），每组 30 尾，置于 28℃ 培养箱中培养，培养至 5dpf 后，每个实验组随机选择 10 尾斑马鱼在显微镜下进行观察，进行肠道形态学分析，计算斑马鱼肠壁直径。研究显示，鲜虫草 10.42 和 31.25μg/mL 剂量组能显著改善顺铂引起的斑马鱼肠道毒性作用，改善率分别为 49.26 和 90.08%，结果见表 4 – 12。

表 4 – 12 鲜冬虫夏草（繁育品）对斑马鱼肠道毒性模型的改善作用（$\bar{x} \pm SD$，$n = 10$）

组别	剂量（μg/mL）	肠壁直径	改善率（%）
正常组	–	21.16 ± 0.77***	–
模型组	–	15.11 ± 0.87	–
鲜虫草组	3.47	15.60 ± 0.92	8.10
	10.42	18.09 ± 0.78***	49.26
	31.25	20.56 ± 1.28***	90.08

注：*** 与模型组相比，$P < 0.001$。

建立斑马鱼神经毒性模型，评价鲜冬虫夏草（繁育品）对顺铂引起的斑马鱼神经毒性减毒作用。以显微静脉注射顺铂2ng/尾的方式处理3dpf黑色素等位基因突变型Albino品系斑马鱼，建立斑马鱼神经毒性模型。实验设正常组、模型组和鲜冬虫夏草（繁育品）组（冷水提取、冻干），每组30尾，置于28℃培养箱中培养，培养至5dpf后，对斑马鱼进行吖啶橙染色，染色洗脱后每个实验组随机选择10尾斑马鱼在荧光显微镜下进行观察，计算斑马鱼脑部凋亡小体个数。研究显示，鲜虫草10.42和31.25μg/mL剂量组能显著改善顺铂引起的斑马鱼神经毒性作用，改善率分别为30.43%和39.13%，结果见表4-13。

表4-13　鲜冬虫夏草（繁育品）对斑马鱼神经毒性模型的改善作用（$\bar{x}\pm SD$，$n=10$）

组别	剂量（μg/mL）	凋亡小体	改善率（%）
正常组	–	11±3***	–
模型组	–	34±5	–
鲜虫草组	3.47	31±3	13.04
	10.42	27±7*	30.43
	31.25	25±6**	39.13

注:*与模型组相比，$P<0.05$;**与模型组相比，$P<0.01$;***与模型组相比，$P<0.001$。

建立小鼠Lewis肺癌皮下瘤模型，研究鲜冬虫夏草（繁育品）联用顺铂的抗肿瘤增效减毒作用。C57雄性小鼠105只，按体重随机分为正常组、模型组、顺铂组、鲜冬虫夏草（繁育品）热提（200、800mg/kg）+顺铂组、鲜虫草冷提（200、800mg/kg）+顺铂组，每组15只，虫草口服给药35d，除正常组以外，其余组给予鲜虫草及溶媒7d后，右前肢腋下皮下接种Lewis肺癌细胞1×10^6/只，接种后第2d顺铂组、鲜虫草与顺铂联用各组开始腹腔注射顺铂溶液（隔天1次）；每周称重2次，于第22d开始每周1、3、5测瘤体积。第28d采全血测试血液学指标、生化指标（肝功、肾功），并取瘤、胸腺、心、肝、脾、肺、肾，称重计算脏器系数。研究显示，与顺铂组相比，鲜虫草冷提+顺铂组能剂量依赖性地降低肿瘤的体积，说明鲜虫草冷水提取物能增强顺铂的疗效；鲜虫草冷提+顺铂组能剂量依赖性地降低肝脏的脏器系数和ASLT指标，说明鲜虫草冷水提取物能减轻顺铂的毒副作用。以上结果表明，鲜虫草联用顺铂对小鼠Lewis肺癌皮下瘤模型有减毒增效的作用，结果见表4-14、表4-15、表4-16和表4-17。

表 4 - 14 鲜冬虫夏草（繁育品）对小鼠 Lewis 肺癌皮下瘤型瘤体积的影响（mm^3, $\bar{x} \pm SD$, $n = 15$）

组别	剂量（mg/kg）	D22	D24	D26	D29	D31	D33	D36
模型组	-	192.7±80.8	310.3±165.9	446.1±217.1	1016.9±423.7**	1692.8±636.1**	2615.7±1120.9**	3764.1±1468.4**
顺铂组	2	149.1±72.8	293.5±92.9	325.0±67.2	603.9±132.3	885.4±234.6	1152.8±413.4	1992.2±476.3
鲜虫草热提+顺铂组	200+2	185.7±106.7	281.6±153.5	365.8±194.0	666.0±392.3	1021.0±689.1	1358.7±972.6	2488.8±1462.7
	800+2	157.0±70.5	258.1±125.9	336.3±144.5	626.2±308.3	875.1±322.3	1196.8±475.7	2099.7±951.9
鲜虫草冷提+顺铂组	200+2	164.3±111.1	223.8±98.7	324.4±183.3	526.1±219.7	799.5±290.4	1079.3±393.4	1757.9±787.2
	800+2	228.2±255.1	210.6±121.1	318.0±196.5	546.1±216.5	694.0±305.3	883.4±455.3	1207.7±742.6*

注：* 与顺铂组相比，$P<0.05$；** 与顺铂组相比，$P<0.01$。

表 4 – 15　鲜冬虫夏草（繁育品）对小鼠 Lewis 肺癌皮下瘤模型瘤重的影响（$\bar{x} \pm SD$，$n = 15$）

组别	剂量（mg/kg）	瘤重（g）
模型组	–	3. 27 ± 0. 42 **
顺铂组	2	1. 77 ± 0. 22
鲜虫草热提 + 顺铂组	200 + 2	2. 09 ± 0. 43
	800 + 2	1. 58 ± 0. 26
鲜虫草冷提 + 顺铂组	200 + 2	1. 29 ± 0. 20
	800 + 2	1. 08 ± 0. 28 *

注:* 与顺铂组相比，$P < 0.05$；** 与顺铂组相比，$P < 0.01$。

表 4 – 16　鲜冬虫夏草（繁育品）对小鼠 Lewis 肺癌皮下瘤模型脏器系数的影响（$\bar{x} \pm SD$，$n = 15$）

组别	剂量（mg/kg）	肝脏系数	脾脏系数	肺脏系数	胸腺系数	肾脏系数
正常组	–	4. 73 ± 0. 32 **	0. 29 ± 0. 05 **	0. 53 ± 0. 03 **	0. 16 ± 0. 04 **	1. 16 ± 0. 09
模型组	–	6. 30 ± 0. 69	1. 03 ± 0. 21	0. 55 ± 0. 12	0. 13 ± 0. 03	1. 18 ± 0. 16
顺铂组	2	5. 74 ± 0. 66	0. 87 ± 0. 20	0. 71 ± 0. 41	0. 09 ± 0. 03	1. 15 ± 0. 08
鲜虫草热提 + 顺铂组	200 + 2	5. 88 ± 0. 87	1. 09 ± 0. 37	0. 60 ± 0. 10	0. 07 ± 0. 03	1. 21 ± 0. 08
	800 + 2	5. 73 ± 0. 52	0. 87 ± 0. 36	0. 61 ± 0. 06	0. 08 ± 0. 04	1. 17 ± 0. 05
鲜虫草冷提 + 顺铂组	200 + 2	5. 29 ± 0. 63	0. 67 ± 0. 36	0. 63 ± 0. 09	0. 11 ± 0. 11	1. 06 ± 0. 32
	800 + 2	5. 19 ± 0. 75	1. 03 ± 0. 66	0. 66 ± 0. 12	0. 07 ± 0. 05	1. 21 ± 0. 15

注:** 与顺铂组相比，$P < 0.01$。

表 4 – 17　鲜冬虫夏草（繁育品）对小鼠 Lewis 肺癌皮下瘤模型血生化的影响（$\bar{x} \pm SD$，$n = 15$）

组别	剂量（mg/kg）	ALTL	UREAL	ASTL	CREA2
正常组	–	35. 3 ± 7. 8	10. 7 ± 2. 2	119. 6 ± 19. 7 *	9. 8 ± 2. 1
模型组	–	31. 9 ± 8. 4	13. 4 ± 4. 9	315. 1 ± 117. 1	11. 3 ± 2. 3
顺铂组	2	36. 1 ± 5. 8	10. 8 ± 1. 8	329. 2 ± 75. 8	10. 9 ± 1. 8
鲜虫草热提 + 顺铂组	200 + 2	38. 8 ± 14. 9	12. 1 ± 6. 7	315. 8 ± 94. 6	11. 3 ± 2. 6
	800 + 2	35. 9 ± 14. 6	13. 2 ± 7. 5	274. 9 ± 104. 8	11. 0 ± 4. 1
鲜虫草冷提 + 顺铂组	200 + 2	33. 2 ± 7. 6	9. 7 ± 2. 0	255. 6 ± 88. 0 *	9. 1 ± 2. 3
	800 + 2	24. 7 ± 5. 3 **	8. 8 ± 1. 6 **	206. 2 ± 92. 3 **	8. 7 ± 2. 1 *

注:* 与顺铂组相比，$P < 0.05$；** 与顺铂组相比，$P < 0.01$。

建立斑马鱼中性粒细胞减少症模型，评价鲜冬虫夏草（繁育品）对化疗药物引起中性粒细胞减少症的改善作用。取受精后 2d（2dpf）突变型 MPO 系斑马鱼静脉注射给予长春瑞滨，建立斑马鱼中性粒细胞减少症模型，水溶给予鲜虫草提取物（冷水提取、冻干）和阳性对照品盐酸小檗胺，计中性粒细胞数目（N），定量评价冬虫夏草提取物对化疗药物引起的中性粒细胞减少症的改善作用。研究显示，鲜虫草 166.7 和 500μg/mL 剂量组能有效增加中性粒细胞的数目，改善长春瑞滨引起的副作用，结果见表 4-18、图 4-5。

表 4-18　鲜虫草对化疗药物引起的中性粒细胞减少症的改善作用（$\bar{x} \pm SD$，$n=10$）

组别	浓度（μg/mL）	中性粒细胞数目	中性粒细胞增加作用（%）
正常组	–	164 ± 15	–
模型组	–	90 ± 7	–
盐酸小檗胺组	17.0	135 ± 4***	49***
鲜虫草组	55.6	94 ± 3	4
	166.7	125 ± 6***	39***
	500	120 ± 7**	33**

注：**与模型组相比，$P<0.01$；***与模型组相比，$P<0.001$。

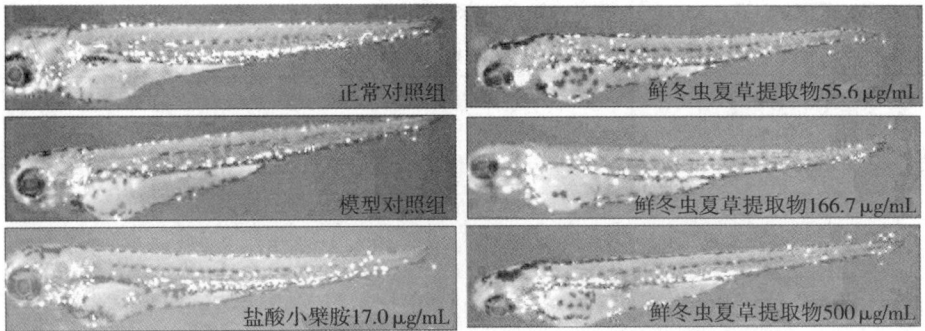

图 4-5　鲜虫草对化疗药物引起的中性粒细胞减少症的改善作用

三、抗呼吸系统疾病作用

1. 抗雾霾作用

建立斑马鱼巨噬细胞吞噬功能评价模型，评价鲜冬虫夏草（繁育品）对斑马鱼巨噬细胞吞噬功能的影响。将 2.3mg/mL 纳米活性炭（PM2.5）作为纳米颗粒，注射到 2dpf 斑马鱼血液循环中（相当于人静脉注射），10nL/尾，以 23ng/尾的剂量建立斑马鱼 PM2.5 吞噬模型。实验设正常组、模型组和鲜虫草组（冷水提取、冻干，水溶给药），每组 30 尾，处理 2d 后，加入中性红溶液对斑马鱼进行活体染色，染色结束统计吞噬了纳米活性炭的巨噬细胞数量，以巨噬细胞吞噬促进率来评价供试品对体内巨噬细胞吞噬功能的影响。研究显示，鲜虫草在浓度为 170、510 和 1530μg/mL 时对斑马鱼巨噬细胞吞噬促进率分别为 56%、78% 和 89%，其促进作用呈浓度相关性，说明鲜虫草可以促进 PM2.5 的吞噬清除，结果见表 4-19 和图 4-6。

表 4-19 鲜虫草对斑马鱼巨噬细胞吞噬功能的影响（$\bar{x} \pm SD$，$n = 30$）

组别	浓度（μg/mL）	吞噬纳米活性炭的巨噬细胞数量	吞噬促进率（%）
正常组	–	0	–
模型组	–	9 ± 3	–
鲜虫草组	170	14 ± 4 ***	56 ***
	510	16 ± 3 ***	78 ***
	1530	17 ± 3 ***	89 ***

注：*** 与模型组相比，$P < 0.001$。

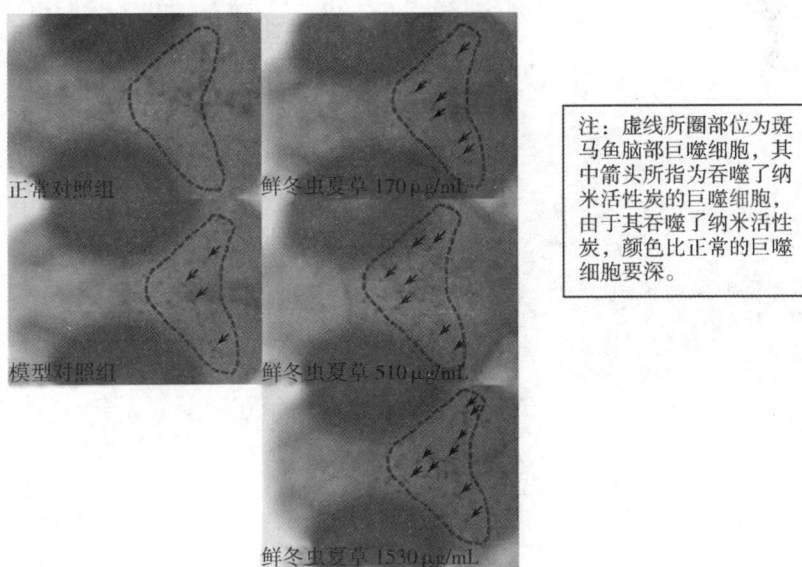

注：虚线所圈部位为斑马鱼脑部巨噬细胞，其中箭头所指为吞噬了纳米活性炭的巨噬细胞，由于其吞噬了纳米活性炭，颜色比正常的巨噬细胞要深。

正常对照组

鲜冬虫夏草 170μg/mL

模型对照组

鲜冬虫夏草 510μg/mL

鲜冬虫夏草 1530μg/mL

图 4-6 鲜虫草对斑马鱼巨噬细胞吞噬功能的影响

建立斑马鱼 PM2.5 分泌模型，评价鲜冬虫夏草（繁育品）对斑马鱼分泌 PM2.5 的影响。将 2.3mg/mL 纳米活性炭作为纳米颗粒，注射到 2dpf 斑马鱼卵黄囊中（相当于人肌肉注射），每尾斑马鱼注射 30nL，即以 69ng/尾剂量建立斑马鱼 PM2.5 分泌模型。实验设正常组、模型组和鲜虫草组（冷水提取、冻干，水溶给药），每组 30 尾，处理 6d 后，统计体内纳米活性炭分泌进入肠道的斑马鱼数量（Z），评价鲜虫草对纳米活性炭分泌进入肠道功能的影响。研究显示，鲜虫草在浓度为 170、510 和 1530μg/mL 时，纳米活性炭分泌发生率分别为 70%、80% 和 87%，其促进作用呈浓度相关性，说明鲜虫草可以促进 PM2.5 的分泌，结果见表 4 - 20 和图 4 - 7；结合鲜虫草可促进斑马鱼巨噬细胞吞噬 PM2.5，可认为鲜冬虫夏草（繁育品）有抗雾霾作用。

表 4 - 20　鲜冬虫夏草（繁育品）对斑马鱼体内纳米活性炭分泌发生率的影响

实验组别	浓度（μg/mL）	已分泌数/总数	纳米活性炭分泌发生率（%）
正常组	–	0/30	
模型组	–	11/30	37
鲜虫草组	170	21/30*	70*
	510	24/30**	80**
	1530	26/30***	87***

注：*与模型组相比，$P < 0.05$；**与模型组相比，$P < 0.01$；***与模型组相比，$P < 0.001$。

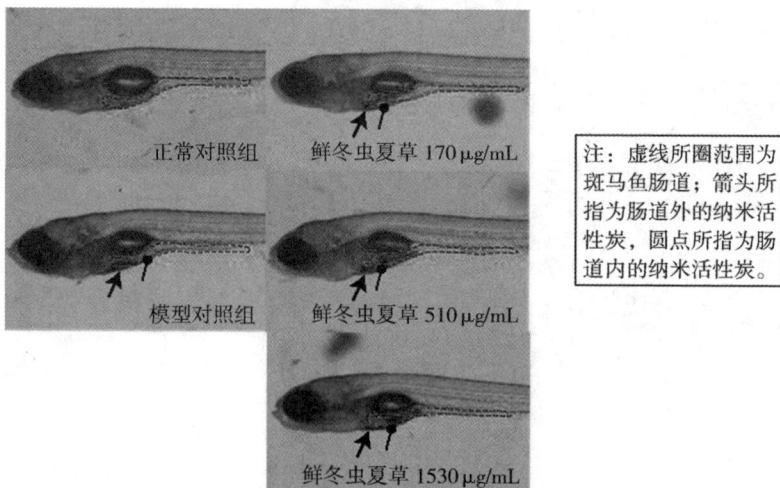

正常对照组　　鲜冬虫夏草 170μg/mL

模型对照组　　鲜冬虫夏草 510μg/mL

鲜冬虫夏草 1530μg/mL

注：虚线所圈范围为斑马鱼肠道；箭头所指为肠道外的纳米活性炭，圆点所指为肠道内的纳米活性炭。

图 4 - 7　鲜虫草对斑马鱼巨噬细胞吞噬功能的影响

2. 抗肺部炎症作用

建立小鼠急性肺损伤模型，评价鲜冬虫夏草（繁育品）抗肺部炎症的作用。实验设正常组、模型组、罗氟司特组和鲜虫草组（冷水提取、冻干），每组 BALB/C 小鼠 10 只，除正常组外，各组造模前 1 ~ 5d 连续每天给药一次，第 5d 进行 LPS 雾化吸入造成肺损伤，造模后 4h，每组 7 只小鼠进行肺泡灌洗，测定白细胞总数，进行白细胞分类数及炎症因子 TNF – α、IL – 10 检测。研究显示，采用雾化器对小鼠进行 LPS 造模 4h 后，小鼠肺部出现急性炎症；鲜虫草组和罗氟司特组的白细胞总数显著下降，鲜虫草组和罗氟司特组的中性粒细胞总数显著下降；与模型组相比，各给药组炎症因子无显著差异。因此，推测鲜虫草可以降低肺部白细胞总数和中性粒细胞数目，从而对小鼠肺部急性炎症损伤起到一定的保护作用，结果见表 4 – 21 和 4 – 22。

表 4 – 21　鲜冬虫夏草（繁育品）对急性肺损伤
小鼠白细胞计数和中性粒细胞的影响（$\bar{x} \pm SD$, $n = 7$）

分组	剂量（mg/kg）	白细胞数（10^5）	中性粒细胞数（10^5）	Neu/WBC 比例
正常组	–	1.13 ± 0.17	0.06 ± 0.02	4.4%
模型组	–	6.16 ± 0.31	6.00 ± 0.32	97.3%
罗氟司特组	2	3.38 ± 0.45 **	2.60 ± 0.23 **	80.8%
鲜虫草组	100	3.89 ± 0.41 **	3.73 ± 0.41 **	95.4%

注：** 与模型组相比，$P < 0.01$。

表 4 – 22　鲜冬虫夏草（繁育品）对急性肺损伤小鼠细胞因子的影响（$\bar{x} \pm SD$, n = 7）

分组	剂量（mg/kg）	TNF – α	IL – 10	IL – 6
正常组	–	10.66 ± 1.99	2.26 ± 6.22	33
模型组	–	510.57 ± 198.1	4.58 ± 3.76	625.54 ± 242.67
罗氟司特组	2	295.25 ± 90.53 *	5.38 ± 4.81	511.59 ± 150.28
鲜虫草组	100	526.39 ± 206.98	2.68 ± 6.07	582.46 ± 212.15

注：* 与模型组相比，$P < 0.05$。

建立香烟诱导的小鼠急性肺损伤模型，评价鲜冬虫夏草（繁育品）对该模型的保护作用。实验设正常组、模型组和鲜冬虫夏草（繁育品）组（冷水提取、冻干），每组 BALB/C 小鼠 12 只。造模前预先灌胃给药 30d，除正常组外，其余各组在第 1 ~ 14d 进行造模：50 根烟/60min（前 3 轮 10 根/10min，后 2 轮 10 根/

15min），氧气含量控制在 20% 以上，每熏一轮观察老鼠状态，及时补充空气。造模期间，每天于造模前 30min 继续给予东阳光鲜草，造模 14d 后处死动物，进行肺泡灌洗，计数白细胞总数和白细胞分类计数，评价鲜虫草水提物抗肺部炎症的作用。研究显示，与模型组比较，鲜冬虫夏草（繁育品）300mg/kg 组的白细胞总数显著降低，中性粒细胞数有降低的趋势，对 KC 和 IL - 1β 含量无明显影响，说明鲜虫草水提物对香烟诱导的小鼠肺部炎症存在一定的保护作用，但其作用机制尚未阐明，结果见表 4 - 23 和图 4 - 8。

表 4 - 23　鲜冬虫夏草（繁育品）对急性肺
损伤小鼠白细胞计数和中性粒细胞的影响（$\bar{x} \pm SD$，$n = 12$）

分组	剂量（mg/kg）	白细胞数（10^5）	中性粒细胞数（10^5）
正常组	–	0.49 ± 0.13**	0.04 ± 0.024**
模型组	–	2.39 ± 1.00	0.81 ± 0.49
鲜虫草组	50	1.78 ± 0.55	0.74 ± 0.36
	100	1.84 ± 0.90	0.86 ± 0.56
	300	1.56 ± 0.54*	0.67 ± 0.44

注：* 与模型组相比，$P < 0.05$；** 与模型组相比，$P < 0.01$。

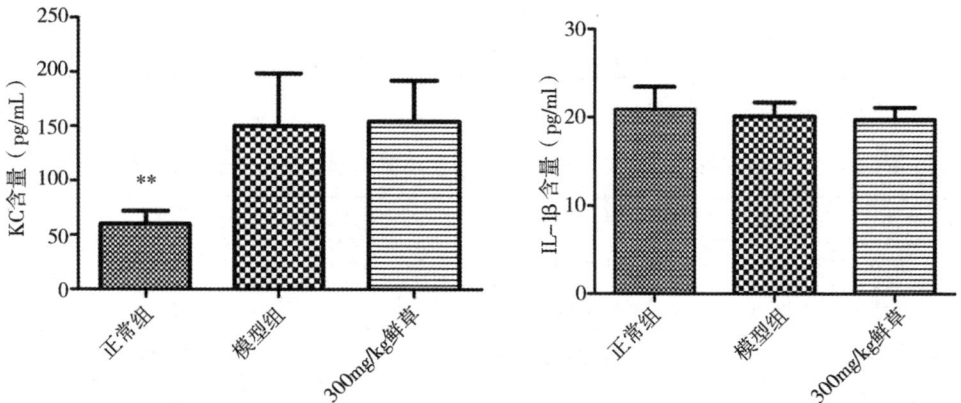

图 4 - 8　鲜冬虫夏草（繁育品）对急性肺损伤小鼠细胞因子的影响

　　建立小鼠哮喘模型，研究评价鲜冬虫夏草（繁育品）对哮喘小鼠气道炎症的影响。实验设正常组、模型组、地塞米松组和鲜虫草组（冷水提取、冻干），每组 BALB/C 小鼠 15 只。第 1 ~ 14d 致敏，模型组每只小鼠腹腔注射 200μL 卵白蛋白凝胶，正常组注射氢氧化铝凝胶。第 21d 按分组给药，给药后 30min 雾化攻击，模型组和给药组使用溶于生理盐水的 1% 卵白蛋白溶液 10mL 攻击，正常组使用生理盐水攻击，雾化攻击 30 分钟，连续 7 天。最后 1 次雾化攻击 18h 后，各组中 10 只动物进行放血处死动物，进行肺泡灌洗，测定白细胞总数、分类计数。研究显示，鲜虫草组肺泡灌洗液中白细胞数目显著性降低，提示鲜虫草能够降低哮喘小鼠气道炎症，结果见表 4 – 24。

表 4 – 24　鲜冬虫夏草（繁育品）对哮喘模型小鼠白细胞计数的影响（$\bar{x} \pm SD$，$n = 10$）

分组	剂量（mg/kg）	白细胞数（10^5）
正常组	–	0.44 ± 0.18
模型组	–	3.78 ± 1.94
地塞米松组	1	0.32 ± 0.32 **
鲜虫草组	100	1.29 ± 0.66 **

注：** 与模型组相比，$P < 0.01$。

四、抗氧化作用

采用羟自由基、超氧阴离子自由基、DPPH 自由基清除实验，评价鲜冬虫夏草（繁育品）的抗氧化能力。鲜虫草（冷水提取、冻干）以 6mg/mL 为初始终浓度，2 倍稀释成一系列梯度浓度，共设 9 个浓度点，根据试剂盒说明书制作标准曲线及样品测试。研究显示，鲜冬虫夏草（繁育品）水提物对羟自由基、DPPH 和超氧阴离子均具有较强的抑制作用，最高抑制率分别为 100%、92.9% 和 62.3%，说明鲜冬虫夏草（繁育品）体外具有较强的抗氧化活性，结果见图 4 – 9。

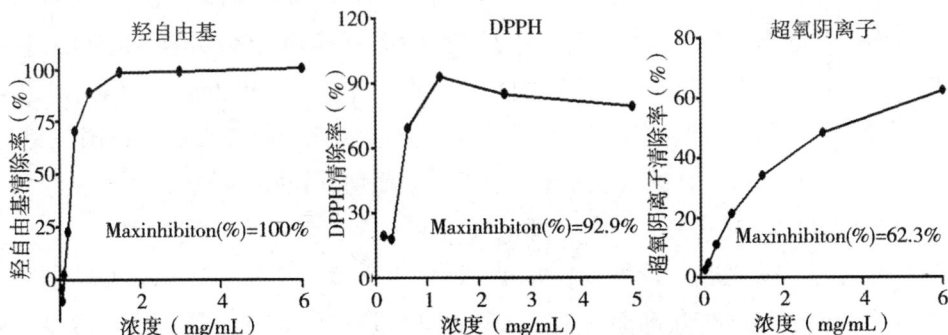

图 4 – 9　鲜冬虫夏草（繁育品）对羟自由基、DPPH、超氧阴离子的清除作用

五、降血糖作用

采用口服葡萄糖耐量试验（OGTT）和随机血糖试验，评价鲜冬虫夏草（繁育品）的降糖作用。口服葡萄糖耐量试验设对照组、阳性药（T1428，一种化学合成的 SGLT-2 抑制剂）组、鲜冬虫夏草（繁育品）（冷水提取、冻干）腹腔注射组，每组 10 只 BALB/C 小鼠，给药前、给药后 2.5h 及给糖后 15min、30min、45min、1h、2h 测定血糖值。随机血糖试验设正常组、鲜冬虫夏草（繁育品）100 和 300mg/kg 剂量组，每组动物各 5 只，测定给药前和给药后 0.5h、1h、2h、3h、4.33h、5h、6.5h、24h 的血糖值。研究显示，在 OGTT 方面，与对照组相比，鲜虫草腹腔注射 50、100mg/kg 剂量组在给糖后 15min 的血糖值显著下降，鲜虫草腹腔注射 300mg/kg 剂量组在给糖后 15min、30min、2h 血糖值显著下降；在随机血糖值方面，与对照组相比，鲜虫草腹腔注射 100mg/kg 剂量组在给药后 2h、3h、4.33h、5h 血糖值显著降低，鲜虫草腹腔注射 300mg/kg 剂量组在给药后 3h、4.33h、5h、6h、24h 血糖值显著降低。结果见表 4-25，表 4-26。综上，鲜虫草水提物在 OGTT 试验中，300mg/kg 的剂量下腹腔注射单次给药能够明显改善正常小鼠的糖耐量，而在随机血糖试验中，100~300mg/kg 的剂量下腹腔注射单次给药具有明显的降糖效果，具有一定的量效和时效关系。

冬虫夏草科研团队对鲜冬虫夏草（繁育品）进行的药理实验结果表明，在免疫调节方面，鲜冬虫夏草（繁育品）能够提高小鼠免疫功能；在抗肿瘤方面，鲜冬虫夏草（繁育品）提取物对部分肿瘤细胞有直接抑制作用，鲜虫草水提物能够在增强顺铂药效的同时降低化疗药物导致的毒性，鲜虫草小分子提取物对多种肿瘤细胞的生长具有抑制作用，鲜虫草水提物具有明显的抗肿瘤转移作用；在呼吸系统疾病方面，鲜冬虫夏草（繁育品）具有抗 PM2.5、祛痰和抗肺部炎症的作用；在抗氧化方面，鲜虫草水提物具有显著的抗氧化作用；在调节血糖方面，鲜虫草水提物具有改善正常小鼠糖耐量的作用。由此表明，生态繁育的鲜冬虫夏草在调节免疫、抗肿瘤、治疗肺部疾病、抗氧化、调节血糖等方面均有较好的药理作用。

鲜冬虫夏草（繁育品）的生态繁育工艺有 4 个特色：①繁育方式遵循冬虫夏草的生活习性，从光照、紫外线、温度、湿度、土壤、空气、气压，乃至植物食物等各个方面，复原青藏高原的生态系统；②采用智能生态保鲜技术，减少保鲜时虫草细胞内冰晶生成，保持细胞骨架完好，减少解冻时营养成分的流失；③逐一在高倍体视显微镜下镜检清洁，采用 HPLC 和 ICP-MS 等仪器检测，确保鲜虫

表 4-25　鲜冬虫夏草（繁育品）对 OGTT 试验血糖值的影响（$\bar{x} \pm S$, $n=10$）

分组	剂量(mg/kg)	给药前	给药后2h	给糖后15min	30min	45min	1h	2h	AUC_{0-2h} (mmol·L^{-1}·min^{-1})
对照组	-	6.02±0.94	5.79±1.19	15.97±2.74	11.91±2.79	10.16±2.08	8.30±1.20	5.58±1.16	15.49±2.28
阳性药组	10	6.23±0.35	5.46±1.04	14.36±2.20	11.07±1.60	8.21±1.92*	6.89±1.08*	3.67±0.78**	12.76±1.41**
鲜虫草腹腔注射组	25	5.26±0.63	5.00±0.77	14.76±1.97	11.63±1.83	8.79±1.54	7.56±1.61	4.13±0.85	13.74±1.95
	50	5.48±1.04	6.18±0.80	12.75±1.41**	10.04±2.41	8.62±1.97	8.29±1.85	4.95±0.75	13.92±1.72
	100	5.69±0.89	5.65±0.65	12.51±2.63*	10.67±2.88	8.75±2.55	8.21±1.49	5.08±0.98	14.27±2.85
	300	5.69±0.85	5.77±0.98	11.01±1.74**	9.20±1.88*	8.81±1.63	7.85±1.00	3.92±0.75**	12.75±1.12**

注：*与对照组相比，P<0.05；**与对照组相比，P<0.01。

表 4-26　鲜冬虫夏草（繁育品）对随机血糖试验血糖值的影响（$\bar{x} \pm S$, $n=5$）

分组	剂量(mg/kg)	0min	30min	1h	2h	3h	4.33h	5h	6.5h	24h	AUC_{0-24h} (mmol·L^{-1}·min^{-1})
对照组	-	8.2±0.92	10.12±2.41	11.45±1.77	11.28±1.12	11.06±0.98	9.36±1.14	8.94±0.90	7.72±1.49	9.78±1.60	217.95±21.77
鲜虫草	100	7.76±0.63	10.58±0.83	12.04±1.01	8.16±0.50**	8.68±0.34**	6.70±0.57**	7.34±0.67*	6.46±0.37	9.14±1.07	190.54±10.67*
腹腔注射组	300	7.68±1.16	11.0±1.10	13.1±0.27	9.56±1.44	8.72±0.72*	6.36±0.95**	5.76±1.20**	5.46±0.67*	7.56±0.83*	167.59±12.54**

注：*与对照组相比，P<0.05；**与对照组相比，P<0.01。

草的优良品质；④温和低温温控保鲜，专业冷链运输，保证运输过程的新鲜。因此，东阳光公司生产的鲜冬虫夏草（繁育品）具备以下 3 大优势：①可以从视觉、嗅觉、触觉、味觉等方面直接观测真假；②避免干制和加热过程中营养成分活性的破坏和流失，能够更好地保存蛋白类及多糖类的原始结构，比加工品更适合人体吸收；③重金属砷含量符合国家标准，不超标。

结合科学研究结果推荐冬虫夏草服用方法——冬虫夏草鲜着吃，相信鲜冬虫夏草可以塑造新鲜、健康、睿智的养生生活方式，为追求生活品质、文化和时尚的消费群体带来全新的新鲜冬虫夏草文化体验，开启健康生活新风尚。

≫≫≫ 参考文献

[1] 胡敏，皮惠敏，郑元梅. 冬虫夏草的化学成分及药理作用［J］. 时珍国医国药，2008，19（11）：2804－2806.

[2] 黄可，谢淑华，安宁，等. 冬虫夏草通过抗氧化及抗衰老减轻糖尿病肾病大鼠肾小管损伤的研究［J］. 中国医学创新，2014，11（22）：15－17

[3] Ji DB, Ye J, Li CL, et al. Antiaging effect of *Cordyceps sinensis* extract ［J］. Phytotherapy Research, 2009, 23 (1) : 116－122.

[4] Jiang P, Huang SG, Wu GM. Study on the anti－tumor effects of *Cordyceps sinensis* in animal ［J］. Qinghai Medical Journal, 1982, 3: 23－24.

[5] 姜平，黄淑光，吴国民. 冬虫夏草抗动物肿瘤作用的研究［J］. 青海医药杂志，1982，3：23－24.

[6] Jiang Y, Yao YJ. Names related to *Cordyceps sinensis* anamorph ［J］. Mycotaxon, 2002, 84: 245－254.

[7] 蒋毅，姚一建. 冬虫夏草无性型研究概况［J］. 菌物系统，2003，22（1）：161－176.

[8] Jin GS, Wang XL, Li Y, et al. Development of conventional and nested PCR assays for the detection of *Ophiocordyceps sinensis* ［J］. Journal of Basic Microbiology, 2013, 53 (4): 340－347.

[9] 今卫丰，汪洁，杜姝莲，等. 冬虫夏草液体发酵产胞外多糖的研究［J］. 发酵科技通讯，2007，36（3）：2－4.

[10] 康帅，张继，林瑞超. 冬虫夏草的性状和显微鉴定研究［J］. 药学学报，

2013, 48 (3): 428 – 434.

[11] Kinjo N, Zang M. Morphological and phylogenetic studies on *Cordyceps sinensis* distributed in southwestern China [J]. Mycoscience, 2001, 42: 567 – 574.

[12] Kumar R, Negi PS, Singh B, et al. *Cordyceps sinensis* promotes exercise endurance capacity of rats by activating skeletal muscle metabolic regulators [J]. Journal of Ethnopharmacology, 2011, 136 (01): 260 – 266.

[13] Kuo CF, Chen CC, Lin CF, et al. Abrogation of streptococcal pyrogenic exotoxin B – mediated suppression of phagocytosis in U937 cells by *Cordyceps sinensis* mycelium via production of cytokines [J]. Food and Chemistry Toxicology, 2007, 45 (2): 278 – 285.

[14] Lam KY, Chan GK, Xin GZ, et al. Authentication of *Cordyceps sinensis* by DNA analyses: Comparison of ITS sequence analysis and RAPD – Derived molecular markers [J]. Molecules, 2015, 20 (12): 22454 – 22462.

[15] 雷豪清. 浅谈玉树州冬虫夏草生长与水热条件的关系 [J]. 青海草业, 1995, 4 (4): 19 – 20, 36.

[16] Leung PH, Wu JY. Effects of ammonium feeding on production of bioactive metabolites (cordycepin and exopolysaccharides) in mycelial culture of a *Cordyceps sinensis* fungus [J]. Journal of Applied Microbiology, 2007, 103 (5): 1942 – 1949.

[17] Li C, Li Z, Fan M, et al. The composition of Hirsutella sinensis, anamorph of *Cordyceps sinensis* [J]. Journal of Food Composition and Analysis, 2006, 19 (8): 800 – 805.

[18] 李春如, 彭凡, 樊美珍, 等. 中国被毛孢 RCEF0273 培养工艺的研究 [J]. 安徽农业大学学报, 2004, 31 (4): 460 – 465.

[19] 李春如, 夏成润, 林英任, 等. 台湾虫草的被毛孢无性型新种及其对黄粉虫的侵染研究 [J]. 菌物学报, 2005, 24 (3): 349 – 355.

[20] Li CY, Chiang CS, Tsai ML, et al. Two – sided effect of *Cordyceps sinensis* on dendritic cells in different physiological stages [J]. Journal of Leukocyte Biology, 2009, 85 (6): 987 – 995.

[21] 李建宏. 冬虫夏草菌子实体发育起始阶段 cDNA 文库的构建及 ESTs 分析 [D]. 兰州: 兰州交通大学. 2013.

[22] 李黎, 尹定华, 汤国华, 等. 冬虫夏草子座生长发育与光照的关系 [J].

中国中药杂志，1993，18（2）：80－82，124－125.

[23] Li SP，Li P，Dong TTX，et al. Anti－oxidant activity of different types of natural *Cordyceps sinensis* and cultured Cordyceps mycelia［J］. Phytomedicine，2001，8（3）：207－212.

[24] 李少松. 冬虫夏草子座发育观察及其寄主蝠蛾种质资源分子鉴别方法的研究［D］. 广州：中山大学，2009.

[25] Li Y，Wang XL，Jiao L，et al. A survey of the geographic distribution of *Ophiocordyceps sinensis*［J］. The Journal of Microbiology，2011，49：913－919.

[26] Liang HH，Cheng Z，Yang XL，et al. Genetic diversity and structure of *Cordyceps sinensis* populations from extensive geographical regions in China as revealed by inter－simple sequence repeat markers［J］. Journal of Microbiology，2008，46（5）：549－556.

[27] 梁宗琦. 中国真菌志［M］. 北京：科学出版社，2007.

[28] 刘东颖，谢广茹，史玉荣，等. 冬虫夏草对乳腺癌细胞凋亡的诱导及相关基因表达的调控［J］. 天津医科大学学报，2007，13（2）：206－209.

[29] 刘高强，王晓玲，杨青，等. 冬虫夏草化学成分及其药理活性的研究［J］. 食品科技，2007，1：202－205，209.

[30] 刘丽娟，马世尧，袁宝荣. 百令胶囊的药理作用及临床应用［J］. 中成药，2004，26（6）：493－496.

[31] Liu WC，Wang SC，Tsai ML，et al. Protection against radiation－induced bone marrow and intestinal injuries by *Cordyceps sinensis*，a Chinese herbal medicine［J］. Radiation Research，2006，166（6）：900－907.

[32] 刘彦威. 冬虫夏草无性型培养与鉴定及其抗肿瘤机制的研究［D］. 北京：中国农业大学，2005.

[33] 刘永霞. 冬虫夏草无性型中国被毛孢生物学特性及驯化、菌丝体发酵研究［D］. 贵阳：贵州大学，2004.

[34] 刘作易，梁宗琦，刘爱英. 冬虫夏草子囊孢子萌发及其无性型观察［J］. 贵州农业科学，2003，31（1）：3－5.

[35] Lo HC，Hsieh C，Lin FY，et al. A systematic review of the mysterious caterpillar fungus *Ophiocordyceps sinensis* in Dong Chong Xia Cao and related bioactive ingredients［J］. Journal of Traditional and Complementary Medicine，2013，3

（1）：16 – 32.

[36] Lu Z, Shi P, He Y, et al. Review on natural enemies and diseases in the artificial cultivation of chinese caterpillar mushroom, *Ophiocordyceps sinensis* (Ascomycetes) [J]. International Journal of Medicinal Mushrooms, 2015, 17 (7): 693 – 700.

[37] 罗小平，刘曦，曹闻挺，等. 冬虫夏草经肿瘤滋养动脉插管注入对兔 VX2 肝癌模型的疗效研究 [J]. 重庆医学, 2012, 41 (31): 3246 – 3249.

[38] Maczey N, Dhendup K, Cannon P, et al. Thitarodes namnai sp. nov. and T. caligophilus sp. nov. (Lepidoptera：Hepialidae), hosts of the economically important entomopathogenic fungus *Ophiocordyceps sinensis* in Bhutan [J]. Zootaxa, 2010, 2412: 42 – 52.

[39] 毛雄民，赵世明，曹莉，等. 不同产地冬虫夏草无性型的形态观察 [J]. 环境昆虫学报, 2013, 35 (3): 343 – 353.

[40] Matsuda H, Akaki J, Nakamura S, et al. Apoptosis – inducing effects of sterols from the dried powder of culture mycelium of *Cordyceps sinensis* [J]. Chemical & Pharmaceutical Bulletin, 2009, 57 (4): 411 – 414.

[41] Mei CY, Zhang Y, Mao XM, et al. The effects of culture parameters on the conidial germination and yields of *Ophiocordyceps sinensis* [J]. Journal of Yeast and Fungal Research, 2013, 4 (4): 44 – 51.

[42] Mei YX, Yang W, Zhu PX, et al. Isolation, characterization, and antitumor activity of a novel heteroglycan from cultured mycelia of *Cordyceps sinensis* [J]. Planta Medica, 2014, 80 (13): 1107 – 1112.

[43] 王茂水. 冬虫夏草水提物抗人巨细胞病毒研究 [D]. 南宁: 广西医科大学, 2009.

[44] 魏涛，魏威凛，贡晓娟，等. 冬虫夏草菌丝体镇咳、祛痰及抗菌消炎作用的研究 [J]. 食品科学, 2002, 23 (3): 126 – 130.

[45] 武忠伟，王运兵，赵现方，等. 冬虫夏草和蛹虫草发酵液抗菌活性研究 [J]. 微生物学杂志, 2008, 28 (4): 47 – 50.

[46] 赵聘聘，黄罗冬，索菲娅，等. 冬虫夏草菌培养物抗氧化活性研究 [J]. 中国食用菌, 2015, 34 (1): 65 – 69.

[47] Li SP, Su ZR, Dong TT, et al. The fruiting body and its caterpillar host of

Cordyceps sinensis show close resemblance in main constituents and anti – oxidation activity [J] . Phytomedicine : international journal of phytotherapy and phytopharmacology, 2002, 9 (4) : 319 – 324.

[48] Dong C YY. In vitro evaluation of antioxidant activities of aqueous extracts from natural and cultured mycelia of *Cordyceps sinensis* [J] . Food Science and Technology, 2008, 41 (4): 669 – 677.

[49] Zhang Y, Yang M, Gong S, et al. *Cordyceps sinensis* extracts attenuate aortic transplant arteriosclerosis in rats [J] . J Surg Res, 2012, 175 (1) : 123 – 130.

[50] Zhang Z, Xia SS. *Cordyceps Sinensis* – I as an immunosuppressant in heterotopic heart allograft model in rats [J] . J Tongji Med Univ, 1990, 10 (2) : 100 – 103.

[51] Koh JH, Yu KW, Suh HJ, et al. Activation of macrophages and the intestinal immune system by an orally administered decoction from cultured mycelia of *Cordyceps sinensis* [J] . Biosci Biotechnol Biochem, 2002, 66 (2) : 407 – 411.

[52] Chen W, Zhang W, Shen W, et al. Effects of the acid polysaccharide fraction isolated from a cultivated *Cordyceps sinensis* on macrophages in vitro [J] . Cell Immunol, 2010, 262 (1): 69 – 74.

[53] Cheung JK, Li J, Cheung AW, et al. Cordysinocan, a polysaccharide isolated from cultured Cordyceps, activates immune responses in cultured T – lymphocytes and macrophages: signaling cascade and induction of cytokines [J] . J Ethnopharmacol, 2009, 124 (1): 61 – 68.

[54] Shin S, Lee S, Kwon J, et al. Cordycepin suppresses expression of diabetes regulating genes by inhibition of lipopolysaccharideinduced inflammation in macrophages [J] . Immune Netw, 2009, 9 (3): 98 – 105.

[55] Chen W, Yuan F, Wang K, et al. Modulatory effects of the acid polysaccharide fraction from one of anamorph of *Cordyceps sinensis* on Ana – 1 cells [J] . J Ethnopharmacol, 2012, 142 (3): 739 – 745.

[56] Chen W, Zhang W, Shen W, et al. Effects of the acid polysaccharide fraction isolated from a cultivated *Cordyceps sinensis* on macrophages in vitro [J] . Cell Immunol, 2010, 262 (1): 69 – 74.

[57] Jordan JL, Sullivan AM, Lee TD. Immune activation by a sterile aqueous extract of *Cordyceps sinensis*: mechanism of action [J] . Immunopharmacol Immunotox-

icol, 2008, 30 (1): 53 –70.

[58] Yoon TJ, Yu KW, Shin KS, et al. Innate immune stimulation of exo – polymers prepared from *Cordyceps sinensis* by submerged culture [J] . Appl Microbiol Biotechnol, 2008, 80 (6): 1087 –1093.

[59] 盛秀胜, 方爱仙. 冬虫夏草对人体免疫细胞作用的体外实验研究 [J] . 中国肿瘤, 2005, 14 (8): 558 –560.

[60] Song D, Lin J, Yuan F, et al. Ex vivo stimulation of murine dendritic cells by an exopolysaccharide from one of the anamorph of *Cordyceps sinensis* [J] . Cell Biochem Funct, 2011, 29 (7): 555 –561.

[61] Huang J, Song D, Yang A, et al. Differentiation and maturation of human dendritic cells modulated by an exopolysaccharide from a cultivated *Cordyceps sinensis* [J] . Biomed Prev Nutr, 2011, 1 (1): 126 –131.

[62] Sheng L, Chen J, Li J, et al. An exopolysaccharide from cultivated *Cordyceps sinensis* and its effects on cytokine expressions of immunocytes [J] . Appl Biochem Biotechnol, 2011, 163 (5): 669 –678.

[63] Zhang W, Li J, Qiu S, et al. Effects of the exopolysaccharide fraction (EPSF) from a cultivated *Cordyceps sinensis* on immunocytes of H22 tumor bearing mice [J] . Fitoterapia, 2008, 79 (3): 168 –173.

[64] Kuo CF, Chen CC, Lin CF, et al. Abrogation of streptococcal pyrogenicexotoxin B – mediated suppression of phagocytosisin U937 cells by *Cordyceps sinensis* mycelium via production of cytokines [J] . Food Chem Toxicol, 2007, 45 (2): 278 –285.

[65] Kuo MC, Chang CY, Cheng TL, et al. Immunomodulatory effect of exo – polysaccharides from submerged cultured *Cordyceps sinensis*: enhancement of cytokine synthesis, CD11b expression, and phagocytosis [J] . Appl Microbiol Biotechnol, 2007, 75 (4): 769 –775.

[66] Yu L, Zhao J, Zhu Q, et al. Macrophage biospecific extraction and highper formance liquid chromatography for hypothesis of immunological active componentsin *Cordyceps sinensis* [J] . J Pharm Biomed Anal, 2007, 44 (2): 439 –443.

[67] Zhang J, Yu Y, Zhang Z, et al. Effect of polysaccharide from cultured *Cordyceps sinensis* on immune function and anti – oxidation activity of mice exposed to ^{60}Co

[J] . Int Immunopharmacol, 2011, 11（12）: 2251 – 2257.

[68] 姚勤, 方悦. 冬虫夏草药理作用概述 [J] . 浙江中西医结合杂志, 2014, 24（8）: 730 – 731.

[69] 王玉华, 叶加, 李长玲, 等. 冬虫夏草提取物延缓衰老实验研究 [J] . 中国中药杂志, 2004, 29（8）: 773 – 776.

[70] 田野, 李文佳, 钱正明, 等. 冬虫夏草抗肿瘤活性药理实验和临床研究进展 [J] . 沈阳药科大学学报, 2017, 34（10）: 943 – 950.

[71] CLEAVER PD, SERVAT E, WU J, et al. A newly isolated anamorph of the medicinal fungus *Cordyceps sinensis* (Berk.) Sacc. (Ascomycetes) : a review of its identification, cultivation parameters, chemical composition, and antioxidant and antitumor activities [J] . International Journal of Medicinal Mushrooms, 2005, 7（3）: 404 – 405.

[72] 李绍平, 季晖, 李萍, 等. 冬虫夏草抗肿瘤作用研究进展 [J] . 中草药, 2001, 32（4）: 373 – 375.

[73] 宋林霞. 冬虫夏草抗肿瘤作用的研究进展及展望 [J] . 安徽农业科学, 2006, 34（14）: 3387 – 3388.

[74] 胡贤达, 黄雪, 王彪, 等. 冬虫夏草抗肿瘤及免疫调节作用的研究进展 [J] . 药物评价研究, 2015, 38（4）: 448 – 452.

[75] SHASHIDHAR MG, GIRIDHAR P, SANKAR KU, et al. A polysaccharide isolated from *Cordyceps sinensis*, a traditional Chinese medicine, protects PC12 cells against hydrogen peroxide induced injury [J] . Journal of Functional Foods, 2013, 5（3）: 1013 – 1030.

[76] CHEN PX, WANG S, NIE S, et al. Properties of *Cordyceps sinensis*: a review [J] . Journal of Functional Foods, 2013, 5（2）: 550 – 569.

[77] YUE K, YE M, ZHOU Z, et al. The genus Cordyceps: a chemical and pharmacological review [J] . Journal of Pharmacy & Pharmacology, 2013, 65（4）: 474 – 493.

[78] YAN JK, WANG WQ, WU JY. Recent advances in *Cordyceps sinensis* polysaccharides: mycelial fermentation, isolation, structure, and bioactivities: a review [J] . Journal of Functional Foods, 2014, 6（1）: 33 – 47.

[79] 钱正明, 李文庆, 孙敏甜, 等. 冬虫夏草化学成分分析 [J] . 菌物学报,

2016, 35 (4)：476 – 490.

[80] NAKAMURA K, YAMAGUCHI Y, KAGOTA S, et al. Inhibitory effect of *Cordyceps sinensis* on spontaneous liver metastasis of Lewis lung carcinoma and B16 melanoma cells in syngeneic mice [J]. Japanese Journal of Pharmacology, 1999, 79 (3)：335 – 341.

[81] NAKAMURA K, KONOHA K, YAMAGUCHI Y, et al. Combined effects of *Cordyceps sinensis* and methotrexate on hematogenic lung metastasis in mice [J]. Receptor Channel, 2003, 9 (5)：329 – 334.

[82] NAKAMURA K, SHINOZUKA K, YOSHIKAWA N. Anticancer and antimetastatic effects of cordycepin, an active component of *Cordyceps sinensis* [J]. Journal of Pharmaceutical Sciences, 2015, 127 (1)：53 – 56.

[83] YOSHIKAWA N, NISHIUCHI A, KUBO E, et al. *Cordyceps sinensis* acts as an adenosine A3 receptor agonist on mouse melanoma and lung carcinoma cells, and human fibrosarcoma and colon carcinoma cells [J]. Journal of Pharmaceutical Sciences, 2011, 2 (4)：266 – 270.

[84] YOSHIKAWA N, NAKAMURA K, YAMAGUCHI Y, et al. Antitumour activity of Cordycep in mice [J]. Clinical and Experimental Pharmacology and Physiology, 2004, 31 (Suppl 2)：S51 – S53.

[85] ZHANG WY, YANG JY, CHEN JP, et al. Immunomodulatory and antitumour effects of an exopolysaccharide fraction from cultivated *Cordyceps sinensis* (Chinese caterpillar fungus) on tumour – bearing mice [J]. Biotechnology and Applied Biochemistry, 2005, 42 (Pt 1)：9 – 15.

[86] 吴友良, 贡成良. 关于虫草的药用成分和药理作用的研究 [J]. 常熟高专学报, 2003, 17 (2)：65 – 69.

[87] WU JY, ZHANG QX, LEUNG PH. Inhibitory effects of ethyl acetate extracts of *Cordyceps sinensis* mycelium on various cancer cells in culture and B16 melanoma in C57BL/6 mice [J]. Phytomedicine, 2007, 14 (1)：43 – 49.

[88] LEUNG PH, ZHANG QX, WU JY. Mycelium cultivation, chemical composition and antitumour activity of a Tolypocladium sp. fungus isolated from wild *Cordyceps sinensis* [J]. Journal of Applied Microbiology, 2006, 101 (2)：275 – 283.

[89] 张淑兰, 孙云汉, 刘小平, 等. 冬虫夏草及人工虫草菌丝体抗小鼠 Lewis

肺癌作用的研究 [J]. 中药通报, 1987, 12 (2): 53 –54.

[90] 姜平, 黄淑光, 吴国民. 冬虫夏草抗动物肿瘤作用的研究 [J]. 青海医药, 1982 (3): 23 –24.

[91] 徐仁和, 彭祥鄂. 冬虫夏草对天然杀伤细胞活性及肺瘤克隆形成的影响 [J]. 湖南医学院学报, 1988, 13 (2): 100 –111.

[92] 曾宪明, 陈家古, 黄文革. 月炎因抗癌胶囊的抗肿瘤研究 [J]. 中国中医基础医学杂志, 1997, 3 (1): 51.

[93] CHEN JP, ZHANG WY, LU TT, et al. Morphological and genetic characterization of a cultivated *Cordyceps sinensis* fungus and its polysaccharide component possessing antioxidant property in H22 tumor – bearing mice [J]. Journal of Cataract & Refractive Surgery, 2006, 78 (23): 2742 –2748.

[94] 刘名光, 陶立新, 梁新强, 等. 冬虫夏草对未成年小鼠腹水型肝癌移植瘤生长影响的性别差异分析 [J]. 广西医科大学学报, 2001, 18 (1): 21 –23.

[95] KOTESWARA YR, SHIH HF, YEW MT. Evaluation of the anti – inflammatory and anti – proliferation tumoral cells activities of Antrodia camphorata, *Cordyceps sinensis*, and Cinnamomum osmophloeum bark extracts [J]. Journal of Ethnopharmacology, 2007, 114 (1): 78 –85.

[96] MEI YX, YANG W, ZHU PX, et al. Isolation, Characterization, and antitumor activity of a novel heteroglycan from cultured mycelia of *Cordyceps sinensis* [J]. Planta Medica, 2014, 80 (13): 1107 –1112.

[97] 杜极德, 曾庆田, 冉长清, 等. 冬虫夏草及人工培养虫草菌丝体抗肿瘤作用的研究 [J]. 中药通报, 1986, 11 (7): 51 –54.

[98] JIA JM, MA XC, WU CF, et al. Cordycedipeptide A, a new cyclodipeptide from the culture liquid of *Cordyceps sinensis* (Berk.) Sacc [J]. Chemical and Pharmaceutical Bulletin, 2005, 53 (5): 582 –583.

[99] 李廷宝, 肖志明, 陈华莹. 关于虫草的研究 [J]. 中草药, 1981, 12 (11): 45 –48.

[100] 刘凤安, 郑效. 蚕蛹虫草与冬虫夏草抗喉癌作用对比研究 [J]. 白求恩医科大学学报, 1995, 21 (1): 39 –40.

[101] 刘凤安, 郑效. 冬虫夏草抗喉癌的研究 [J]. 白求恩医科大学学报, 1993, 19 (1): 57 –58.

[102] 丁瑞，郭培元. 冬虫夏草抗小鼠艾氏腹水癌的研究 [J]. 北京医学，1981，3（6）：364-365.

[103] ZHANG Q，WU J，HU Z，et al. Induction of HL-60 apoptosis byethyl acetate extract of *Cordyceps sinensis* fungal mycelium [J]. Life Science，2004，75（24）：2911-2919.

[104] ZHANG QX，WU JY. *Cordyceps sinensis* mycelium extract induces human premyelocytic leukemia cell apoptosis through mitochondrion pathway [J]. Experimental Biology and Medicine，2007，232（1）：52-57.

[105] BOK JW，LEONARD L，JEFF C，et al. Antitumor sterols from the mycelia of *Cordyceps sinensis* [J]. Phytochemistry，1999，51（7）：891-898.

[106] KODAMA EN，MCCAFFREY RP，KEISUKE Y，et al. Antileukemic activity and mechanism of action of cordycepin against terminal deoxynucleotidyl transferase-positive（TdT +）leukemic cells [J]. Biochemical Pharmacology，2000，59（3）：273-281.

[107] YAMAGUCHI N，YOSHIDA J，REN LJ，et al. Augmentation of various immune reactivities of tumor-bearing hosts with an extract of *Cordyeeps sinensis* [J]. Biotherapy，1990，2（3）：199-205.

[108] CHEN YJ，SHIAO MS，LEE SS，et al. Effect of *Cordyceps sinensis* on the proliferation and differentiation of human leukemic U937 cells [J]. Life Sciences，1997，60（25）：2349-2359.

[109] 赵跃然，王美岭，徐贝力，等. 冬虫夏草多糖对小鼠抗肿瘤作用的实验研究 [J]. 基础医学与临床，1992，12（4）：52-53.

[110] 仇志根，林梓，钱龙华，等. 冬虫夏草对白血病人 NK 和 LAK 细胞活性的影响 [J]. 上海免疫学杂志，1994，14（1）：30-31.

[111] KUBO E，YOSHIKAWA N，KUNITOMO M，et al. Inhibitory effect of *Cordyceps sinensis* on experimental hepatic metastasis of melanoma by suppressing tumor cell invasion [J]. Anticancer Research，2010，30（9）：3429-3433.

[112] KUO YC，LIN CY，TSAI WJ，et al. Growth inhibitors against tumor cells in *Cordyceps sinensis* other than cordycepin and polysaccharides [J]. Cancer Investigation，1994，12（6）：611-615.

[113] 程丽芳，刘瑾，刘永志，等. 冬虫夏草多糖对荷瘤鼠肿瘤细胞增殖周期及

凋亡的影响 ［C］. 中国药理学会补益药药理专业委员会学术研讨会，2013.

［114］ ZHANG QX, WU JY. *Cordyceps sinensis* mycelium extract induces human pre-myelocytic leukemia cell apoptosis through mitochondrion pathway ［J］. Experimental Biology and Medicine, 2007, 232 （1）: 52 – 57.

［115］ YANG HY, LEU SF, WANG YK, et al. *Cordyceps sinensis* mycelium induces MA – 10 mouse Leydig tumor cell apoptosis by activating the caspase – 8 pathway and suppressing the NF – kappaB pathway ［J］. Archives of Andrology, 2006, 52 （2）: 103 – 110.

［116］ CHEN YC, HUANG YL, HUANG BM. *Cordyceps sinensis* mycelium activates PKA and PKC signal pathways to stimulate steroidogenesis in MA – 10 mouse leydig tumor cells ［J］. The International Journal of Biochemistry & Cell Biology, 2005, 37 （1）: 214 – 223.

［117］ 张巧霞. 冬虫夏草菌抗肿瘤活性及其作用机理的研究 ［D］. 天津：天津大学，2005.

［118］ 田劲丹，李冬云，侯丽，等. 冬虫夏草抗肿瘤研究进展 ［J］. 实用中医内科杂志，2006，20 （1）: 7 – 9.

［119］ Guo P, Kai Q, Gao J, et al. Cordycepin prevents hyperlipidemia in hamsters fed a high – fat diet via activation of AMP – activated protein kinase ［J］. J Pharmacol Sci, 2010, 113 （4）: 395 – 403.

［120］ Lo HC, Hsu TH, Tu ST, et al. Anti – hyperglycemic activity of natural and fermented *Cordyceps sinensis* in rats with diabetes induced by nicotinamide and streptozotocin ［J］. Am J Chin Med, 2006, 34 （5）: 819 – 832.

［121］ Kan WC, Wang HY, Chien CC, et al. Effects of extract from solid – state fermented *cordyceps sinensis* on type 2 diabetes dellitus ［J］. Evid Based Complement Alternat Med, 2012, 2012 （2）: 743107.

［122］ 叶良平，陆璐，王善如，等. 冬虫夏草提取物对模型大鼠血糖及氧化应激的影响 ［J］. 中国中医药信息杂志，2012，19 （12）: 40 – 42.

［123］ Takahashi S, Tamai M, Nakajima S, et al. Blockade of adipocyte differentiation by cordycepin ［J］. Br J Pharmacol, 2012, 167 （3）: 561 – 575.

［124］ El ZZEA, Mahmoud MF, El MN, et al. Effect of *Cordyceps sinensis* and taurine either alone or in combination on streptozotocin induced diabetes ［J］. Food

Chem Toxicol, 2012, 50 (3-4): 1159-1165.

[125] Lo HC, Hsu TH, Tu ST, et al. Anti-hyperglycemic activity of natural and fermented *Cordyceps sinensis* in rats with diabetes induced by nicotinamide and streptozotocin [J]. Am J Chin Med, 2006, 34 (5): 819-832.

[126] El Zahraa ZEAF, Mahmoud MF, El Maraghy NN, et al. Effect of *Cordyceps sinensis* and taurine either alone or in combination on streptozotocin induced diabetes [J]. Food Chem Toxicol, 2012, 50 (3-4): 1159-1165.

[127] Kan WC, Wang HY, Chien CC, et al. Effects of Extract from Solid-State Fermented *Cordyceps sinensis* on Type 2 Diabetes Mellitus [J]. Evid Based Complement Alternat Med, 2012 (2): 743107.

[128] 王冰, 金伟, 于萌, 等. 冬虫夏草发酵制剂对实验性糖尿病小鼠血糖水平的调节 [J]. 中国微生态学杂志, 2004, 16 (4): 217.

[129] 张蕾, 陈顺志, 刘树森. 冬虫夏草提取液对糖尿病小鼠肝线粒体氧化损伤的保护效应 [J]. 中国临床康复, 2006, 10 (39): 132-134.

[130] 张蕾, 陈顺志, 刘树森. 冬虫夏草提取液对糖尿病小鼠肝线粒体氧化磷酸化功能保护作用 [J]. 现代预防医学, 2010, 37 (11): 2031-2034.

[131] 夏丽芳, 左俏, 王战建. 冬虫夏草和罗格列酮对糖尿病大鼠肺组织 AGEs、NF-κB 和 NADPH 氧化酶表达的影响 [C]. 苏州: 中华医学会第十次全国内分泌学学术会议论文汇编, 2011.

[132] 王战建, 王书畅. 冬虫夏草治疗糖尿病肾病的作用机制研究进展 [J]. 中国中西医结合肾病杂志, 2008, 9 (1): 88-90.

[133] 刘晓利, 吴玉梅. 冬虫夏草治疗糖尿病肾病作用机制研究进展 [J]. 山东医药, 2015, 55 (46): 98-100.

[134] 王林萍, 余意, 冯成强. 冬虫夏草活性成分及药理作用研究进展 [J]. 中国中医药信息杂志, 2014, 7 (10): 132-136.

[135] 林瑞琦, 程虹, 谌贻璞. 冬虫夏草及其制剂在肾脏病中的应用及机制探讨 (上) [J]. 中国中西医结合肾病杂志, 2009, 10 (1): 924-926.

[136] 林瑞琦, 程虹, 谌贻璞, 等. 冬虫夏草及其制剂在肾脏病中的应用及机制探讨 (下) [J]. 中国中西医结合肾病杂志, 2009, 10 (11): 1016-1018.

[137] Guo P, Kai Q, Gao J, et al. Cordycepin prevents hyperlipidemiain hamsters fed a high-fat diet via activation of AMP-activatedprotein kinase [J]. J

Pharmacol Sci, 2010, 113 (4): 395 –403.

[138] 马瑞霞, 刘丽秋, 周丽敏. 冬虫夏草对 5/6 肾切除大鼠肾脏皮质细胞外基质积聚的影响 [J]. 中国老年学杂志, 2008, 28 (6): 542 –544.

[139] 陈叶, 傅余芹, 方华伟, 等. 冬虫夏草对糖尿病大鼠纤溶系统的影响 [J]. 中国老年学杂志, 2010, 30 (12): 1674 –1676.

[140] Song LQ, Yu SM, Ma XP, et al. The protective effects of *Cordyceps sinensis* extract on extracellular matrix accumulation of glomerular sclerosis in rats [J]. Afr J Pharm Pharmacol, 2010, 4 (7): 471 –478.

[141] Li HP, Hu Z, Yuan JL, et al. A novel extracellular protease with fibrinolytic activity from the culture supernatant of *Cordyceps sinensis* [J]. Phytotherapy Res, 2007, 21 (12): 1234 –1241.

[142] 黄可, 谢淑华, 安宁, 等. 冬虫夏草通过抗氧化及抗衰老减轻糖尿病肾病大鼠肾小管损伤的研究 [J]. 中国医学创新, 2014 (22): 15 –17.

[143] 郭山脉, 仲芳, 周桥, 等. 冬虫夏草制剂拮抗 5/6 肾切除大鼠肾脏纤维化作用研究 [J]. 上海交通大学学报 (医学版), 2012 (1): 1 –8.

[144] Xiao L, Ge Y, Xu X, et al. Cordycepin inhibits albumin –induced epithelial –mesenchymal transition of renal tubular epithelial cells by reducing reactive oxygen species production [J]. Free Radic Res, 2012, 46 (2): 174 –183.

[145] 彭琳, 张浩, 徐果. 冬虫夏草对糖尿病大鼠肾组织 ED –1 及 CoⅣ 表达的影响 [J]. 中国现代药物应用, 2014, 16 (8): 237 –238.

[146] 潘梦舒, 郝丽, 郑云, 等. 冬虫夏草对 DN 大鼠肾足细胞的保护作用观察 [J]. 山东医药, 2011, 51 (11): 34 –35.

[147] 施海涛, 杨庆春, 王雪峰, 等. 冬虫夏草对延缓糖尿病肾病肾小球系膜细胞增殖的研究 [J]. 中国现代医生, 2011, 22 (6): 11 –12.

[148] 周巧玲, 刘抗寒, 王衍慧, 等. 冬虫夏草对糖尿病肾病模型鼠肾组织转化生长因子 β1、结缔组织生长因子表达的影响 [J]. 肾脏病与透析肾移植杂志, 2006, 5 (3): 443 –446.

[149] 张莉, 鄢艳, 胡秀华, 等. 冬虫夏草对大鼠糖尿病肾病的保护作用机制研究 [J]. 江西医药, 2014, 11 (2): 1188 –1192.

[150] 孔德贤. 冬虫夏草含药血清对高糖培养大鼠肾小球系膜细胞 PEDF 及 VEGF 表达的影响 [D]. 石家庄: 河北医科大学, 2009.

[151] 袁明霞，唐荣，周巧玲，等. 冬虫夏草对糖尿病肾病大鼠肾组织 HIF－1α 及 VEGF 表达的影响 [J]. 中南大学学报（医学版），2013，28（5）：448－457.

[152] 涂珊，周巧玲，唐荣，等. 血管紧张素Ⅱ对肾小管上皮细胞凋亡的影响及冬虫夏草对其的干预作用 [J]. 中南大学学报（医学版），2012，27（1）：67－72.

[153] 唐荣，周巧玲，舒金勇，等. 冬虫夏草提取液对肾小管上皮细胞 Klotho 表达和凋亡的影响 [J]. 中南大学学报（医学版），2009，24（4）：300－307.

[154] 郑丰，梁兰青，黎磊石，等. 冬虫夏草促进大鼠肾小管细胞增殖与其对庆大霉素急性肾损伤的防治作用 [J]. 中国病理生理杂志，1995，11（2）：211－215.

[155] 王筱霞，吴兆龙. 冬虫夏草对离体人肾小球系膜增殖的影响 [J]. 中国临床药学杂志，2001，10（1）：24－26.

[156] 王筱霞，吴兆龙. 低密度脂蛋白对培养的人肾小球系膜细胞的增殖作用及冬虫夏草对其的影响 [J]. 中国病理生理杂志，1999，15（5）：405－407.

[157] Lin CY, Ku FM, Kuo YC, et al. Inhibitio n of activated human mesangial cell proliferation by the natur al product of *Cordyceps sinensis*（H1－A）：An implication for treatment of IgA mesangial mephropathy [J]. The Journal Laboratory & Clinical Medicine，1999，133（1）：55－63.

[158] 高玉梅，刘国平. 冬虫夏草对肾脏保护作用的研究进展 [J]. 医学综述，2010，16（2）：289－292.

[159] 刘乃琴，邵卉，赵香芳，等. 冬虫夏草肾保护的分子生物学机制研究进展 [J]. 医学综述，2014，20（1）：123－127.

[160] 胡杨青，周巧玲，刘抗寒，等. 冬虫夏草对糖尿病肾病鼠肾组织转化生长因子 β/C－myc 表达的影响 [J]. 肾脏病与透析肾移植杂志，2005，14（5）：413－417.

[161] 周巧玲，刘抗寒，王衍慧，等. 冬虫夏草对糖尿病肾病模型鼠肾组织转化生长因子 β1、结缔组织生长因子表达的影响 [J]. 肾脏病与透析肾移植杂志，2006，15（5）：443－446，448.

[162] 方华伟，傅余芹，韩亚莉，等. 冬虫夏草对糖尿病大鼠组织蛋白酶 B 及其抑制剂 C 表达的影响 [J]. 中国老年学杂志，2009，29（7）：782－785.

[163] 郭山脉，仲芳，周桥，等. 冬虫夏草制剂拮抗 5/6 肾切除大鼠肾脏纤维化作用研究 [J]. 上海交通大学学报：医学版，2012，32（1）：1－8，31.

[164] 陈叶，傅余芹，方华伟，等. 冬虫夏草对糖尿病大鼠纤溶系统的影响 [J]. 中国老年学杂志，2010，30（12）：1674 – 1676.

[165] 潘梦舒，郝丽，郑云，等. 冬虫夏草对 DN 大鼠肾足细胞的保护作用观察 [J]. 山东医药，2011，51（50）：34 – 35.

[166] 郝丽，潘梦舒，郑云，等. 冬虫夏草及雷公藤多甙对糖尿病肾病大鼠足细胞影响的实验研究 [J]. 中国中西医结合杂志，2012，32（2）：261 – 265.

[167] 黄仁发，康雷，程新，等. 冬虫夏草对肾缺血 – 再灌注大鼠尿 IL – 18 水平的影响 [J]. 中国中医基础医学杂志，2012，18（7）：739 – 740.

[168] 洪学敏，周巧玲，唐荣，等. NRK – 52E 缺血再灌注损伤时 Kim – 1、NO 变化及虫草对其的干预作用 [J]. 中国现代医学杂志，2011，21（31）：3866 – 3871.

[169] 余洪磊，周巧玲，黄仁发，等. 冬虫夏草对大鼠肾缺血再灌注模型肾组织 HIF – 1α 及 NGAL 表达的影响 [J]. 中南大学学报：医学版，2012，37（1）：57 – 66.

[170] 周巧玲，唐荣，朱俐俐，等. 冬虫夏草对自发性高血压大鼠肾脏 – Klotho 表达和肾小管上皮细胞凋亡的影响 [J]. 中华肾脏病杂志，2009，25（4）：305 – 312.

[171] 涂珊，周巧玲，唐荣，等. 血管紧张素Ⅱ对肾小管上皮细胞凋亡的影响及冬虫夏草对其的干预作用 [J]. 中南大学学报：医学版，2012，37（1）：67 – 72.

[172] 唐荣，周巧玲，Veeraragoo P，等. 冬虫夏草对自发性高血压大鼠 klotho 表达及氧化应激的影响 [J]. 肾脏病与透析肾移植，2010，19（4）：338 – 343.

[173] 武蓉，周巧玲，林书典，等. 冬虫夏草制剂对自发性高血压大鼠肾组织 ICAM – 1 和 VCAM – 1 表达的影响 [J]. 中南大学学报：医学版，2010，35（2）：152 – 158.

[174] Lin CY, Ku FM, Kuo YC, et al. Inhibition of activated human mesangial cell prolifer ation by the natural product of *Cordyceps sinensis*（H1 – A）：Animplication for treatment of IgA mesangial nephropathy [J]. J Lab ClinMed, 1999, 133（1）：55 – 63.

[175] 崔美玉. 冬虫夏草治疗 IgA 肾病 30 例 [J]. 山东中医杂志，1996，15（5）：217.

[176] 李宪花，文蓉珠，管益君. 虫草肾康治疗对慢性肾小球肾炎动物模型及临床疗效的研究 [J]. 中国现代实用医学杂志，2004，3（8）：1 – 4.

[177] 金永东，宁建平，张义雄，等．冬虫夏草对糖尿病大鼠肾小管上皮细胞 ILK 表达的影响 [J]．医学临床研究，2008，25（6）：1022 – 1055．

[178] 傅庭焕，林敬明．冬虫夏草对系统性红斑狼疮模型大鼠的治疗作用 [J]．中药材，2001，24（9）：658 – 659．

[179] 柴晶晶，谌贻璞，芮宏亮，等．虫草抑制 CAAN 大鼠肾组织 TGF – β1 及 Snail 表达拮抗肾小管上皮 – 肌成纤维细胞转分化 [J]．中国中西医结合杂志，2009，29（4）：325 – 329．

[180] 田劲，陈香美，黎磊石．冬虫夏草对减轻庆大霉素所致大鼠急性肾损伤的实验观察 [J]．中华肾脏病杂志，1991，7（3）：142 – 145．

[181] 郑丰，黎磊石，储小曼．人工虫草对庆大霉素致大鼠急性肾毒性损伤的影响 [J]．中国中药杂志，1994，19（8）：494 – 497．

[182] 马瑞霞，刘丽秋，赵秀珍，等．虫草制剂对肾小球硬化大鼠细胞外基质的影响 [J]．中国临床康复，2006，10（23）：102 – 104．

[183] 于惠元，管德林，贾保祥，等．人工培养冬虫夏草（Q80）在鼠肾移植中的实验研究 [J]．中华泌尿外科杂志，1991，12（5）：332 – 334．

[184] 于惠元，管德林，马林林，等．人工培养冬虫夏草（Q80）在肾移植中的临床研究 [J]．中华泌尿外科杂志，1991，12（5）：328 – 331．

[185] Li Y, Xue WJ, Tian PX, et al. Clinical application of *Cordyceps sinensis on* immunosuppressive the rapyin renal transplantation [J]. Transplant Proc, 2009, 41（5）：1565 – 1569.

[186] Manabe N, Azuma Y, Sugimoto M , et al. Effects of the mycelial extract of cultured *Cordyceps sinensis* on in vivo hepatic energy metabolism and blood flow in dietary hypoferric anaemic mice [J]. The British Journal of Nutrition, 2000, 83（2）：197 – 204.

[187] Zhang Xia, Liu Yukan, Shen Wei, et al . Dynamical influence of *Cordyceps sinensis* on the activity of hepatic insulinase of experimental liver cirrhosis [J]. Hepatobiliary Pancreatic Diseases International, 2004, 3（1）：99 – 101.

[188] Yamaguchi Y. Inhibitory effects of water extracts from fruiting bodies of cultured *Cordyceps sinensis* on raised serum lipid peroxide levels and aortic cholesterol deposition in atherosclerotic mice [J]. Phytotherapy Research, 2000, 14（8）：650 – 652.

［189］Chiou Wenfei, Chang Peiching , Chou Chengjen, et al. Protein constituent cont
ributes to the hypotensive and vasorelaxant activities of *Cordyceps sinensis* ［J］.
Life Sciences, 2000, 66 (14): 1369 – 1376.

［190］Kuo YC, Tsai WJ. Regulation of bronchoalveolar lavage fluids cell function by
the immunomodulatory agents from *Cordyceps sinensis* ［J］. Life Sciences,
2001, 68 (9): 1067 – 1082.

［191］许超德. 冬虫夏草的研究进展 ［J］. 菌物研究, 2006, 4 (2): 60 – 64.

［192］管彩虹, 刘进, 楼雅芳. 冬虫夏草对 COPD 大鼠肺功能及肺泡灌洗液基质
金属蛋白酶 – 9 的影响 ［J］. 现代实用医学, 2013, 25 (7): 775 – 779.

［193］管彩虹, 刘进. 冬虫夏草对 COPD 模型大鼠肺功能及 Th1 /Th2 的影响
［J］. 浙江中西医结合杂志, 2008, 18 (6): 334 – 338.

［194］管彩虹, 刘进. 冬虫夏草对慢性阻塞性肺病模型大鼠的气道炎症和肺功能
的影响 ［J］. 浙江医学, 2007, 29 (2): 186 – 189.

［195］刘进, 童旭峰, 管彩虹, 等. 冬虫夏草对慢性阻塞性肺疾病大鼠 Th1/Th2 类细
胞因子平衡的干预作用 ［J］. 中华结核和呼吸杂志, 2003, 26 (3): 191 – 192.

［196］杨晶, 刘忠英, 郭家松, 等. 冬虫夏草预防肺纤维化的实验研究 ［J］.
实用医学杂志, 2008, 24 (8): 1310 – 1312.

［197］白雪, 汤轶波, 孔冉, 等. 冬虫夏草对脑缺血防治作用的研究进展 ［J］.
中西医结合心脑血管病杂志, 2017, 15 (14): 1719 – 1724.

［198］Hsu Chihchao, Huang Yuanli, Tsai Shawjeng, et al. In vivo and in vitro stimula-
tory effects of *Cordyceps sinensis* on testosterone production in mouse Leydig cells
［J］. Life Sciences, 2003, 73 (16): 2127 – 2136.

［199］Huang BM, Hsu CC, Tsai SJ, et al. Effects of *Cordyceps sinensis* on testoster-
one production in normal mouse Leydig cells ［J］. Life Sciences, 2001, 69
(22): 2593 – 2602.

［200］郑依玲, 梅全喜, 李文佳, 等. 冬虫夏草的药用历史及现代服用方法探讨
［J］. 中药材, 2017, 40 (11): 2722 – 2725.

［201］肖瑛, 胡雪峰, 陶盛昌, 等. 鲜冬虫夏草药理作用研究进展 ［J］. 亚太
传统医药, 2018, 14 (4): 80 – 85.

（戴卫波，董鹏鹏，胡雪峰，肖瑛，刘晓雨）

第五章　鲜冬虫夏草的临床应用

　　冬虫夏草作为一种食用和药用价值兼备的名贵传统滋补药材，与人参、鹿茸一起被列为中国三大滋补名药，其药用价值、滋补作用居三大滋补品之首，具有阴阳同补的作用。冬虫夏草在呼吸系统疾病、肾脏疾病、肝脏疾病、心脏疾病、艾滋病等的治疗方面应用非常广泛，特别是对肿瘤患者的防治方面，采用含冬虫夏草相关制剂与现代抗癌手段（手术、放疗、化疗）相结合的方法，可以减低放化疗的毒性，提高治疗效果；单独应用于晚期肿瘤患者，可以改善生存质量，延长生命；长期应用可以有效地防止肿瘤的复发及转移；免疫力低下的肿瘤患者服用，可以改善体质、提高免疫功能、增强抗癌能力。常见的冬虫夏草是新鲜的冬虫夏草采挖后经过刷洗（去除表面泥垢）、阴干、晒干或烘干而成的。由于鲜冬虫夏草的贮藏、运输、使用等极不方便，用于中医临床及保健养生的冬虫夏草主要以干品代替，故目前冬虫夏草的实际应用主要以干品为主。然而鲜冬虫夏草能保持原生态的原汁原味，保留了冬虫夏草绝大部分的营养活性成分，其营养价值和药用价值远远高于传统干制的冬虫夏草。目前，鲜虫草的临床应用不仅能取得与干虫草同样的疗效，且在很多疾病治疗方面有比干虫草更优的临床疗效。本章主要介绍冬虫夏草及鲜冬虫夏草的临床应用与药膳食疗应用。

第一节　冬虫夏草的临床应用

一、呼吸系统疾病

1. 慢性阻塞性肺疾病

慢性阻塞性肺疾病（chronic obstructive pulmonary disease，COPD）是一种常见的以持续性气流受限为特征的慢性非特异性肺部炎症，主要临床表现为慢性咳嗽、咳痰、气短、呼吸困难，急性加重期可表现为气促加重，常伴喘息、胸闷、咳嗽加剧、咳痰增多、痰液颜色或黏度改变、发热甚至运动受限等。随着病情的进展，可使患者产生低氧血症，导致肺循环结构重组，或造成肺动脉高压，并进而产生慢性肺源性心脏病及右心衰竭，严重影响患者的生存质量，已经成为我国继心血管疾病、脑血管疾病及严重感染后的第四大死亡原因。中医学认为 COPD 患者临床症状体征属于中医"咳嗽""哮病""喘症""肺胀"范畴。肺脏感邪，迁延失治，痰瘀稽留，损伤正气，肺、脾、肾虚损，正虚卫外不固，外邪反复侵袭，诱使疾病发作。其病理基础为本虚标实，肺肾两虚所致，正虚邪实贯穿于疾病发展的全过程，故治疗宜扶正祛邪。

大量的临床研究表明，冬虫夏草对 COPD 的治疗有一定疗效，可抑制其气道炎症反应，具有改善肺功能、纠正气道 Th1/Th2 比例失衡、双向免疫调节、缓解呼吸肌疲劳、改善血气、增加运动耐量等疗效，尤其是对稳定期患者，可改善其肺功能，优化运动耐力，提高治疗总有效率及总体生存质量。

叶文平等报道了以冬虫夏草为主药组方而成的调补肺肾方药（冬虫夏草10g，淫羊藿 15g，五味子 10g，太子参 30g，白果 15g，山茱萸、茯苓、丹参各20g。在混合药物后加入 500mL 水，武火加热，调为文火，浓缩至 200mL，煎 2次，两煎混合，分 2 次服用。患者用药 12 周，随访 12 周）治疗 COPD 患者稳定期，以评价该方药治疗 COPD 稳定期患者的预后作用。选取 COPD 稳定期患者 84例，采用随机方法将患者分为观察组和对照组各 42 例，观察组给予常规治疗和口服调补肺肾方药，而对照组仅给予西医常规治疗，观察两组临床疗效及综合预后情况。结果显示，两组治疗后中医证候总积分较治疗前均有所下降，而观察组较对照组下降幅度明显（$P < 0.05$）；观察组治疗总有效率为 92.86%，明显高于对照组的 64.29%，治疗组疗效优于对照组（$P < 0.05$）；两组治疗后肺功能均有所改善，其中观察组 FEV1 和 FEV1/预计值（%）、FVC 和 FVC/预计值（%）等指标改善情况优于对照组（$P < 0.05$）；观察组治疗后呼吸困难情况、6min 行走距离和 BODE 评价总分均较治疗前有改善（$P < 0.05$），而对照组治疗后 6min行走距离和 BODE 评价总分亦较治疗前有所改善（$P < 0.05$），但呼吸困难情况改善不明显（$P > 0.05$），观察组治疗后呼吸困难情况、6min 行走距离和 BODE评价总分均较对照组治疗后明显改善（$P < 0.05$）；观察组治疗后各免疫指标、生活质量指标和急性发作次数较对照组均有所改善（$P < 0.05$）。调补肺肾方药的主要成分为冬虫夏草、山茱萸、淫羊藿等，全方可有效缓解患者的慢性咳嗽、咳痰、呼吸困难等临床症状，改善患者肺通气功能，减少反复发作和感染率，延

缓病情进展，提高患者生活质量，增强患者免疫能力，减少COPD急性发作及并发症的发生，并可减轻西药的不良反应，安全性较高，值得在临床中进一步推广与应用。方中冬虫夏草有调补肺肾、纳气平喘的功效，且在防治疾病进展、提高患者免疫力、减少疾病复发与加重、恢复肺功能等方面具有一定的优势。

喻照明等报道了选取COPD急性加重期患者131例，随机分为治疗组（66例）和对照组（65例），对照组单用西药治疗，治疗组在对照组西药常规治疗的基础上，根据患者病情的临床表现运用中医药进行辨证施治，其中中医辨证分型为肺肾气虚型的加用平喘固本方加减（冬虫夏草6g，党参15g，五味子6g，胡桃肉12g，灵磁石18g，坎脐15g，苏子15g，法半夏12g，款冬花12g，橘红6g），以水煎服，每天1剂，早晚分2次服用。两组均以1周为1个疗程，治疗期间停用其他药物，用药1个疗程后比较疗效。结果显示，治疗组患者的总有效率（93.9%）高于对照组（76.9%），而不良反应发生率（4.5%）低于对照组（13.8%），差异均有统计学意义（$P < 0.05$）。表明中西医结合治疗COPD急性加重期疗效显著，值得临床推广应用。

2. 慢性支气管炎

慢性支气管炎是指气管、支气管黏膜及其周围组织的慢性非特异性炎性反应，多发于中老年人，是常见病、多发病，其临床表现为长期咳嗽、痰多，或伴喘息。该病由多种因素造成，外因如吸烟、粉尘、大气污染刺激及气候寒冷等，内因如呼吸道局部防御及免疫功能下降等。若得不到及时治疗，病情可进一步恶化为阻塞性肺气肿、肺源性心脏病，严重影响患者的正常工作与生活。慢性支气管炎属于中医学"咳嗽""喘证""痰饮"范畴，其发生、发展与外邪犯肺，肺、脾、肾三脏功能失调，痰饮伏留密切相关。目前临床尚无治疗该病的特效方法，有临床研究表明采用中西医结合治疗该病可快速、有效改善患者临床症状，促进其阳性体征趋于稳定，改善患者肺功能，降低并发症发生率，优化预后。

徐曼报道了将42例慢性支气管炎患者分为实验组和对照组，对照组15例口服西药常规对症治疗，实验组27例服用中药制剂（其中中医辨证为虚证类其组方为：冬虫夏草10g，紫河车粉6g，胡桃肉10g，党参15g，茯苓18g，陈皮15g，橘红10g，法半夏14g，紫菀14g，川贝18g，远志12g，沙参18g，百部15g），每天2剂，每次用量150~200mL，治疗周期为2周。对比两组患者的临床治疗效果，实验组临床有效率92.95%，对照组有效率80%，实验组有效率高于对照组，两组结果存在统计学差异性（$P < 0.05$）。上述补虚类组方在清热化痰的基

础上用补肾益肺法，与单纯西药治疗相比，其副作用更少，患者出现不良反应率
和复发率更低，患者痛苦较少，接受度较高，其治疗有效率高于西医治疗。方中
的冬虫夏草具有补肺益肾、补虚损、益精气、止血化痰作用，常用于肺肾两虚型
慢性支气管炎，在发作期及缓解期均能起到作用。

3. 支气管哮喘

支气管哮喘是一种发作性的痰鸣气喘疾病，由于情志不调、饮食不节、外邪
侵袭、体虚劳倦等因素而诱发，造成痰壅气道、肺失宣降。患者发作时多以邪实
为主，主要表现为突发性胸闷窒息、咳嗽，随即出现呼吸气促、困难，甚至喘息
不能平卧，并伴有喉中哮鸣有声，发作间歇期可无症状。属于中医学"哮病"
范畴。如病情反复发作，易造成肺病，导致脾、肾逐渐虚弱。哮病属于邪实正
虚，发作时以邪实为主，缓解时以正虚为主，但久病正虚者发病时多表现为虚实
错杂，治疗时应以"发时治标，平时治本"为基本原则，发时攻邪治标、祛痰
利气，平时应扶正治本，予阳虚者以温补，予阴虚者以滋养，并采用补肺、健
脾、益肾等法，还应注意避免接触过敏物。

冬虫夏草味甘能补，性温助阳，归肺、肾二经，既能养肺阴，又能补肾阳，
为平补阴阳之品，具有补肺益肾、化痰止血、补虚益精之功效。适用于久病体虚
或年老体衰、阴阳两虚的哮病。

崔海岩报道收治哮证患者 30 例，其中经中医辨证属虚哮 2 例，方药采用平
喘固本汤（南京中医药大学附属医院验方），其基本方为冬虫夏草、胡桃肉、五
味子、半夏、沉香、款冬、黄芪、党参、脐带、橘皮、苏子等，并根据临床辨证
随症加减。结果显示，临床疗效满意，总有效率为 100%。

苏亚等报道，选取符合诊断标准的小儿支气管哮喘的患儿 120 例，随机分为
对照组 56 例，治疗组 64 例，对照组用化痰、平喘、抗感染等西医常规治疗，治
疗组在西医治疗基础上，口服宣肺补肾汤，方由冬虫夏草、党参、淫羊藿、地
龙、麻黄、杏仁、苏子、桑白皮等药物组成，水煎服，每日 1 剂。两组均治疗 2
周。结果显示，与治疗前比较，两组治疗后周围血白细胞计数、嗜酸粒细胞计数
明显下降（$P < 0.01$），治疗组治疗后周围血白细胞计数和嗜酸粒细胞计数明显
低于对照组（$P < 0.05$）；与对照组比较，治疗组临床总有效率为 96.9%，明显
优于对照组 76.8%，具有统计学意义（$P < 0.05$）。另有研究表明，该方药还可
显著降低支气管哮喘患儿血清 IgE、白介素 - 4、血浆 ET - 1 和 NO 的水平，减少
外周血白细胞计数、嗜酸粒细胞计数，提高血清 γ 干扰素的水平，提示该方药可

多方位控制小儿哮喘的变态反应机制，减轻炎性损伤，从而抑制支气管哮喘发作。小儿为至阴至阳之体，肾气稚嫩，肺脏娇嫩，御邪不足，外邪引触，极易导致脏腑功能失调，发为哮喘。因此治疗当从肺肾论治，采用宣肺化痰、补肾纳气为主要治法。方中冬虫夏草补肾益肺、纳气平喘，与上述诸药合用，可达宣肺化痰、补肾纳气的作用。

4. 特发性肺间质纤维化

特发性肺间质纤维化是一种原因不明的、进行性的、局限于肺部的弥漫性肺间质疾病，以弥漫性肺泡炎和肺泡结构紊乱，最终导致以肺纤维化伴蜂窝状改变为特征。其可以侵犯肺泡壁、肺泡腔，形成限制性通气功能障碍和动脉血气异常，常表现为低氧血症，呼吸性碱中毒，最后可导致呼吸衰竭而死亡。中医学依据该病的临床特点，多将其归属为"肺痿""肺痹"等范畴。由于本病诊断较为困难，缺乏统一标准，目前临床缺乏特效药物，其预后不良。西医主要采用非特异性抗炎、免疫抑制剂及糖皮质激素等治疗，但疗效欠佳，副作用较多，也有人用干扰素及细胞因子治疗，但方法和疗效未获公认。而大量临床和试验研究表明，中医药以其多通道、多环节、多靶点的作用特点，作用于该病的多个病理环节，针对肺纤维化的治则治法以益气、养阴、活血、通络为主，用药以补益药、活血化瘀药、止咳化痰平喘药为主。在急性发病期和迁延期均能有效改善临床症状，提高生存质量，降低死亡率，在该病防治中显示出安全、有效、副作用小等优势。

冬虫夏草含虫草多糖、粗蛋白、粗纤维、氨基酸等多种有效成分。多个研究表明，冬虫夏草可抑制肺组织转化生长因子 - β 表达及细胞外基质过度沉积，抗炎性损伤和氧化损伤，从而发挥抗肺纤维化作用。上述研究为冬虫夏草单味药及其复方制剂治疗肺纤维化提供了理论基础。

邢筱华报道，将符合西医诊断标准且符合中医肺肾气虚、瘀血阻络之证的60 例患者随机分为治疗组（30 例）和对照组（30 例），治疗组在口服醋酸泼尼松片基础上，加用医院制剂虫草复方胶囊（药物组成：冬虫夏草、黄芪、丹参、山茱萸、女贞子、益母草、山楂、墨旱莲、桑寄生、陈皮、地黄、石韦、茯苓、泽泻、连翘等），每次 5 粒，每天 2 次，疗程 3 个月，对照组单用醋酸泼尼松片口服。疗程 3 个月，比较治疗前后肺总量（TLC）、一氧化碳弥散量（DLCO）、动脉血氧分压（PaO_2）等指标的变化。结果显示，两组病例治疗后 PaO_2 较治疗前均有显著提高，但治疗组明显优于对照组，两组间比较经统计学处理有显著性差异

（$P<0.05$）；两组病例治疗后的肺总量（TLC）及一氧化碳弥散量（DLCO）较治疗前均有显著提高，但治疗组肺功能改善明显优于对照组，两组间比较有显著性差异（$P<0.05$）。结果表明，虫草复方胶囊对改善特发性肺纤维化患者肺功能有积极有效的作用。另有杨露梅等报道，将 60 例符合上述诊断标准的肺间质纤维化患者随机分为 2 组，对照组 30 例于常规治疗的基础上予 N-乙酰半胱氨酸（NAC）治疗，600mg，每日 2 次，口服，治疗组 30 例于常规治疗的基础上予虫草复方胶囊治疗，每日 5 粒，每日 3 次，口服。2 组均 3 个月为 1 个疗程，1 个疗程后统计疗效。结果显示，治疗组总有效率 90.0%，对照组总有效率 70.0%，2 组总有效率比较，差异有统计学意义（$P<0.05$），治疗组疗效优于对照组；2 组治疗后 LPO 含量均降低，与治疗前比较差异有统计学意义（$P<0.05$），CAT、GSH-Px 均升高，与治疗前比较差异有统计学意义（$P<0.05$）；而 2 组治疗后 LPO、CAT、GSH-Px 比较差异无统计学意义（$P>0.05$）。表明虫草复方胶囊可调整肺间质纤维化患者氧化/抗氧化的失衡，降低机体的氧化应激反应，提高机体的抗氧化水平，从而起到抗氧化损伤作用，其疗效与 NAC 相当，甚至在改善症状及体征方面优于 NAC。

陈炜等选择符合诊断标准且其中医证型属气虚血瘀型肺间质纤维化患者 38 例，随机分为对照组（19 例）和治疗组（19 例）。对照组予强的松，每天 0.5mg/kg，口服 4 周，然后每天 0.25mg/kg，口服 8 周，继之减量至每天 0.125mg/kg 或 0.25mg/kg，隔天 1 次口服；治疗组口服虫草复方胶囊（由冬虫夏草、洋参、三七组成），每次 2 粒，每日 2 次。2 组疗程均为 3 个月。治疗组有效率为 73.7%，对照组有效率为 36.8%，2 组比较差异有统计学意义（$P<0.05$）；治疗组治疗后 IgM 下降（$P<0.05$）；2 组治疗前后血、尿、便常规及肝肾功能、心电图均无异常变化，未发生严重不良反应。表明由冬虫夏草为主药的虫草复方胶囊能有效改善患者的临床症状，改善免疫蛋白及血液流变性部分指标，具抗氧化、抗炎、改善微循环、调节免疫功能，从而减轻肺纤维化的程度。

5. 肺结核

肺结核是由结核杆菌引起的一种通过呼吸系统传播，具有患病率高、传染率高、死亡率高等特点，世界范围内常见的多发的慢性呼吸道传染病。我国是结核病高发国家。肺结核属于中医学"肺痨"的范畴，又名"痨瘵"，以咳嗽、咳痰、潮热、盗汗及胸痛、消瘦等症为主要临床表现。其主要病机是"虚"，尤以阴虚为主，肺痨日久，阴伤及阳，而出现阴阳两虚。病变部位初起主要在肺，常可累及脾、肾，也可影响心、肝，有"其邪辗转，乘于五脏"之说。西医学标准治疗方案是药物化疗，但临床有效率尚不十分满意，且容易出现耐药性而导致治疗失败或复发。研究表明中药结合西医抗结核药物在治疗肺结核方面有独特的优势和广阔的应用前景。

冬虫夏草具有补肺益肾、化痰止咳之功，特别适用于"肺痨"所致的久咳虚喘、劳嗽咳血等的治疗。现代免疫学认为，活的巨噬细胞在机体抵御结核感染中起主要作用，结核病的发生、进展与机体免疫功能低下密切相关。冬虫夏草的主要成分为核苷类物质、多种氨基酸和微量元素等，服用后可补充人体必需氨基酸，改善机体营养，提高机体抵抗力，从而达到对肺结核的治疗作用。现代药理研究亦表明，冬虫夏草可抑制结核杆菌、葡萄球菌及链球菌的生长，还具有改善缺氧状态、舒张支气管平滑肌的效果。

吴立盘等报道，将102例确诊肺结核患者随机分为对照组51例，给予肺结核常规西药化疗药物；治疗组51例在对照组的基础上加用自拟抗痨丸（组方：冬虫夏草60g，百合60g，黄芪60g，紫河车60g，蜈蚣20条，炙百部60g，白及60g，牡蛎120g，玄参60g，川贝母60g，龟板60g，桃仁30g，红花30g，甘草30g，蜂蜜500g，制成丸剂，每丸10g），每日3次，每次一丸，临证时辨证用药，煎汤服用丸剂。对比分析两组临床疗效，结果显示，治疗组的总有效率（98.04%）高于对照组（90.20%），两组之间差异具统计学意义（$P<0.05$）；且在缓解咳嗽、咳痰、痰中带血等症状，促进病灶吸收、好转等方面，治疗组亦具有明显的优势。表明中西医结合治疗肺结核的疗效优于单纯西医化疗。

刘道恒等将首次复治菌阳肺结核患者80例，随机分为治疗组40例和对照组40例，两组均按2HRZ/6HRE化疗方案进行治疗，治疗组加服结核丸（主要成分有冬虫夏草、沙参、天冬、麦冬、百合、地黄、阿胶等），10g/次，2次/日。所有患者治疗的同时均加保肝药。结果显示，治疗2、3、5、8个月，治疗组痰菌阴转率、症状改善、病灶吸收、肝肾功能及不良反应发生情况均明显好于对照组（P均<0.05）。表明加服结核丸对治疗首次复治菌阳的肺结核患者具有良好的辅助治疗作用，对肝、肾功能有一定的保护作用且可减少化疗产生的不良反应。

6. 肺源性心脏病合并呼吸衰竭

肺心病又称慢性缺血缺氧性肺源性心脏病，是指由肺部胸廓或肺动脉的慢性病变引起的肺循环阻力增高，导致肺动脉高压和右心室肥，伴或不伴有右心衰竭的类心脏病。我国绝大多数是由慢性支气管炎发展而来，临床表现以气喘、胸闷、咳痰、张口抬肩、鼻翼扇动、唇舌紫绀、肢体浮肿等为主，属中医学"喘证"范畴。由于肺心病患者常常伴有血液内二氧化碳滞留和氧浓度过低，容易合并呼吸衰竭。

中医学认为，冬虫夏草为补益药，可补肺气以助其宣降，助肾阳以温肾纳气，滋肺肾之阴以降上炎虚火。肺心病呼吸衰竭患者多表现为年龄大、病程长、进食差，因而营养状态低下。现代研究表明，冬虫夏草富含多种氨基酸，特别是人体必需氨基酸，通过补充人体必需氨基酸，改善营养状况，增强抵抗力，达到对肺心病呼吸衰竭的治疗作用，与中医学对其补肺益肾、扶助正气的论述是一致的，说明冬虫夏草是治疗肺心病呼吸衰竭有效的辅助中药。同时，冬虫夏草还具有止咳化痰、纳气平喘的作用，不仅能够治疗肺心病引起的咳嗽、咳痰、气短等症，同时也能有效地扩张支气管，避免气道阻塞而引起呼吸困难，以致呼吸衰竭等严重病症。

杨志彬等报道将 50 例肺心病呼吸衰竭患者分为虫草组 30 例和对照组 20 例。虫草组在综合治疗的基础上，同时给予口服冬虫夏草液，每日 2 次，每次 10mL（约含纯虫草 5g），疗程 10~14 日；对照组仅采用对症综合治疗。结果显示，50 例患者经治疗后全部好转出院，其中虫草组 30 例平均住院时间 2~3 周，无 1 例使用呼吸机；对照组 20 例平均住院时间 4~6 周，有 3 例因严重肺性脑病而用呼吸机。同时进行治疗前后血浆氨基酸测定并比较其变化，结果显示，应用冬虫夏草后除苯丙氨酸外的人体必需氨基酸均增高，患者的支链氨基酸/芳香族氨基酸（BCAA/AAA）比值明显上升。

二、肾脏疾病

肾脏疾病是由各种原因引起的肾脏损伤（肾脏结构或功能异常），其病变时间超过 3 个月，患者尿液和相关的血液指标出现异常或肾脏病理学、影像学检查异常，或肾小球滤过率低于 60%，为大多数原发性肾脏疾病或继发性肾脏疾病的临床统称。慢性肾脏疾病如未能及时有效救治，导致病情恶化进展，患者将发展成为慢性肾功能不全、肾衰竭，最终形成尿毒症。中医学认为慢性肾脏疾病为肺、脾、肾三脏受损，久病入络成瘀，水湿内停而发病，其病机多为"本虚标实"，而"虚"贯穿于肾病始终。慢性肾脏疾病患者往往免疫力功能低下，符合中医学认为的人体正气亏虚，外邪则容易入侵，外邪入侵，则人体发生肾脏病的几率增加，并且导致感染的频发，而反复的感染又是加快肾功能衰退的一大原因。冬虫夏草具有补肺肾、止咳嗽、益虚损、养精气之功能，是一种名贵的滋补中药，有"百药之王"的美称，被历代医家称为"治诸虚百损之为上品"。冬虫夏草尤适用于慢性肾脏病属肺肾气虚型患者，相关研究表明，冬虫夏草能明显提高 T 细胞亚群功能，进而增进患者的免疫力，同时还能影响肾血流动力学，防止肾小管间质病变，改善肾组织能量代谢，减轻细胞损伤，从而保护肾脏功能。

1. 慢性肾小球肾炎

慢性肾小球肾炎（慢性肾炎）临床上主要表现为血尿、蛋白尿、水肿及高血压等，其病因较为复杂，病情迁延并缓慢进展，可有不同程度的肾功能减退，至终末期可引起慢性肾功能衰竭。本病属中医学"虚劳""腰痛""水肿"等范畴，临床上多呈虚实夹杂，正虚邪实。病位主要在肾，肾主水藏精，肾虚则水无所主而妄行，精微下泄，同时还与肺、脾、肝等多个脏腑功能失常有关。因此，治疗当补肺、脾、肾，养精益髓。蛋白尿是影响慢性肾炎预后的独立危险因素，降低蛋白尿是延缓肾衰竭的重要治疗措施之一。中医药认为冬虫夏草有补肾益精，扶助正气之功。现代药理研究表明，冬虫夏草具有消除蛋白尿、减轻肾脏病理损害、促进肾脏功能恢复等肾保护作用，对多种肾脏疾病有治疗作用。

马利平等报道将 100 例符合西医诊断标准，且符合中医"脾肾亏虚"证型的患者随机分两组。对照组 50 例予以贝那普利，10mg/d，2 次/日；雷公藤多苷，1 次 20mg，1 天 3 次。治疗组 50 例除西药治疗同对照组外，加服冬虫夏草复方制剂（药物组成：冬虫夏草、茯苓、人参、大黄、泽泻、蜈蚣、地龙、水蛭、六神曲、鸡内金、砂仁），2～5 粒/次，3 次/日。连续治疗 3 个月为 1 疗程，治疗 1 疗程后判定疗效。结果表明，总有效率治疗组为 88.00%，优于对照组的 56.00%（$P < 0.05$）；两组生化指标（24 小时尿蛋白定量、血肌酐、谷丙转氨酶）与治疗前比较，均有改善（$P < 0.05$，$P < 0.01$），治疗组改善优于对照组（$P < 0.05$，$P < 0.01$）。

2. IgA 肾病

IgA 肾病是以系膜区 IgA 沉积为主要特点的一组特殊免疫类型的原发性肾小球肾炎，其发病机制尚未完全清楚，亦无特异性治疗。IgA 肾病属中医学"尿血""腰痛""水肿""虚损"等范畴，临证多为本虚标实之证，主要表现为肾的气化功能失宜，固摄功能失常，导致水液代谢障碍及血液、精微物质的漏出。因此，扶助人体正气，改善脏腑机能，增强抗病能力，才能促进疾病向愈，亦与

IgA 肾病的发病机理相切合。同时，IgA 肾病合并呼吸道感染的情况比较多见，与肺的功能相关，肺金生肾水，在生理和病理方面相互影响，因此要重视调补肺肾。现代相关研究表明，冬虫夏草及其菌丝产品广泛应用于本病的治疗，多联合西药或其他中药。这与冬虫夏草有"保肺益肾，止血化痰，已劳嗽""秘精益气，专补命门"的补益肺肾作用相符。

王祥生等自拟冬虫夏草复方制剂治疗以血尿为主 IgA 肾病 60 例（治疗组），该复方制剂由冬虫夏草、黄芪、金樱子、白茅根、茜草、生地黄、三七、金银花、连翘、黄芩、小蓟、仙鹤草十二味中草药组成，每粒含生药 0.25g，每次 4 粒，每日 3 次；对照组 20 例口服雷公藤多苷片，两组均予以西医对症支持治疗。全部病例均 3 个月为 1 疗程，连续服药 2 疗程后进行总结。结果表明，治疗组的完全缓解率及总有效率均分别优于对照组，差异具统计学意义（$P < 0.01$）。两组的血生化及免疫球蛋白实验室检查比较表明，治疗组和对照组在治疗后 Scr、Alb、IgA、IgG、IgM 均较治疗前有改善，但仅治疗组的 IgA 与治疗前比较有统计学差异（$P < 0.01$）；同时，治疗组治疗后尿红细胞计数及畸形率与治疗前比较均有统计学差异（$P < 0.01$），对两组治疗后上述指标进行比较，亦有统计学差异（$P < 0.01$）。

3. 肾性贫血

肾性贫血是慢性肾衰竭常见的并发症，可使患者生存率降低，增加心血管事件的发生，严重影响了患者的生活质量。肾性贫血属于本虚标实之证，脾肾亏虚是其本，湿浊、瘀血是其标。可归属于中医学的"血劳""血虚""虚劳"等范畴，其主要病机在于精亏血少，肾精亏虚，精不能生血，从而引起血虚，治疗上宜健脾补肾。

汤臣等将 67 例慢性肾性贫血患者随机分为对照组 30 例和实验组 37 例，对照组予以常规西药对症治疗，实验组加用冬虫夏草复方胶囊（药物组方为：冬虫夏草、大黄、丹参、红花、牛藤、太子参等），5 粒/次，3 次/天，持续治疗 6 周，分别在治疗前后检测血中血红蛋白（Hb）值。结果表明，两组在治疗前后 Hb 值都有一定提高，冬虫夏草复方胶囊治疗组的 ΔHb 值（2.97g/L）在治疗后较对照组 ΔHb 值（1.13g/L）提高更明显。提示在治疗肾病的同时，贫血状态多有改善，但冬虫夏草复方胶囊对于治疗肾性贫血效果较好。

4. 糖尿病肾病

糖尿病肾病为糖尿病最常见和最严重的慢性并发症之一，为导致终末期肾脏病的首要致病因素，以持续性蛋白尿、肾功能进行性下降为主要临床特征，是糖尿病全身微血管病变在肾脏的表现。属中医学"消渴""水肿"等范畴，其基本病机为本虚标实，本虚为在糖尿病的慢性病变过程中，机能受损而出现伤阴耗气、阴损及阳、阴阳两虚等病理变化，继而使瘀血、水湿、痰浊等病理产物积聚而为标实。冬虫夏草入肺、肾经，具有保肺气、实腠理、补肾益精的功效。现代药理研究表明，冬虫夏草可通过改善糖、脂代谢紊乱，促进细胞外基质降解，抑制氧化应激，修复足细胞，抑制炎症反应，调节细胞因子，抑制肾细胞凋亡等多途径、多靶点抑制糖尿病肾病的发生、发展。

付望舒等将80例糖尿病肾病患者随机分为观察组和对照组各40例，两组患者均给予常规对症治疗，对照组加用贝那普利，观察组在对照组基础上加用医院制剂红参虫草胶囊（药物组方为冬虫夏草、红参）治疗，每粒含生药0.15g，每次4粒，每日2次，分别于早、晚饭前服用。两组均以2周为1个疗程，连续治疗2个疗程后评价临床疗效，比较治疗前后两组血液生化指标，以及治疗期间不良反应发生情况。结果表明，治疗2个疗程后，观察组总有效率（95.00%）显著高于对照组（77.50%），差异具统计学意义（$P < 0.05$）；观察组血管内皮素水平、24小时尿蛋白定量、糖化血红蛋白及血脂水平均较治疗前显著降低，且显著低于对照组（$P < 0.05$）；两组不良反应发生率相比，差异无统计学意义（$P > 0.05$）。

5. 高尿酸血症肾病

高尿酸血症肾病是一种因嘌呤代谢紊乱而引起尿酸生成增加，沉积于肾脏，损伤肾脏所引发的肾脏病变。中医学认为本病病机主要为本虚标实，虚实夹杂，饮食不节所致脾胃损伤，痰瘀内阻，以致肾络损伤。治疗以补肾护肾为主。现代药理研究表明，冬虫夏草能改善机体微循环，促进肾功能改善。

王骆冰等将102例老年高尿酸血症肾病患者分为两组。对照组单用西药别嘌呤醇治疗，治疗组在此基础上加益肾健脾养肝法治疗（药物组成：冬虫夏草、黄芪、山萸肉、生地黄、丹参、白花蛇舌草、白术、山药、杜仲、桂枝、桑枝、制附子、麻黄、甘草；以上诸药均放入清水中浸泡30min，以文火煎煮，取150mL药汁分早、晚两次口服，每日1剂）。治疗3周为1个疗程，3个疗程后对两组患者疗效及生化指标检测结果进行评估。结果显示，治疗组总有效率（90.20%）明显高于对照组（72.55%），差异具统计学意义（$P < 0.05$）；两组尿酸碱度（pH）、内生肌酐清除率（Ccr）、血肌酐（Scr）、血尿酸（UA）、尿素氮（BUN）

等指标与治疗前对比，差异有统计学意义（$P < 0.05$），治疗组所有指标均优于对照组（$P < 0.05$）。

6. 肾病综合征

肾病综合征是由多种病因引起，以肾小球基膜通透性增加，表现为大量蛋白尿、低蛋白血症、高度水肿、高脂血症，及其他代谢紊乱的一组临床症候群。关于本病发病机制，目前研究多认为与体内免疫介导有关，此外呼吸道感染及过敏反应也是本病的主要诱因，因此治疗此病多以抑制其免疫为主。已有的研究显示，冬虫夏草有明显的补肺肾和益精气之功效，可增强细胞免疫作用，此外其对体液免疫也具调节作用，并对肾脏有保护作用。

陈晓对 86 例肾病综合征患者给予自制的经典方药，同时静脉滴注自制复方液体，口服中药提取液（其主要成分包括冬虫夏草、人参、水蛭、三七粉、五倍子等），3 次／日，配合离子超导治疗，同时对患者进行对症支持治疗。以 35d 为 1 个疗程进行临床治疗，观察其治疗效果。结果显示，79 例患者的血清白蛋白有所提高，尿蛋白明显下降，7 例患者治疗无效，治疗总有效率为 91.86%；治疗后患者各项指标值（血尿素氮、24 小时尿蛋白、血浆白蛋白）均较治疗前有所改善（$P < 0.05$）。所有患者在治疗期间均未产生明显不良反应。

7. 慢性肾功能衰竭

慢性肾功能衰竭（CRF）是各种慢性肾脏疾病发展至终末期的一种临床综合征。临床多以代谢产物潴留和水、电解质、酸碱平衡失调及全身各系统受累为主要表现。中医学将慢性肾功能衰竭尿毒症归属于"癃闭""关格""虚劳""水肿"等范畴。本病的病机主要为肾气亏虚，水毒瘀血内停，致肺、脾、肾诸脏器功能紊乱，清浊不分，浊邪壅滞三焦而成。大量动物实验及临床试验表明，冬虫夏草可显著抑制肾小球的代偿性肥大及硬化，促进机体细胞免疫，减轻因各种原因导致的肾脏病理损害，同时还可有效改善肾小球滤过膜的通透性，降低尿蛋白，改善肾功能。而其又富含多种必需氨基酸，可改善营养状态，促进体内蛋白质合成代谢及氨基酸利用率，降低蛋白质代谢最终产物在体内的积聚，从而改善肾功能，延缓 CRF 的进展。

张传波等将 96 例 CRF 患者随机分为治疗组 62 例与对照组 34 例，治疗组患者给予中西医结合疗法。西医治疗采用血液透析疗法，同时常规应用抗凝、抗感染、降压等对症支持治疗，并可根据需要进行间断性输血。中医治疗予以冬虫夏草复方片（组方由冬虫夏草、白术、西洋参、丹参、桃仁、红花、炮山甲等中药组成），0.6g/粒，6 粒/次，3 次/日，温水送服；通便排毒胶囊（组方由黄芪、黄芩、大黄、葛根等中药组成），0.3g/粒，3 粒/次，3 次/日。结肠透析液由生大黄、金银花、蒲公英、土茯苓、丹参等中药组成，为浓煎剂，180mL/次，保留灌肠 25min，1 次/日。对照组仅采用血液透析治疗，方法与治疗组相同。两组均治疗 1 个月为 1 个疗程，连续治疗 3 个疗程后观察疗效。结果显示，治疗组显效率为 80.0%，总有效率为 96.7%；对照组显效率为 58.3%，总有效率为 86.7%，两组总有效率比较差异有统计学意义（$P < 0.05$）。两组治疗前，血 BUN、Cr、Hb 和 Alb 水平差异无统计学意义。治疗后，两组血 BUN、Cr 水平均显著降低（$P < 0.05$），但治疗组较对照组降低程度更为明显，差异有统计学意义（$P < 0.05$）；治疗组血 Hb 和 Alb 水平改善较对照组明显，但差异无统计学意义。

三、肝脏疾病

1. 慢性乙型病毒性肝炎

中医学认为慢性乙型肝炎患者多因感受湿毒之邪发病，病邪久踞，湿蕴热结而成肝胆湿热；湿热阻于中焦，肝气郁结，肝木乘脾土，发展为肝郁脾虚；脾虚则气结，气滞则血瘀，瘀血阻络，经脉失养，久则伤及内脏，而见脾肾阳虚、肝肾阴虚。病位主要在肝、脾、肾，故治疗应当以疏肝、滋肝、健脾、补肾为原则。"邪之所凑，其气必虚"，随着病情进展，慢性乙型肝炎患者以气虚为主，这与西医学认为慢性乙肝患者机体存在清除病毒能力下降的免疫功能异常的理论不谋而合。现代药理研究表明，冬虫夏草对人体免疫功能具增强作用，可通过调整免疫系统来发挥清除病毒感染的作用，并有改善肝功能等方面的作用。

肖丽华等将 48 例乙肝表面抗原阳性携带者随机分为观察组 26 例和对照组 22 例。观察组每次用冬虫夏草（4~6）岁 1g，（7~10）岁 2g，10 岁以上 3g；黄芪（4~6）岁 10g，（7~10）岁 15g，10 岁以上 20g；新鲜瘦肉 50g，加适量水（约 150mL），用瓷缸加盖在锅内蒸熟，肉、渣、水 1 次服完，1 日 2 次。4 个月为 1 疗程。每服完 1 个月复查 1 次肝功能和 HBsAg，以进行疗效观察和比较。对照组每次用鸡骨草（4~6）岁 1g，（7~10）岁 1.5g，10 岁以上 2g，每日 3 次。复查时间、疗程同观察组。结果显示，观察组在治疗后 1 个月时转阴 1 例，2 个月时 4 例，3 个月时 4 例，4 个月时 5 例，共转阴 14 例；对照组在疗程结束时转阴 4

例。观察组 HBsAg 转阴率（53.8%）与对照组转阴率（18.2%）比较，差异具统计学意义（$P < 0.05$）。

赵海平等采用自身前后对照方法，应用冬虫夏草复方口服液（由冬虫夏草、灵芝、西洋参等组成）治疗 64 例慢性无症状乙肝病毒携带者（AsC），1 次/日，1 瓶/次，200mL/瓶，服用 6 个月。在 AsC 服药前及服药后 1、3、6 个月时检测其血清 HBV－DNA 载量、肝炎 6 项特异指标和 11 项肝功能指标并记录结果。结果显示，服用冬虫夏草复方口服液 1 个月后，AsC 的 HBV－DNA 载量下降者 35/57 例（占 61.40%），其中下降 1log 者 15 例，下降 2log 者 4 例，下降至临床检测下限者 12 例；服用 3 个月后，下降者 41/57 例（占 71.93%），其中下降 1log 者 21 例，下降 2log 者 5 例，下降至临床检测下限者 15 例；服用 6 个月后，下降者 31/49 例（占 63.26%），其中下降 1log 者 19 例，下降 >2log 者 7 例，下降至临床检测下限者 12 例。AsC 服用参灵草口服液前后不同时点的 HBV－DNA 载量的差异有统计学意义（$P < 0.05$），且随服用时间延长呈下降趋势，以服用 3 个月时下降最为明显。

2. 非酒精性脂肪性肝炎

非酒精性脂肪性肝炎（NASH）是指无过量饮酒史而患者肝实质细胞出现脂肪变性和脂肪贮积为特征的临床病理综合征。西医学认为本病的治疗主要以控制及消除引起 NASH 的相关危险因素及促使受损肝细胞恢复为主。中医学认为，本病属于"肥气""积聚""胁痛"等范畴，因形体肥胖、喜卧少动、嗜食肥甘、情志失调等，引起脾失健运、肝失疏泄、肾精亏损，最后导致湿邪、痰浊、瘀血内蕴。病机根本为本虚标实，本虚为气阴两虚，标实为痰、气、血、瘀集结于肝。大量文献显示，冬虫夏草对于非酒精性及酒精性肝损伤、化学性肝损伤、免疫性肝损伤均具有保护作用，其抑制肝损伤的作用机制可能是其能够抑制肝组织内的炎症反应、促进活性氧成分的清除。

俞建平等选取 100 例符合诊断标准的 NASH 患者，中医辨证为瘀血阻络、肝肾不足者，随机分为观察组与对照组各 50 例，给予多烯磷脂酰胆碱胶囊口服，观察组加服冬虫夏草复方胶囊（主要成分为冬虫夏草、丹参、桃仁、五味子等），5 粒/次，3 次/日，12 周为 1 个疗程，观察治疗疗效。结果显示，治疗后两组患者肝功能指标（ALT、AST、γ－GGT）、血脂指标（TC、TG）、肝纤维化指标（HA、LN、PC－Ⅲ、Ⅳ－C）较治疗前下降（$P < 0.05$），HDL－C 升高（$P < 0.05$），观察组较对照组各指标改善更为明显（$P < 0.05$）；12 周后观察组

总有效率96.00%，对照组总有效率86.00%，观察组疗效优于对照组（$P <$ 0.05）。

3. 肝纤维化

肝纤维化是由多种病因所致的肝内结缔组织异常增生，且新生肉芽组织逐渐遍布肝内的病理过程，是慢性肝病发展为肝硬化的必经阶段，如果能够有效干预肝纤维化的进展，逆转肝纤维化，则能有效防治肝硬化。肝纤维化中医学并无此名词，且大多数肝纤维化患者无典型临床症状，故目前均较集中于按"胁痛、黄疸、鼓胀"等范畴来辨证论治，其主要病机为正气不足，气血瘀滞，以虚为主。冬虫夏草为现代研究中药抗肝纤维化筛选出的其中一味中药，以冬虫夏草为主药的抗肝纤维化中药复方制剂有扶正化瘀胶囊、复方鳖甲软肝片等。

黎晓琴将80例日本血吸虫病肝纤维化患者随机分为试验组和对照组各40例。对照组患者给予常规基础治疗，试验组在对照组基础上联合冬虫夏草复方胶囊（主要方药为冬虫夏草、丹参、桃仁、松花粉、绞股蓝、五味子等）治疗，5粒/次，3次/日，口服，连续服用6个月。观察两组患者治疗前后的肝功能指标（ALT、AST、TBiL、Alb 和 Glb）、肝纤维化指标（HA、PC－Ⅲ、Ⅳ－C 和 LN）、肝组织中转化生长因子（TGF－β_1）及用药后的不良反应情况。结果显示，治疗前，两组患者的肝功能指标、肝纤维化指标和 TGF－β_1 水平比较，差异均无统计学意义（$P > 0.05$）；治疗后，肝功能指标、肝纤维化指标和 TGF－β_1 均明显改善，且试验组患者的改善情况均优于对照组（$P < 0.05$）。

4. 肝硬化

肝硬化是由一种或多种病因长期或反复作用形成的弥漫性肝损害。早期由于肝脏代偿功能较强可无明显症状，后期则以肝功能损害和门脉高压为主要表现，并有多系统受累；晚期常出现上消化道出血、肝性脑病、继发感染、脾功能亢进、腹水、癌变等并发症。本病属中医学"胁痛""黄疸""鼓胀""积聚"等范畴，其病机特点为虚实夹杂，但以伤气伤阴为重，及脾气亏虚、肝肾阴虚为主。在用药中应体现养阴不忘调血、治肝不忘实脾、扶正不忘祛邪观念。

刘慧将72例肝硬化并脾功能亢进患者随机分为试验组和对照组各36例。对照组患者给予恩替卡韦进行治疗；试验组患者给予冬虫夏草复方胶囊（其主要成分为冬虫夏草、丹参、川芎、赤芍、柴胡、生牡蛎及鳖甲等中药）和恩替卡韦联合治疗。比较两组患者的血常规、B超检查结果及肝纤维化指标。结果显示，试验组患者白细胞计数和血小板计数明显高于对照组患者，脾长径和脾厚明显低于对照组患者，差异具有统计学意义（$P < 0.05$）；治疗后，试验组患者 HA、LN、PC－Ⅲ和Ⅵ－C 明显低于对照组患者，差异具有统计学意义（$P < 0.05$）。

四、心脏疾病

1. 慢性肺源性心脏病

慢性肺源性心脏病是由肺组织、肺动脉血管或胸廓的慢性病变引起肺组织结构和功能异常，产生肺血管阻力增加，肺动脉压力增高，导致右心肥厚、扩张，该病极易导致各种严重心脏功能异常，心力衰竭就是其中常见的并发症，是临床难治之症。中医学认为，肺主呼吸之气，肾主纳气，若肺肾亏虚，肺气无以宣发，肾气无以沉降，则气逆不降而为喘咳，因此慢性肺源性心脏病临证尤以肺肾亏虚型较为多见，治则以补肺纳肾、降气平喘为主。中医学认为，冬虫夏草可益肾补肺、化痰平喘；而现代药理研究则表明，其可扩张支气管、冠状动脉及外周血管，并能增强机体非特异性免疫力。

孙全立报道将慢性肺源性心脏病心力衰竭患者 80 例随机分为对照组和观察组，对照组采用西医常规治疗，观察组加用补肺益肾汤（由冬虫夏草、白术、丹参、枸杞子各 10g，人参、黄芪各 30g，五味子、灵磁石各 15g，沉香 5g 组成），每日 1 剂，分早晚 2 次温服进行治疗，2 组治疗周期均为 15d。结果显示，与治疗前比较，治疗后 2 组患者的动脉血气指标（PaO_2、$PaCO_2$、SaO_2、pH 值）均有明显改善（$P < 0.05$），血浆 N 端 B 型利钠肽原（NT－pro BNP）及肺动脉压（PAP）显著下降（$P < 0.05$）；与对照组比较，观察组动脉血气指标好转更为明显（$P < 0.05$），NT－pro BNP 和 PAP 明显降低（$P < 0.05$）。

2. 难治性心衰

难治性心衰是慢性心衰不良发展的晚期表现，亦称终末期心衰，为经适当病因治疗和常规抗心衰处理，临床症状和体征仍长期持续无变化或呈进行性加重的心力衰竭。中医学无心力衰竭的明确病名，可根据症状将其归于"水肿""心悸怔忡""喘证""痰饮""水肿""心痹"等范畴。病机总属本虚标实，本虚是指气血阴阳虚损，标实指瘀血、痰浊、水饮。早期以心气虚为主，中期以气阴两虚、心阳不足为主，后期则出现阴阳两虚，甚至亡阴、亡阳、阴阳离决而亡，治则为培本固元、祛邪扶正，而正虚贯穿整个病程始终。冬虫夏草是传统滋补强壮中药，功能益肺肾，止咳嗽，补虚损，益精气，心肾精血同源互化。现代研究表明，冬虫夏草有扩张冠状动脉，增加心输出量和冠脉血流，改善心肌缺血，降低心肌耗氧量及抗氧化作用。

蔡少杭等将 68 例符合西医难治性心衰诊断标准，且中医辨证为心肾阴阳两虚证患者分为对照组 27 例和观察组 41 例。2 组均给予西药常规治疗；观察组加用冬虫夏草复方制剂（组方为冬虫夏草、西洋参、鹿茸、龟板、鳖甲、海马、五味子、鸡内金、石斛、红花、三七、丹参等），每次 12 丸，每天 2 次。2 组疗程均为 8 周。评价治疗前后 NYHA 心功能分级和 6min 步行实验（6MWT），记录治疗前后 Lee 氏心衰计分，采用超声心动图测定心室射血分数（LVEF）和左室舒张末期内径（LVEDD），检测肾素活性（PRA）和 Ang Ⅱ 水平。结果显示，经 Ridit 分析，观察组 Lee 氏心衰疗效、心功能分级疗效均优于对照组（$P<0.01$）；2 组治疗后 Lee 氏心衰积分较治疗前下降（$P<0.01$），观察组低于对照组（$P<0.01$）；2 组治疗后 6MWT 和 LVEF 均较治疗前增加（$P<0.01$），观察组增加更为显著（$P<0.01$）；2 组治疗前后 LVEDD 变化不明显；2 组治疗后血清 PRA 和 Ang Ⅱ 水平均较治疗前下降（$P<0.01$），观察组 PRA 和 Ang Ⅱ 水平均低于对照组（$P<0.01$）。

五、肿瘤

恶性肿瘤已是威胁人类生存的主要疾病之一，放疗和化疗除直接杀伤肿瘤细胞外，对宿主的免疫系统也造成损害。因此，近年来临床上多采用中药用于肿瘤化疗的辅助治疗，以此增强机体的免疫力，并能减轻放疗和化疗所造成的机体免疫功能的损害。

现代通过对冬虫夏草提取物及其活性成分进行免疫细胞调节与抗肿瘤的研究，无论从理论基础还是目前的临床试验来看，都具有前瞻性和可行性。大量动物研究证实冬虫夏草对于多种肿瘤细胞的生长、转移具有抑制作用，同时免疫药理研究为其作为抗肿瘤药物提供了更有力的证明。其中虫草多糖类成分对于促进 NK 细胞和 T 淋巴细胞增殖，降低器官移植后的免疫排斥反应，抗黑色素瘤、抗肺癌、激活单核巨噬细胞系统及提高机体的免疫功能等方面都有明显的改善作用。中医学把人体的机能活动及其抗御和消除各种有害因素的作用总称为"正气"，"肾为先天之本，脾为后天之本"。研究表明，正气虚与免疫功能低下有关，冬虫夏草正是通过健脾补肾，扶正固本，增强人体的抗病能力，使肌体内外环境得以平衡，达到"正气存内，邪不可干"的防治目的。

1. 肝癌

吕瑞民等将 60 例原发性中晚期肝癌患者随机分为观察组和对照组各 30 例，分别采用冬虫夏草复方制剂（冬虫夏草、太子参、麦门冬、当归、丹参、龙葵、半枝莲等，口服，每次 1 丸）联合肝动脉化疗栓塞（TACE）疗法和单纯 TACE 疗法，观察比较两组生存期、生存率和生存质量，以及治疗前后 CD_3、CD_4、CD_8、NK 细胞活性等相关性指标变化。结果显示，观察组 12 个月和 18 个月生存率分别为 83.33% 和 70.00%，对照组同期生存率分别为 56.67%、36.67%，两者比较 $P < 0.05$，但两组 6 个月的生存率分别为 90% 和 73.33%，统计学处理 $P > 0.05$；观察组治疗后生存质量积分明显优于对照组，$P < 0.05$；观察组治疗前后的 CD_3、CD_4、CD_8、NK 细胞活性比较，差异具有显著性意义（$P < 0.05$ 或 0.001）。两组比较，治疗后指标具有显著性差异（$P < 0.05$ 或 0.001）。

王四明选取肝癌患者 86 例，分成对照组和治疗组各 43 例。所有患者均给予必要的化疗和碘油栓塞治疗，1 次/周，连续治疗 2 周。对照组在此基础上静脉滴注甘露聚糖肽注射液，10mg 加 250mL 生理盐水，1 次/日；治疗组在对照组基础上口服虫草复方胶囊（由姜黄、冬虫夏草、阿魏、九香虫、丁香、大黄、木香和诃子等药物组成），3 粒/次，3 次/日。两组患者均连续治疗 4 周。观察两组的临床疗效，同时比较两组生存质量、免疫功能和血清基质金属蛋白酶水平改善情况。结果显示，治疗后，对照组客观缓解率（ORR）为 41.86%，临床获益率（CBR）为 74.42%；治疗组 ORR 为 65.12%，CBR 为 90.70%，两组 ORR、CBR 比较差异具有统计学意义（$P < 0.05$）。治疗后，对照组与治疗组患者生存质量改善率分别为 74.42% 和 93.02%，两组差异比较具有统计学意义（$P < 0.05$）。治疗后，两组 CD^{3+}、CD^{4+} 和 CD^{4+}/CD^{8+} 上升，差异有统计学意义（$P < 0.05$）；且治疗组变化的更显著（$P < 0.05$）。治疗后，两组血清基质金属蛋白酶 - 2（MMP - 2）和基质金属蛋白酶 - 9（MMP - 9）水平均较同组治疗前明显降低（$P < 0.05$）；与对照组相比，治疗组降低的更显著（$P < 0.05$）。

2. 肺癌

王银辉等选取晚期非小细胞肺癌患者 64 例，随机分为对照组 31 例和观察组 33 例，对照组采用奈达铂同步放化疗，观察组在对照组治疗的基础上采用虫草复方制剂糖浆（由黄芪、党参、白术、冬虫夏草、鸡内金等组成）治疗，每 1mL

含生药1g，每次20mL，1日3次。观察两组患者近期疗效及毒副反应。结果显示，对照组有效率为64.52%，观察组有效率为69.70%，两组有效率比较无显著差异（$P > 0.05$）；两组患者白细胞减少发生率分别为45.45%和66.67%，血小板减少发生率分别为24.24%和48.39%，放射性肺炎发生率分别为9.09%和32.26%，观察组白细胞、血小板减少及放射性肺炎发生率较对照组显著减少（$P < 0.05$）；两组患者肝肾功能损害及恶心呕吐发生率无显著差异（$P > 0.05$）。

曾建伦报道将非小细胞肺癌患者86例随机分为化疗组和联合组各43例，所有患者均给予常规化疗治疗，联合组加用扶正消瘤汤（由冬虫夏草、西洋参、藏红花、壁虎、斑蝥、鳖甲、全蝎、土鳖、黑蜘蛛等六十多味药材组成）煎服，持续治疗3个月，比较两组患者治疗前后免疫功能及生活质量变化情况。结果显示，联合组治疗后 CD^{3+}、CD^{4+} 水平及 CD^{4+}/CD^{8+} 值较治疗前明显上升，与化疗组治疗后比较也显著提高，差异均有统计学意义（$P < 0.05$）；联合组治疗后生活质量评分（115.4 ± 9.3）与化疗组（90.2 ± 9.7）比较显著提高，差异有统计学意义（$P < 0.05$）。

3. 肠癌

郑晓川选取局部晚期的直肠癌患者94例，随机分为对照组和观察组，每组47例，对照组给予单纯的放化疗疗法，观察组给予放化疗联合冬虫夏草复方治疗（冬虫夏草、白术、枸杞子、黄连、当归、姜黄、女贞子、牡丹皮、苦参各15g，黄芪、灵芝、薏苡仁各30g，山药、阿胶、牡丹皮各20g，甘草10g），水煎分两次，每日1剂，口服。实施4个周期后，比较两组患者体重变化、近期疗效、血液学毒性反应及不良反应。结果显示，干预后，观察组患者与干预前相比体重具有显著的提升，与对照组相比，观察组患者的体重具有显著提升，且差异具有统计学意义（$P < 0.05$）；观察组患者近期疗效中完全缓解例数及部分缓解例数均显著地高于对照组，观察组患者的总缓解率也显著地高于对照组，且差异具有统计学意义（$P < 0.05$）；观察组患者中中性粒细胞较少的例数，淋巴细胞较少的例数，以及周围神经毒性的例数均显著低于对照组患者，且差异具有统计学意义（$P < 0.05$）；观察组患者的恶心、腹泻及手足综合征等不良反应的例数均显著低于对照组，且差异具有统计学意义（$P < 0.05$）。

杨峻峰等将22例晚期直肠癌患者随机分为2组，治疗组12例化疗加口服冬虫夏草口服液（由冬虫夏草提取的有效成分配制成口服液），每次10mL，3次/日，1个月为1个疗程，连服3个疗程；对照组10例单纯进行化疗。于化疗前、化疗后 1 周、化疗后 2 周分别采集患者外周静脉血检测 T 细胞亚群。结果显示，患者化疗前 CD^{4+}/CD^{8+} 已降低至 1.55/L，经化疗后又有降低，但服用冬虫夏草口服液的患者化疗后 CD^{4+} 值及 CD^{4+}/CD^{8+} 迅速回升，并很快达到正常水平，表明冬虫夏草能促进恶性肿瘤患者 CD^{4+} 细胞的增殖，从而改善患者的免疫功能。毒性反应评估结果显示，化疗毒性反应大多为 1~2 度，其中厌食、乏力、白细胞减少、血小板减少治疗组发生率比对照组低，两者比较差异有显著性（$P < 0.05$）。

4. 胃癌

张巍等将中晚期胃癌患者 74 例随机分为两组，每组各 37 例，对照组予以化疗方案，治疗组治以冬虫夏草复方抗瘤冲剂（由冬虫夏草、黄芪、白术、苏木、赤芍、三七等药物组成）联合化疗方案。治疗后比较两组患者临床疗效、化疗后生存质量及不良反应发生率等指标，且治疗结束后进行为期 3 年的随访，并评价其 3 年生存率、局部复发率及远处转移率。结果显示，治疗组临床总有效率为 62.2%，对照组为 48.6%，治疗组高于对照组，且治疗组患者生活质量评分改善也优于对照组，差异均有统计学意义（$P < 0.05$）；治疗组不良反应发生率为 59.5%，显著低于对照组 78.4%，差异有统计学意义（$P < 0.05$）；随访结果提示治疗组 3 年生存率为 56.7%，高于对照组的 48.6%，差异有统计学意义（$P < 0.05$）；而两组患者局部复发率和远处转移率比较，差异无统计学意义（$P > 0.05$）。

5. 乳腺癌

丁志明报道将 60 例乳腺癌患者术后使用 TAC 化疗方案，按治疗方法不同分为两组。对照组 30 例采用 TAC 化疗，观察组 30 例在对照组治疗方案的基础上，从第 1d 起每天加用冬虫夏草复方合剂（药物组成为冬虫夏草 15g，党参 30g，炙黄芪 30g，菟丝子 15g，女贞子 15g，茯苓 15g，炒白术 15g，白扁豆 20g，熟地黄 15g，醋柴胡 12g，香附 15g，当归 10g，半枝莲 30g，炙甘草 6g），口服，50mL/次，每日 2 次。于化疗前 1d 及化疗后第 2d、第 8d、第 15d、第 21d 检测白细胞计数。结果显示，观察组各时间点白细胞计数均高于对照组，第 8、15、21d 白细胞计数明显高于对照组，具有统计学差异（$P < 0.05$）。

苏泊盛等选取晚期三阴性乳腺癌患者 60 例，随机分为治疗组和对照组各 30 例，治疗组采用化疗联合口服冬虫夏草复方合剂（由冬虫夏草、黄芪、灵芝、龟甲、鳖甲组成）治疗，50mL/次，每日2次，对照组仅采用化疗。治疗后评价两组患者的临床症状、生活质量、不良反应及肿瘤标志物水平的变化。结果显示，在缩小瘤体方面，两组差异无统计学意义（$P > 0.05$），但治疗组肿瘤控制率优于对照组，差异有统计学意义（$P < 0.05$）；两组患者在卡氏评分、临床症状改善方面，差异有统计学意义（$P < 0.01$）；治疗组不良反应发生率低于对照组，差异有统计学意义（$P < 0.05$）；在降低血清肿瘤标志物方面，两组治疗前后癌胚抗原（CEA）水平变化差异无统计学意义（$P > 0.05$），血清糖蛋白抗原153水平（CA153）变化差异有统计学意义。

6. 肿瘤相关性贫血

付烨等选取60例促红细胞生成素（EPO）拮抗的肿瘤相关性贫血（CRA）患者作为研究对象，随机分为两组，每组各30例。研究组采用补肾健脾补血法治疗（药物组成为冬虫夏草、白术各10g，黄芪、熟地黄各20g，党参、茯苓、枸杞子各15g，女贞子、补骨脂、菟丝子各12g，树舌灵芝5g），以水煎煮，每日1剂，分3次温服，对照组采用对症支持治疗，两组均治疗8周。两组患者分别于治疗前后对中医证候积分、睡眠质量及生活质量进行评价和比较。结果显示，研究组治疗21d、28d、35d、42d、49d及56d的Hb水平及治疗后的中医证候积分和睡眠质量评分均明显高于对照组，且治疗后研究组患者生活质量多个项目评分均较对照组明显改善。

付烨等选取CRA且进行EPO治疗8周无效的肿瘤患者60例，随机分为对照组28例和研究组32例。对照组给予输血、补充铁剂等常规治疗，研究组给予冬虫夏草复方膏剂（药物组成为冬虫夏草、黄芪、党参、茯苓、白术、女贞子、枸杞子、补骨脂、菟丝子、树舌灵芝、熟地黄等）治疗，常规水煎2次，取药液约200mL，分2次服用，必要时予以输血治疗。两组疗程均为8周。结果显示，研究组痊愈率18.75%，有效率81.25%，对照组痊愈率3.57%，有效率46.43%，研究组优于对照组（$P < 0.01$）；研究组治疗后KSP评分、中医证候积分均优于对照组（$P < 0.05$）；两组患者治疗后血红蛋白（Hb）、白细胞（WBC）及网织红细胞（RET）水平与治疗前比较均有明显上升（$P < 0.05$），且研究组优于对照组（$P < 0.05$）；研究组治疗后T淋巴细胞亚群（CD^8、CD^4/CD^8）均优于对照组（$P < 0.05$）；研究组输血率及不良反应发生率均小于对照组（$P < 0.05$）。

7. 中晚期恶性肿瘤

杨孝华报道收集晚期恶性肿瘤患者108例作为实验组，并选取同时住院的

114 例该病患者组成对照组。实验组患者采用口服冬虫夏草复方汤剂（由生晒参、太子参、茯苓、田七、鸡血藤、炙草、山药、女贞子、冬虫夏草、藏红花、斑蝥、鳖甲、全虫、土鳖、蜈蚣等 60 多味中草药组成，加约 1500mL 水浓煎至约 300mL，口服，2 次/日）辨证联合 CIK 细胞回输的辅助疗法，每 30 天为 1 个疗程，满 1 个疗程后复查及随访评估，对照组患者仅给予 CIK 细胞回输疗法。对比分析两组患者治疗前后的 KPS 评分、体重、中医症状评分及 T 细胞各亚群比例的变化，综合评价该方案对生活质量和免疫功能的影响。结果显示，实验组治疗后 KPS 评分、体重增加量分别与对照组比较，差异有统计学意义（$P < 0.05$）。中医症状改善情况比较，对照组治疗前后中医症状比较差异无显著性；实验组治疗后中医临床症状均有不同程度的减轻：治疗前后气短、自汗、少言症状的减轻无统计学意义（$P > 0.05$），乏力、神疲症状的减轻有统计学意义（$P < 0.05$）。对照组治疗前后外周血 CD^3、CD^4、CD^8 T 细胞亚群和 NK 细胞含量比较，差异均无统计学意义（$P > 0.05$）；而治疗组患者上述指标（除 NK 细胞）较治疗前显著增加，治疗前后比较差异具有统计学意义（$P < 0.05$），治疗后 NK 细胞比例较治疗前比较差异无统计学意义（$P > 0.05$）。

王彬等选取恶性肿瘤患者 180 例，随机分为对照组和治疗组，每组 90 例。对照组单纯化疗；治疗组在对照组治疗基础上口服虫草复方胶囊（主要成分为冬虫夏草、红参、熟地黄、当归、肉桂、刺五加浸膏、薏苡仁、猪苓、黄芪、茯苓、白术、白芍、川芎、甘草），4 粒/次，3 次/日。两组 21d 为 1 个疗程，共治疗 3 个疗程。两组患者在治疗前后测定 OT 皮试反应能力及巨噬细胞吞噬率。结果显示，治疗组 OT 皮试反应能力增强 5 ~ 10 倍、10 ~ 20 倍、20 倍以上的患者例数明显多于对照组，无变化和下降病例数低于对照组，两组比较差异有统计学意义（$P < 0.05$）。巨噬细胞吞噬率增加 10% ~ 20%、20% ~ 30%、30% 以上的患者例数明显多于对照组，无变化和下降病例数低于对照组，两组比较差异有统计学意义（$P < 0.05$）。

六、其他疾病

1. 艾滋病

艾滋病（AIDS）是由免疫缺陷病毒侵入人体引起的病死率极高的传染病。AIDS 对人类的生存和发展提出了严峻挑战，已成为全球面临的严重公共卫生和社会问题，寻找有效的治疗方法至关重要。虽然用高效抗艾滋病毒疗法

（HAART）治疗 AIDS 取得了很好的疗效，但不能杀死病毒，且具有较大的毒副作用，不能彻底清除体内的 HIV，而且易引起病毒产生变异性和耐药性。而中医药基于其综合治疗优势，遵循扶正祛邪的治疗原则，在抗 HIV 治疗、稳定或提高机体免疫功能、改善临床症状、提高艾滋病患者生存质量等方面都具有显著的临床效果。现代免疫学认为假如机体有足够的免疫力，人体就不会发生感染而得病，由此也印证了"正气存内，邪不可干"的理论，因此，诸多研究学者主张将中医在 AIDS 治疗中的"正气"类推为西医学的"免疫功能"。在 AIDS 治疗中，以气虚证最为常见，主要表现为免疫功能的下降。在免疫重建不全患者中，这种免疫功能低下的情况更为常见。这一类患者，无论病情长短，因为个人体质因素，在疾病的发展过程中，多数患者会有乏力、倦怠、纳差、自汗、气短、头痛、胸痛、腹痛、肢体疼痛麻木、舌质淡或舌质暗红、脉象弱或细涩等肺脾气虚证候。据此有学者认为免疫重建不全患者是一种气虚为主的证候，提出了补肺健脾益肾、益气养阴等扶正方法，使用益气补肾类中药治疗，从临床上改善患者的症状和体征，提高免疫重建有效率。

冬虫夏草具益肾补肺之功，其药效特点为肺肾双补，调节阴阳，可扶正固本，大补元气，补而不峻，温而不火，滋而不腻。现代药理研究表明，其化学成分主要是多糖和核苷、氨基酸、微量元素 30 余种、多种维生素。对免疫系统有广泛的激活作用，可以激活机体的免疫活性细胞，尤其是 T 淋巴细胞、淋巴因子及单核细胞吞噬系统；还能增强肝的枯否细胞的吞噬功能及促进脾巨噬细胞的增殖。大量临床实践证实冬虫夏草的水解产物含 6 种必需的氨基酸，这成为其提高机体免疫功能从而进一步加强单核巨噬细胞的吞噬功能的重要临床药理学基础之一。

吴欣芳等将符合纳入标准，且中医辨证属于正虚毒盛型的 HIV/AIDS 患者 228 例，随机分为治疗组和对照组各 114 例。治疗组给予免疫 1 号方（主要由冬虫夏草、西洋参、紫花地丁等中药组成）联合高效抗逆转录病毒疗法（HAART）治疗，8.15g/次，早、晚餐前 0.5h 冲服，30d/周期，连续治疗 6 个周期；对照组给予免疫 1 号方安慰剂联合 HAART 治疗。于疗后评价 2 组患者治疗效果。总体患者免疫重建有效率比较结果显示，治疗 6 个月后，治疗组及对照组免疫重建有效率分别为 71.4%、68.5%，治疗组高于对照组，但两者比较差异无统计学意义；不同 $CD4^+T$ 细胞基线水平的免疫重建有效率比较结果显示，对于 $CD4^+T$ 细胞在 200~350 个/μL 的患者，治疗组免疫重建有效率优于对照组（$P < 0.05$）。

表明免疫 1 号方联合 HAART 治疗 HIV/AIDS，可显著促进部分患者（CD4$^+$T 细胞基线在 200～350 个/μL）的免疫重建，其毒副作用小，临床应用较为安全。

马秀珍将 62 例中老年艾滋病患者随机分成两组，其中研究组 34 例予以中药冬虫夏草复方胶囊（主要药物组成为：冬虫夏草、黄芪、太子参、枸杞子、女贞子、红景天、鸡血藤、菟丝子、天花粉、紫花地丁、黄连、虎杖、夏枯草、丹参、仙灵脾、甘草等），0.4g/粒，3 次/日，3 粒/次，联合西药治疗；对照组 28 例单行传统西药。对比两组患者的临床症状、免疫功能及临床疗效变化。结果显示，治疗后，研究组临床症状明显减轻且优于对照组（$P < 0.05$），研究组 CD4$^+$ 细胞数较对照组恢复明显（$P < 0.05$）；中长期随访发现，研究组临床疗效评分亦优于对照组（$P < 0.05$）。

2. 器官移植排斥

器官移植虽然已成为临床上治疗多种器官功能衰竭疾病的重要途径，但移植排斥反应仍然是影响移植物存活的主要因素之一，故移植术的成败在很大程度上取决于移植排斥反应的防治。免疫抑制剂可降低移植排斥反应的发生，但毒副作用明显，不宜长期使用，且该类药物特异性低，对正常的免疫功能具有抑制作用。因此，寻求安全、有效的中医药抗移植排斥反应疗法至关重要。

冬虫夏草性温，具有补肺益肾、阴阳双补的功效，是名贵中药材，也是研究时间最长、研究成果最多的抗移植排斥反应药物之一。关于冬虫夏草的抗移植排斥反应的研究报道主要集中在其对角膜移植的临床应用。

李贵仁等将施行穿透性角膜移植的 68 例患者随机分为虫草组和对照组各 34 例，对照组单纯应用激素抗排斥反应；虫草组术后用激素方法同对照组，同时加用冬虫夏草胶囊 4 粒，每日 3 次，连续服用 3～6 个月。结果显示，植片透明率虫草组为 91%，激素组为 70.5%，两组比较差异有显著性（$P < 0.05$）；虫草组排斥反应发生率为 17.5%，激素组为 35%（$P < 0.05$）；视力 0.3 以上者虫草组 76%，激素组为 53%（$P < 0.05$）；用药后 T 淋巴细胞总数、T 辅助细胞及 T 抑制细胞比用药前显著降低（$P < 0.05$）。冬虫夏草抑制异种穿透性角膜移植排斥反应的实验研究表明，该药有较强的抑制作用，特别是与激素联合应用，作用明显优于单纯应用激素组，这可能与冬虫夏草对抗体免疫系统有双向调节作用，保护移植物免受攻击的作用有关。

3. 男性弱精症

弱精子症在中医学中被归为"精寒""精薄""精液清冷"等。中医学认为，肾藏精，主生殖，肾中精气的盛衰直接影响到人的生殖功能和生长发育，是促进生殖和生长发育的根本动力。人之肾气充沛，精血旺盛，阴阳平衡，则精液充足，精子亦活泼灵动；若肾气失充、精气亏损，可导致精子数量减少、质量降低、活动力下降，造成男性不育症。故中医学认为本病主要责之于肾，因此肾气虚是导致弱精子症的主要原因。现代医学表明，冬虫夏草能使男性血清睾酮含量明显提高，皮质醇降低；睾酮在促进蛋白质合成，特别是肌肉骨骼肌及生殖器官的蛋白质合成具有重要的生物学功能。

刘永存等将少弱精子症患者 150 例随机分为三组，虫草治疗组采用虫草复方胶囊治疗（由冬虫夏草、紫河车、熟地黄、地黄、山茱萸、枸杞子、山药、麦冬、天冬、茯苓组成），6 粒/次，3 次/日，口服，30d 为 1 个疗程，连续治疗 3 个疗程。西医基础治疗对照组采用左卡尼汀干预治疗，五子衍宗丸对照组使用五子衍宗丸治疗，对比三组治疗效果。结果显示，虫草治疗组在改善精子质量方面明显优于五子衍宗丸对照组和西医治疗对照组，治疗组临床有效率92.0%，明显高于五子衍宗丸对照组和西医治疗对照组，差异显著，具有统计学意义（$P <$ 0.05）。

代淑静等将 85 例男性弱精症患者随机分为观察组 42 例和对照组 43 例。2 组均采用基础治疗，对照组联合应用他莫昔芬，观察组应用虫草复方片（由冬虫夏草、人参、鹿茸、何首乌、骨碎补、马鞭草、覆盆子、黄精、菟丝子、枸杞子、淫羊藿、沙苑子等 19 味中药材组成）联合他莫昔芬治疗。观察 2 组治疗前后精液参数和激素水平变化，随访 1 年配偶妊娠率。结果显示，2 组治疗前精子密度、精子活率、（a ＋ b）级精子比例、a 级精子比例比较差异均无统计学意义（P 均 ＞0.05），治疗后各项指标均较治疗前明显改善（P 均 ＜0.05），且观察组各指标改善情况均明显优于对照组（P 均 ＜0.05）；2 组治疗前睾酮（T）和促黄体生成素（LH）水平比较差异均无统计学意义（P 均 ＞0.05），治疗后观察组 T 和 LH 水平、对照组 T 水平均明显升高（P 均 ＜0.05），且治疗后观察组 T 和 LH 水平均明显高于对照组（P 均 ＜0.05）；2 组在用药期间均未出现不良反应，且血尿常规、肝肾和心脏功能检查均未发现异常；结束后随访 1 年，观察组配偶妊娠率明显高于对照组（$P ＜0.05$）。

4. 痛经

王丽君等在蒙医理论用药方法的指导下，从整体观念出发，以辨证施治为总体原则，以虫草复方制剂为主要方剂，对症辨证灵活用药，针对不同证型灵活加用升阳十一味丸、苏格木勒 −7 味丸加减药物等，治疗痛经 80 例。经治疗 3 个月经周期后，痊愈 47 例（58.75%），显效 16 例（20.00%），有效 13 例（16.25%），无效 4 例（5.00%），总有效率为 95.00%。80 例患者月经不调情况均有一定的改善。

5. 更年期功能失调性子宫出血

郭霞苹等选取 80 例更年期功能失调性子宫出血患者，按照随机数字表法分为观察组和对照组各 40 例。两组均进行全面刮宫，对照组给予米非司酮片治疗，观察组在对照组治疗基础上加服虫草复方制剂（为蒙药，主要由冬虫夏草、益母草、沙棘、赤爬子、诃子、五灵脂、红花、木香、山柰、刺柏叶、土木香、鹿茸、小白蒿、丁香、朱砂、人工牛黄、牛胆粉、硼砂 18 味中药组成），均治疗 3 个月。结果显示，观察组总有效率 92.5%，对照组总有效率 75.0%，两组比较，差异有统计学意义（$P < 0.05$）。治疗后，两组月经色淡有块、小腹疼痛、气短神疲、面色萎黄等中医症状积分均较治疗前降低（$P < 0.05$），观察组的 4 项中医症状积分均低于对照组（$P < 0.05$）。治疗后，两组 Hb 水平均较治疗前上升（$P < 0.05$），子宫内膜厚度均较治疗前减小（$P < 0.05$）；观察组 Hb 水平高于对照组（$P < 0.05$），子宫内膜厚度小于对照组（$P < 0.05$）。治疗后，两组促卵泡生成激素（FSH）和促黄体生成素（LH）水平均较治疗前下降（$P < 0.05$），雌二醇（E_2）水平均较治疗前升高（$P < 0.05$）；观察组的 FSH 和 LH 水平均低于对照组（$P < 0.05$），E_2 水平高于对照组（$P < 0.05$）。两组不良反应发生率比较，差异无统计学意义（$P > 0.05$）。

6. 其他疾病

卢俊芳等报道 200 例雄激素性脱发患者内服中药虫草复方制剂（方药组成：冬虫夏草 10g，当归 15g，川芎 12g，人参 10g，茯苓 15g，焦白术 15g，桑白皮 15g，熟地黄 20g，菟丝子 15g，旱莲草 30g，天麻 15g，西红花 6g，制首乌 20g，白芍 15g）进行临床疗效观察，水煎服，每日 1 剂，煎 3 次，前两煎药混匀，分两次温服，每次 250mL，早晚各 1 次，第 3 煎外洗 20min。4 周为 1 个疗程。结果显示，200 例雄激素性脱发患者中，经用药 3 个疗程后，痊愈 148 例（74.0%），好转 50 例（25.0%），无效 2 例（1.0%），总有效率 98%。半年后随访，全部病例有不同程度的复发，经再次用药而愈。

宁书慧等将 292 例非中枢性面瘫患者随机分为治疗组 210 例，对照组 82 例。

治疗组采用中药外敷疗法（药物组成：冬虫夏草 15g，麝香 10g，穿山甲 15g，牛黄 5g，全蝎 20g，蜈蚣 15g，甘草 200g，藏红花 15g，冰片 30g，珍珠粉 10g，蜂蜜 100g，香油适量，将以上药物粉碎，过 120 目药筛，用香油调制成绵软膏剂），用法为：初发患者控制在发病 7～10d 用药，将本品涂于黑色布裱褙上，敷于患病面部一侧，贴于眼、口、鬓角的三角区内，每贴 7d 为 1 疗程，一般贴敷 2 个疗程，如仍有症状，可按前法继续治疗。对照组以类固醇激素为主加其他对症治疗药物治疗，治疗 2 个疗程后分析临床疗效。结果显示，治疗组中，痊愈 158 例，有效 43 例，无效 9 例，总有效率 95.72%；对照组中，痊愈 48 例，有效 15 例，无效 25 例，总有效率 76.83%，两组比较有显著性差异（$P < 0.01$）。

第二节　冬虫夏草的药膳食疗应用

我国民间素有服用冬虫夏草作为一年四季食补和药补的传统，用冬虫夏草作为药膳或菜肴在我国由来已久。明朝《植物名实图考》上记载："羊城采以为馔，云鲜美，盖与啖禾虫同。"吴敬梓《儒林外史》第 23 回中也有冬虫夏草作为菜肴的描写。清乾隆年间唐铨衡所著《文房肆考》记载："孔裕堂，桐乡乌镇人，述其弟患怯，汗大泄，虽盛暑，处密室帐中，犹畏风甚，病三年，医药不效，症在不起，适有戚自川解组归，遗以夏草冬虫三斤，遂日和荤蔬作肴炖食，渐至痊愈，因信此物之保肺气，实腠理，确有征验，嗣后用之俱奏效。"冬虫夏草食法多种多样，有陕西的"虫草煨狗肉"、福建的"清炖冬虫夏草鸡"、广东的"冬虫夏草炖豹狸"、青海的"青炒虫草"等。除用来佐食，还有多种与医疗相结合的食法，如清朝赵学敏所著《本草纲目拾遗》中的"虫草炖老鸭"，此外民间还有"虫草炖鱼""油炸虫草"等食法，市场上还有享誉国内外的"虫草晶""虫草鸡精""虫草乌鸡王"等保健产品，很受消费者欢迎。

一、冬虫夏草的药膳食疗方法

"冬虫夏草"是驰名中外的药食兼备的滋补中药，根据文献记载，多道食疗名汤中都有冬虫夏草，如虫草炖鸡、虫草煲水鸭、虫草煲瘦肉等，也有直接用来泡水喝、泡酒喝和做成制剂服用等吃法。

研究发现，冬虫夏草的有效成分中含有极易被破坏的生物酶、多肽和挥发性成分等，传统的服用方法因干燥、炖煮、浸泡、打粉等都会造成有效成分的破坏及流失，药效成分利用率低，达不到预期的养生和治疗目的。从科学的角度分析，笔者认为冬虫夏草的最优药膳食疗方法是鲜冬虫夏草直接嚼服。冬虫夏草鲜用不仅能够解决其在干燥、炖煮、浸泡过程中营养成分流失的问题，利用率提高，而且服用量更少，临床疗效更好，更有效，更经济。

冬虫夏草市场一直以野生干制冬虫夏草为主，但近年来野生干制冬虫夏草价格不断攀升，随之出现了真假难辨、品质造假和重金属超标等问题，严重损害了消费者的利益。而生态繁育的鲜冬虫夏草不存在这些问题，并且鲜药的活性成分含量高，药理功效好。多数鲜药含有丰富的抗氧化物质，能提高人体免疫功能、抑制癌细胞病变和转移等，鲜药的应用有着广阔的前景。因此，我们应该抓住这个机会，积极深入开展鲜冬虫夏草的应用研究工作，积极推动鲜冬虫夏草的应用，为促进大健康事业的发展、保障人民身体健康发挥出积极作用。

二、鲜冬虫夏草的药膳食疗应用

鲜冬虫夏草

【原料】鲜冬虫夏草。

【制法及用法】取出鲜冬虫夏草，放置半小时解冻，直接放入口中，细嚼慢咽。每天1~2根，早餐前半小时服用。

【功效及主治】补肺益肾，健脾养胃。①用于肾虚精亏，腰膝酸痛，肺虚咳嗽，劳嗽咯血及肿瘤患者放化疗后。②用于正常人的养生保健、增强免疫力。

蜜汁鲜虫草山药

【原料】鲜虫草、枸杞、冰糖、山药。

【制法及用法】山药洗净去皮，切成条状均匀（6~8cm）小段，用水焯2min，焯过之后过冷水，沥水，摆盘，把枸杞撒在山药上面，鲜虫草插入山药芯。把冰糖用水溶化，并熬成黏稠的汤汁，将汤汁淋到山药上面即可。

【功效及主治】补肺益肾，健脾养胃。用于肾虚精亏，聪耳明目，腰膝酸痛。

鲜虫草糖醋藕片

【原料】鲜虫草，鲜嫩藕，白糖、白醋、盐少许。

【制法及用法】锅内加入清水、白醋、白糖、盐，中火烧开，自然冷却后即成白色糖醋卤，放入冰箱备用。鲜藕洗净、去藕节，切成藕片。将藕片和鲜虫草浸没在糖醋卤中，即可装盆食用。

【功效及主治】补肾益肺，清热解毒。用于肾虚遗精，肺痈，口渴口干。

海参拌虫草

【原料】鲜虫草3枚，海参400g。

【制法及用法】海参剪开去肠，清洗干净，切片，放入沸水烫一下捞出；沥干水，和虫草一起放入盘内，加入调味品，进行摆盘即可。

【功效及主治】补肾益精，止血化痰。用于肾虚遗精，肺虚劳嗽咯血。

紫苏虫草卷

【原料】紫苏叶、鲜虫草、酱牛肉、红黄菜椒、胡萝卜、黄瓜适量。

【制法及用法】将酱牛肉、红黄菜椒、黄瓜、胡萝卜、虫草切成等长的长条，把切好的条放在叶子中间，从上至下卷起，卷好后用刀从中间切开即可。

【功效及主治】补脾胃，强筋骨。用于脾胃虚弱，腰膝酸软。

虫草红极参

【原料】鲜虫草3枚，红极参、红黄菜椒、香菜、盐、蚝油、香油。

【制法及用法】红极参切条拌料酒，焯水备用；红黄菜椒切条，香菜切段，鲜虫草直接拌入，加盐、蚝油等调味品适量。

【功效及主治】补肾益精，益气血。用于肾虚遗精，气血不足。

人参鲜虫草

【原料】人参、鲜虫草各适量。

【制法及用法】将人参洗净切片、蒸熟，和鲜虫草摆盘，交替摆放，可直接食用。

【功效及主治】大补元气，补肾益肺。用于气虚体质者，阳痿遗精。

桔梗鲜虫草

【原料】鲜虫草3枚，鲜桔梗500g，盐、白糖、鸡粉、香油等适量。

【制法及用法】将桔梗切丝，和洗净的鲜虫草及调味品合在一起拌匀，即可食用。

【功效及主治】开宣肺气，化痰止咳。用于咳嗽有痰，久咳虚喘，劳嗽咯血。

海鲜拌虫草

【原料】鲜虫草、海虾250g，鱿鱼1条，红黄菜椒、洋葱、食盐、料酒、白糖、香油等。

【制法及用法】鲜虫草洗净切两半；海虾洗净，开水焯熟，去壳留仁，冷却备用；鱿鱼洗净，开水焯熟，切段，冷却备用；红黄菜椒洗净，去蒂籽切丝，洋葱去多余皮，洗净切丝。将上述食材同入盘中，加入食盐、料酒、白糖、香油调拌均匀即可。

【功效及主治】补肾壮阳，滋补。用于肾虚阳痿。

鲜虫草拌蜜汁黄精

【原料】鲜虫草3枚，鲜黄精片、冰糖各30g。

【制法及用法】鲜黄精片、冰糖一同入锅，水煎30min捞出放凉。将鲜虫草摆放于黄精周围即可。

【功效及主治】补气养阴，益肺肾。用于胃阴不足，肺虚咳嗽，劳嗽咯血。

虾仁虫草饭团

【原料】鲜虫草、虾、胡萝卜、海苔、粳米、寿司醋、食盐、鸡粉。

【制法及用法】海苔剪成长条形；鲜虾从背部用剪刀剪开，取出虾线，下锅煮熟后，去壳留仁，切小粒；胡萝卜切小粒；鲜虫草洗净，切小粒；粳米常规法蒸熟。将熟米饭冷却至40℃左右，同虾仁、胡萝卜粒、虫草粒同入碗中，加入寿司醋、食盐、鸡粉，搅拌均匀，并可以团成椭圆形饭团，将团好的饭团用海苔缠起来，即可。

【功效及主治】健脾养胃，化痰。用于脾胃虚弱，体虚乏力。

三、冬虫夏草的传统药膳食疗应用

1. 病后虚损

虫草炖老鸭

【原料】冬虫夏草3~5枚，老雄鸭1只。

【制法及用法】老雄鸭去毛及内脏，将鸭头劈开，纳虫草于中，仍以线扎好，酱油、酒如常，蒸烂食之。

【功效及主治】此方用于滋阴补肾。适用于头晕目眩、耳鸣耳聋、齿痛、失眠烦躁、手足心热、咳嗽气喘、腰膝酸痛等症。对乙型肝炎、神经衰弱、肺结核、糖尿病、尿崩症、红斑性狼疮、低血压（冬虫夏草用2枚）等亦可用作辅助治疗。《抗癌本草》称，肿瘤虚弱患者和放、化疗后，或病后虚损者，每服此鸭，可抵人参30g的功效。

【来源】《本草纲目拾遗》。

虫草炖仔鸡

【原料】仔鸡 1 只（约 1500g 的幼母鸡），冬虫夏草 5～10 枚。

【制法及用法】取仔鸡一只，去内脏洗净，在腹腔内放虫草，随后用慢火炖煮 12h，加入精盐少许，再维持煮沸状态 1～2h，即可食用。

【功效及主治】用于虚劳咳嗽等症。

虫草乌骨鸡

【原料】冬虫夏草 5 枚，乌骨鸡 1 只。

【制法及用法】乌骨鸡去毛及内脏，与冬虫夏草共炖服。

【功效及主治】此方用于补肾助阳。适用于头脑昏沉、记忆力减退、心悸怔忡、视物昏花、体虚易感冒、多汗怕冷等症。对乙型肝炎、阳痿、遗精、腰膝酸痛之肾阳肾精不足者，也有一定的治疗作用。

虫草炖乌骨鸡

【原料】冬虫夏草 10g，乌骨鸡肉 150g，山药 20g。

【制法及用法】冬虫夏草、乌骨鸡肉、山药同入锅中煮汤食之。

【功效及主治】《中国食品》食疗食补介绍，具有充精气、益脾胃、滋肝肾、疗虚损、强身体，适治一切虚损症，对气阴两虚患者补效良好。

虫草人参炖鸡

【原料】冬虫夏草 5 枚，人参 3～5g，鸡 1 只。

【制法及用法】冬虫夏草、人参、鸡同入锅中煮汤食之。

【功效及主治】具有补气虚的功效。常用于气虚者三九时节养生汤品。

猪脑炖夏草

【原料】猪脑 1 个，冬虫夏草 3g。

【制法及用法】猪脑（剔去红根不用）同冬虫夏草炖熟，食脑饮汤，每日服 1～2 次。

【功效及主治】用于补脑髓，除脑中邪热，补虚通窍。

冬虫夏草补虚茶

【原料】冬虫夏草 5～10g，西洋参 5g，黄芪 10g。

【制法及用法】水煎服作茶饮，日可饮 2～3 次。

【功效及主治】用于病后体虚、盗汗、阳痿遗精、乏力等症。

虫草灵芝汤

【原料】冬虫夏草5g，灵芝5g，瘦肉400g，无花果3粒，盐少许，水6碗。

【制法及用法】冬虫夏草和无花果略冲洗，瘦肉洗净并切片，与灵芝一并放入煲内；加水，先用武火煮沸，再用文火煲2h，加盐调味即可。

【功效及主治】本方能补虚健脑，适用于老年人或病后体虚，如记忆力减退、精神不振、睡眠不宁之症。《神农本草经》中记载灵芝能益精气、保神，是治疗神经衰弱、失眠的有效药物，与抗衰益智的冬虫夏草同用能增强健脑之功。

【来源】《冬虫夏草养生大全》。

冬虫夏草煲鳝片

【原料】冬虫夏草1~3g，大鳝片500g，猪五花肉、油适量，上汤100mL，炸蒜头5粒，酒、蚝油、豉油、糖、盐各适量。

【制法及用法】冬虫夏草洗净；大鳝片皮朝下放在砧板上，用刀背在鳝片肉面上轻轻拍敲拍松，切斜刀块；五花肉切厚片。锅置旺火上，注油，待烧至八成熟时，逐一加入鳝片炸至金黄，见鳝肉表面呈芝麻花状浮起，即盛起，以漏勺沥油，用清水漂洗；将鳝片、五花肉片、冬虫夏草放入煲内，加上汤焖至鳝肉松软，加入蒜头和调味料，接着用中小火焖约1h。

【功效及主治】滋阴壮阳，补气益血。适用于产后体虚、咳嗽、风湿痹痛、脚气、风疹、夜盲、淋巴结核等症。鳝鱼多食易致时行病复发，故不宜一次食用太多。

【来源】《冬虫夏草养生大全》。

北芪虫草汤

【原料】北芪30g，老鸭1只，紫河车20g，虫草15g，盐适量。

【制法与用法】鸭宰杀后去内脏，洗净；北芪、虫草、紫河车分别洗净，控干；鸭腹内放入北芪、虫草、紫河车，用竹签封口固定，放入锅中，加适量水炖至鸭熟烂；加盐调味，去除竹签及药渣，饮汤或助膳均可。

【功效及主治】补中益气，滋阴生血。适宜术后气血虚弱、伤口难愈者食用。

【来源】《冬虫夏草养生药膳》。

2. 产后虚损

虫草炖蛏干

【原料】冬虫夏草 30g，蛏干 60g。

【制法及用法】将蛏干与冬虫夏草同放于加盖的罐内炖 3h 熟后取食。

【功效及主治】《百病中医药膳疗法》介绍此方滋阴、清热、除烦，适治产后虚损、脏躁等症。《冬虫夏草养生大全》载其滋阴补血，用于产后调养。

虫草参芪鸡汤

【原料】冬虫夏草 10g，黄芪 20g，党参 20g，枸杞 15g，鸡 1 只，姜 3 片，盐适量，水适量。

【制法及用法】鸡杀好洗净，汆水 5min，取出，冲净；将冬虫夏草、黄芪、党参、枸杞略冲洗，与鸡及姜片一并放入煲内；加适量水，先用大火煮沸，再用小火煲 2h，加盐调味即可。

【功效及主治】本方中的党参、黄芪补益力强，合冬虫夏草、枸杞子补肾益精，效果更佳。适宜于产后脾虚气弱者服用。有些产妇会出现精神疲乏、说话有气无力、稍活动就感到气喘气急、饮食减少、进食后腹胀、大便不成形、容易出汗等气虚病症，因此宜健脾补气。

【来源】《冬虫夏草养生大全》。

圆肉虫草炖乌鸡

【原料】乌骨鸡 1200g，桂圆肉 20g，虫草 20g，干红枣 50g，盐 5g，姜 5g。

【制法及用法】乌骨鸡去毛、内脏，洗净切块；虫草除杂，小心洗净；桂圆肉、红枣、生姜用水洗净，红枣去核，生姜刮去皮，切片。将乌骨鸡、桂圆肉、虫草、红枣、姜片放入炖盅内，加入水，盖上炖盅盖，将炖盅放入锅内，隔水炖约 4h；加入盐调味，即成。

【功效及主治】补血养颜，滋养肝肾，宁心安神。适用于血虚心悸、失眠、记忆力减退、面色苍白、头晕、目眩等。尤其适宜妇人产后虚弱、病后体虚及老人血虚、心悸者食用。健康人饮用此汤，也有滋补心血、强壮身体的作用。

【来源】《冬虫夏草养生药膳》。

3. 肾虚精亏

虫草童子鸡

【原料】冬虫草 15g，童子鸡 1 只（约 500g）。

【制法及用法】将童子鸡去毛及内脏，将切碎的冬虫草纳于鸡腹内，隔水炖熟，调味服食。

【功效及主治】冬虫草性平味甘，入肺、肾二经，功能补肺肾、益精气；鸡肉甘温，功能温中益气、补精添髓。二料合用，具有补肾益精功效。常食用可促使阴茎充血、勃起，提高性欲，用于伴有阳痿、遗精、腰膝酸软的肾虚精亏症。

虫草炖黄雀

【原料】冬虫夏草6g，黄麻雀12只，生姜2g。

【制法及用法】将麻雀肉切成块，与虫草、生姜同放入锅内爆熟后一次食完。

【功效及主治】《长寿药膳》介绍此方可补脑兴阳、填精益髓，主治肾虚各类性功能减退，精液少、精虫少、活力差的不育症等。《实用补剂手册》述其适用于老年人阳气衰败、肾精亏损所致的身体虚弱、阳痿、早泄等症治疗，还有抗衰老作用。《家庭食疗手册》《百病中医药膳疗法》均述其补效，治阳虚羸瘦、神疲、阳痿等症。

虫草蒸甲鱼

【原料】冬虫夏草10g，甲鱼（又称团鱼、鳖）一只，大枣20g。

【制法及用法】先将甲鱼头砍下，待血流尽后，入锅煮至甲鱼盖边能撬起时，捞出放入凉水中，挖出内脏洗净后，把甲鱼切成六块，再入锅煮至六成熟时捞出浸泡于凉水中10min后，将甲鱼放于汤碗内，加入冬虫夏草、红枣、料酒、盐、葱、姜、蒜等，上蒸笼蒸2h熟后取食。

【功效及主治】《百病中医药膳疗法》述其滋阴退热、益气生津、补肾固精，适治腰膝酸软、遗精、早泄、阳痿、乏力、肺痨、子宫脱垂、月经不调、白带过多、虚烦不眠、盗汗、自汗、痔疮等症。

虫草蒸金龟

【原料】冬虫夏草5g，金钱龟肉1000g，火腿肉25g，瘦猪肉100g，味精、食盐、料酒、胡椒粉、姜、葱适量。

【制法及用法】将金钱龟放于盆内用开水烫几分钟取出，从颈后下刀，揭去硬壳，剥去头和爪尖，刮净黄皮，用清水洗净，将龟肉切成数块，用猪油炒片刻，烹入料酒，倒入开水煮3~5min捞出龟肉，装入大碗内加冬虫夏草、火腿肉、猪瘦肉及调料，盖好放在蒸笼内蒸至龟肉熟烂取出，再加味精、食盐、胡椒粉，即可分多次食用。

【功效及主治】《长寿药膳》述其滋阴补肾、坚阴助性，适治肾阴虚或阴虚火旺体质之性功能低下（阳痿、早泄、性欲减退）、男女不孕症等。《高脂血饮食禁忌与中医调养》述其养阴补血，适用于肝肾阴虚所致的慢性肝炎、肝硬化、白细胞减少症等。

虫草瘦肉粥

【原料】冬虫夏草 9g，瘦肉 50g，白米 100g，盐适量。

【制法及用法】将瘦肉用清水洗净，氽荡去除血水，然后切成小方块备用。冬虫夏草用清水洗净，并用网状纱布包好。将白米用清水淘洗干净，然后放入装着冬虫夏草的纱布包一同煮。煮至 7 分熟后，再放入切好的瘦肉，煮熟后将药材包取出即可。

【功效及主治】治疗阳痿、腰酸、遗精，可增强体质，加强抵抗力，促进食欲。

四物羊肾煎

【原料】锁阳、冬虫夏草各 15g，肉豆蔻、枸杞子各 5g，羊肾 1 副。

【制法及用法】将羊肾剖开去筋膜，洗净切块，与另 4 味一同入锅，水煎1h，调味，吃肉喝汤。每日 1 剂。

【功效及主治】具有补肾壮阳的功效。用于肾阳虚型性欲减退。

五味羊肉汤

【原料】精羊肉 750g，冬虫夏草 20g，淮山药、蜜枣各 30g，枸杞子 15g，生姜 6g，食盐适量。

【制法及用法】将羊肉洗净切块，入沸水中氽一下，再与冬虫夏草、淮山药、蜜枣、枸杞子、生姜一同放入砂锅内，加水适量，大火烧沸后改用文火炖至烂熟，加盐调味，吃肉喝汤。每 2 日 1 剂。

【功效及主治】具有温补肝肾、益精壮阳的功效。用于肾阳虚型女子不孕症。

虫草羊肉汤

【原料】羊肉 500g，冬虫夏草 15g，姜、蒜各适量。

【制法及用法】将羊肉洗净切块，入沸水中氽一下，再与冬虫夏草、葱、生姜一同放入砂锅内，加水适量，大火烧沸后改用文火炖至烂熟，加盐、鸡粉调味，吃肉喝汤。每 2 日 1 剂。

【功效及主治】用于肾阳不足，腰膝酸软，遗精滑精，阳痿早泄，或脾胃虚寒之呕吐嗳气，腹部冷痛，体弱畏寒，亦用于中老年人的日常保健。

冬虫夏草羊肉粥

【原料】冬虫夏草8g，枸杞2g，去核红枣6粒，羊肉片160g，葱白2段，姜2片，白米1杯，盐、水各适量。

【制法及用法】将材料分别洗净；把羊肉片放入已加入姜、葱段的沸水氽水，捞出用清水冲洗，沥干；然后连同冬虫夏草、枸杞、红枣放入白米中，加水适量煮成粥，下盐调味即可。

【功效及主治】益气养阴，填精补血。用于肺肾虚弱所致的腰膝酸痛、头晕目眩。阳性体质不宜。

【来源】《冬虫夏草养生大全》。

冬虫夏草蒸乳鸽

【原料】冬虫夏草1~3g，乳鸽1对，水发香菇、冬笋各15g，火腿肉20g，料酒5g，精盐4g，味精0.5g，清汤600mL。

【制法及用法】将乳鸽放入冷水中憋死，褪毛、剖腹、去内脏，洗净，放入开水中飞水；冬虫夏草洗净；香菇剪去菇柄，洗净；冬笋、火腿片分别摆在乳鸽上，加入料酒和清汤，盖严。上笼用大火蒸约2h直至鸽肉酥烂，出笼，下精盐、味精，调好味即可食用。

【功效及主治】补血益气，滋肾壮阳。适用于肾虚阳痿、遗精、早泄、腰膝酸软、气短乏力、记忆力减退、自汗、盗汗等症。

【来源】《冬虫夏草药膳滋补大全》。

4. 支气管炎、支气管哮喘

虫草老鸭汤

【原料】老鸭1只，虫草10g，红枣6枚，姜葱适量。

【制法及用法】将宰杀后的老鸭洗净，控干水分，再将红枣洗净，去核，姜切片，葱切段。首先将切好的葱段、姜片和红枣、虫草放入洗净的鸭肚内，用牙签封口；把放好药物的鸭子放进小锅，加入适量清水、盐、料酒；再将小锅放进已经倒好水的大锅内，隔水用文火炖1h左右，就可以食用。

【功效及主治】用于肺气虚型的慢性支气管炎。

虫草蒸鹌鹑

【原料】冬虫夏草8g，鹌鹑8只。

【制法及用法】将冬虫夏草分别放入去内脏的每只鹌鹑腹内，用线扎好置入碗内，加入葱、姜、胡椒、食盐等调料后，放入蒸笼内蒸熟取食。

【功效及主治】《百病中医药膳疗法》述其补肾润肺、强筋健骨，适治肺结核骨蒸潮热及肾虚之腰膝酸痛、神疲、倦怠、乏力、食少等症。《冬虫夏草药膳滋补大全》述其益肺肾，补气血；止咳嗽，强筋骨。适用于病后体弱、食欲不振、肾虚腰痛、遗精、盗汗、骨蒸劳热、肺虚咯血、咳嗽、哮喘、寒邪积饮型肺源性心脏病等症。健康人进补有防病延年、强身壮体的作用。

虫草烤鲍鱼

【原料】冬虫夏草6g，鲍鱼60g，枸杞子15g，白糖适量。

【制法及用法】将鲍鱼用开水煲至熟软，入锅加冬虫夏草、枸杞子及白糖，烤熟后取食。

【功效及主治】《古今长寿秒方》《实用补剂手册》均述其可补肺益气、止咳定喘、补肝肾，适治老年人慢性支气管炎、肺气肿、肺结核、虚劳喘嗽、动脉硬化、老年白内障等症。健康人四季可食，能滋补强壮。鲍鱼含有鲍类素，还有抑制癌细胞的作用。

虫草猪肺汤

【原料】冬虫夏草10g，黄芪12g，大枣10枚，猪肺1具。

【制法及用法】取猪肺（不落水）与诸药清水炖烂，饮其汤食其肺，每天哮喘发作先兆时用。

【功效及主治】用于支气管哮喘。

虫草白果胎盘

【原料】鲜胎盘1具，白果仁45g，虫草10g，麻黄9g，生姜9g。

【制法及用法】鲜胎盘清水洗净，白果仁煮熟后去皮去心，用凉水焯去苦水，麻黄用一小布袋装好，生姜洗净去皮，拍破。上药放入砂锅内，加水适量，炖至胎盘熟烂，取出麻黄布袋，加适量食盐，即可服食。

【功效及主治】此方能补益肺肾，定喘消痰，兼可温散寒邪。上述病证见咳喘日久，动则喘甚，痰多胸闷，腰酸肢冷，小便频多等。

猪肺冬虫夏草汤

【原料】 鲜猪肺250g，冬虫夏草3g。

【制法及用法】 先将猪肺洗净切成块，与冬虫夏草一同入砂锅，加水适量，先用旺火煮沸，再转用慢火炖煮约2h，猪肺熟烂，佐餐食用。

【功效及主治】 此药膳具有补肺益肾、止咳平喘之功效。适用于老年支气管哮喘，以及肺肾阴虚所致的咳嗽少痰、腰酸膝软、潮热颧红、盗汗等症。

灵草鸭子

【原料】 净鸭子1000g，土豆100g，灵芝10g，冬虫夏草10g。

【制法及用法】 鸭子宰杀洗净，入水汆透，插上虫草。将土豆和灵芝上笼蒸透提出药液，倒在鸭子上，用盐、料酒腌好，上笼蒸烂即可。

【功效及主治】 此药膳具有补气强身、健胃安神之功效。适用于虚劳咳喘、头晕失眠、消化不良等。

虫草白及粥

【原料】 糯米100g，冬虫夏草粉10g，白及粉30g，冰糖适量。

【制法及用法】 将糯米、冰糖放入砂锅内，加清水适量，煮成稀粥，然后均匀地调入冬虫夏草粉、白及粉，稍煮片刻，至粥黏稠即停火，再闷3~5min即可。每日早、晚分食。

【功效及主治】 此药膳具有补益肝肾、敛肺止血的功效。用于慢性支气管炎、支气管哮喘、支气管扩张、肺结核、淋巴结核、自汗盗汗、腰腿痛、阳痿、遗精等病症。《冬虫夏草养生大全》述其补肺益肾，适用于久咳肺虚、劳嗽痰血等症。

汽锅虫草蛤蚧

【原料】 蛤蚧300g，虫草10g，仔母鸡肉100g，熟云腿50g，蛋清适量，姜3g，精盐12g，味精3g，胡椒粉2g，葱段10g。

【制法及用法】 将净蛤蚧挖去眼睛，剁成3段，洗净；仔母鸡剁成同蛤蚧一样大小的方块，漂洗干净；云腿切成片，虫草洗净；炒锅上中火，注入清水，放入蛤蚧、鸡块，煮沸并将料汆透，撇去浮沫，捞出再次用温水洗净；鸡块入汽锅，上面盖上蛤蚧，调入盐、味精、胡椒粉；用罗筛将原汁过滤两次，倒入汽锅中；云腿、虫草一起放入汽锅中，加葱段、姜片，盖上盖，用蛋清封严结合处，炖在盛有500mL水的汽锅上，用布条封严结合处，用中火炖熟，拣去葱、姜即可。

【功效及主治】补肺气，益精血，定喘咳。

【来源】《冬虫夏草养生药膳》。

5. 肝炎

冬虫夏草黄芪蒸瘦肉

【原料】冬虫夏草（4~6）岁1g，（7~10）岁2g，10岁以上3g；黄芪（4~6）岁10g，（7~10）岁15g，10岁以上20g；新鲜瘦肉50g；适量水（约150mL）。

【制法及用法】冬虫夏草、黄芪、新鲜瘦肉50g加适量水（约150mL），用瓷缸加盖在锅内蒸熟。肉、渣、水1次服完，1日2次。

【功效及主治】4个月为1疗程。每服完1个月复查1次肝功能和HBsAg，以进行疗效观察和比较。冬虫夏草、黄芪食疗对乙肝表面抗原阳性转阴有一定的作用。

虫草饭

【原料】冬虫夏草2枚，大米适量。

【制法及用法】虫草2枚，洗净，放入高压锅内与米饭同时蒸熟后吃。1~2次/日，连服3~6个月。

【功效及主治】此方作为中药治疗乙型肝炎大三阳、小三阳的辅助治疗会有良好效果。

虫草老鸭

【原料】冬虫夏草10g，老雄鸭1只，荷叶1张，料酒、葱、姜、精盐、胡椒粉、味精各适量。

【制法及用法】老鸭宰杀后，剖腹取内脏，剁去爪，冲洗干净，入沸水中焯去血水；鸭腹及周身用料酒、精盐涂擦；冬虫夏草用水洗净备用；将老鸭顺头颈剖开，将部分虫草放入鸭头及颈内，余下虫草连同姜片、葱、胡椒粉、料酒装入鸭腹内，用荷叶包好，扎紧，上笼蒸约2h即可。

【功效及主治】此方具有补肺益肾、清热解毒、滋补强身、止咳平喘的功效。用于慢性肝炎、肾炎、肝硬化。感冒、急性气管炎、肺炎等疾病初起者，不宜食用。

6. 补血养颜

虫草黄精煲骨

【原料】冬虫夏草 10～15g，黄精 30～50g，陈皮 30～50g，牛骨髓 200～250g，食盐少许。

【制法及用法】冬虫夏草、黄精、陈皮和牛骨髓分别用清水洗干净，备用。瓦煲内加入适量清水，先用猛火煲至水开，然后加入以上全部材料，改用中火继续煲 3h 左右，加入少许食盐调味，即可饮用。

【功效及主治】本方具有补血养颜、补肝肾、养血润燥、健体强精的作用。

虫草鳝鱼汤

【原料】黄鳝 250g，冬虫夏草 5g，杏仁 25g，陈皮末 10g。

【制法及用法】将黄鳝洗净切碎，与冬虫夏草、杏仁、陈皮末一起加水适量炖熟，加少许调料。吃肉喝汤，每日 1 剂，连服数日。

【功效主治】补虚损，益精气，化痰止咳。适用于肺虚咳嗽日久、身体消瘦者。适宜于慢性咳嗽，急性有实热者不宜。

牛髓虫草汤

【原料】牛髓、山药各 400g，冬虫夏草、胎盘粉各 50g，蜂蜜 500g。

【制法及用法】共捣烂和匀，隔水炖 30min。每服 2 汤匙，口服 2～3 次。

【功效及主治】用于再生性贫血。

虫草抗衰茶

【原料】冬虫夏草 6g，西洋参 5g，灵芝 10g，首乌 10g，黄芪 20g。

【制法及用法】共研细末均匀，每次用 10～20g。煎水代茶饮。

【功效及主治】是中老年慢性病患者最佳药茶，具有良好抗衰老和消除疲劳作用。

西米虫草雪蛤

【原料】虫草 10 根，雪蛤（林蛙油）10g，西米 50g，琼脂 3g，冰糖 50g。

【制法及用法】雪蛤用温水泡发透，择去杂质、黑籽、油筋，洗净；冰糖打碎，加水熬成糖汁；虫草除杂，小心洗净；西米放入沸水锅中煮透；将虫草、雪蛤放入蒸杯内，加入冰糖汁、琼脂，隔水上笼蒸 30min，出笼，加入西米拌匀即成。

【功效及主治】润肤，美容。适用于面色萎黄、肌肤不润、女性性功能低下等。

【来源】《冬虫夏草养生药膳》。

7. 癌症

虫草海参虾

【原料】冬虫夏草20g，海参150g，虾50g。

【制法及用法】冬虫夏草稍煮捞出，与发好的海参、虾共同用油、盐、调料炒熟食用。

【功效及主治】冬虫夏草滋肺阴、补肾阳、止血化痰。海参甘温，补肾益精、强阳滋阴、补血润燥、抗癌。本方用于肺癌患者的药膳食疗。

冬虫草炖水鸭

【原料】冬虫草10g，1只约500g的水鸭。

【制法及用法】水鸭去毛及内脏，冬虫草洗净，纳入鸭腹中，丝线缝合，加水适量，慢火炖热，加食盐调味服食。

【功效及主治】冬虫夏草有补虚秘精、止嗽化痰止血的功效。水鸭有补中益气滋阴的功效。综合该药膳方具有润肺补中、滋肾益精之功；适用于肺癌咯血及晚期癌症肺脾肾俱虚、形体虚衰者。

女贞子虫草炖阿胶

【原料】女贞子40g，虫草40g，淮山药40g，杜仲20g，陈皮1角，阿胶40g，花胶120g，猪瘦肉120g，精盐少许。

【制法及用法】花胶预先用清水浸透使其发开，洗干净，切成块状；虫草、淮山药和陈皮分别用清水浸透、洗净；女贞子、杜仲分别洗净；猪瘦肉洗净；阿胶打碎；将女贞子、虫草、淮山药、杜仲、陈皮、花胶和猪瘦肉放入炖盅内，加入适量凉开水，盖上炖盅盖，放入锅内，隔水炖4h左右；取出炖盅内的全部材料（可装入盘中作膳食用），再放入阿胶，继续加热使阿胶融化，最后加入盐调味即可。

【功效及主治】健脾补肾，滋阴清热。适用于女性生殖系统癌瘤等。

【来源】《冬虫夏草养生药膳》。

8. 妇女更年期综合征

沙参虫草炖龟肉

【原料】沙参20g，冬虫夏草10g，乌龟1只。

【制法及用法】乌龟去肠杂，加水适量，一同煎汤，饮汤食龟肉。

【功效及主治】该汤有健脾、安神、美白皮肤的功效，可用于睡眠不好、皮肤灰暗的女性、更年期女性，还是白领女性四时皆宜的补品。

虫草参味散

【原料】冬虫夏草3g，红参3g，五味子5g，炙甘草3g，水5碗。

【制法及用法】冬虫夏草、红参加工成粉末，过筛取粉；将五味子、炙甘草同放砂锅中，加水，然后用中慢火煎20min，至剩1碗药汁，倒出药汁；再加清水2碗续煎20min，倒出药汁；混合两次药汁。每日1剂，分2次用药汁送服研制好的粉末。

【功效及主治】本方适宜于神经衰弱、心悸不宁、遇事易惊、胸闷不适、气短懒言、动则汗出者服用。如有口干、心烦、舌红等症者，红参改为生晒参。

【来源】《冬虫夏草养生大全》。

9. 肾病综合征

冬虫夏草炖鸭或炖鸡

【原料】冬虫夏草、鸭或鸡。

【制法及用法】按照虫草炖仔鸡或虫草炖老鸭的方法制作服用。

【功效及主治】用于脾肾阳虚型肾病综合征，脾阳不足，纳差便溏，尿少者，偏于肾阳不足，则应温肾阳为主，对于肾功能不全的患者，可予冬虫夏草炖鸭或炖鸡。冬虫夏草具有补肺益肾之功，现代药理研究发现其具有增强机体免疫力，促进肾小管上皮细胞再生，减轻肾脏纤维化，延缓慢性肾衰发展的作用。冬虫夏草与鸡鸭等血肉有形之品配合，不但食用方便，口感极佳，且临床作用明显，但对于肾功能较差的患者需要计算蛋白的摄入量，以免蛋白质摄入过量而增加肾脏的负担。

虫草玉米冬瓜粥

【原料】冬瓜250g，鸡肉90g，鲜玉米60g，虫草5g，姜片5g，葱花5g，盐4g。

【制法及用法】将玉米、冬瓜、虫草、鸡肉、生姜洗净，放入瓦锅内，加入清水适量，用大火煮沸；转中小火煮至玉米熟烂为度，加盐调匀，撒葱花即可。

【功效及主治】滋养肺肾，利水降浊。适用于糖尿病性肾病属肺肾阴虚者，症见口干口渴、心烦、气促、小便频数而量少、全身浮肿、血压偏高、持续性蛋白尿、舌嫩红苔白、脉沉细数等。

【来源】《冬虫夏草养生药膳》。

10. 心脏病

虫草蒸鹧鸪

【原料】冬虫夏草 10g，红枣 10 枚，鹧鸪 1 只，绍酒适量，盐 5g，葱 10g，姜 5g，鸡汤 200mL。

【制法及用法】把虫草用酒浸泡 30min，红枣去核；鹧鸪宰杀后，去毛、内脏及爪；姜拍松、葱切段。把虫草、鹧鸪、红枣、姜、葱同放蒸杯内，加入鸡汤。把蒸杯置武火大气蒸笼内，蒸 50g 即成。每日 1 次，食鹧鸪喝汤，吃虫草和枣。

【功效及主治】用于气血两虚型冠心病。

【来源】《常见心脏病药膳谱》。

虫草全鸡

【原料】冬虫夏草 10g，红参 9g，仔鸡 1 只，绍酒 10g，姜 5g，盐 5g，酱油 10g。

【制法及用法】把冬虫夏草用白酒浸泡 30min 洗净；红参洗净，切片；仔鸡宰杀后去毛、内脏及爪；葱切段、姜切片。把鸡置蒸盆内，用绍酒、酱油、盐把鸡身上抹匀，加入葱、姜和上汤 600mL；把红参片、冬虫夏草放在鸡身上或鸡腹内；把蒸盆置武火上蒸 1h 即成。每日 1 次，每次食鸡肉 50g，吃虫草和红参喝汤。

【功效及主治】适用于心律不齐、气血两虚型心悸患者。

【来源】《常见心脏病药膳谱》。

虫草参苓猪脚汤

【原料】冬虫夏草 5g，黄芪 20g，酸枣仁 15g，茯苓 15g，桂枝 10g，人参 5g，甘草 5g，猪脚 500g，姜 3 片，水 6 碗，盐少许。

【制法及用法】把冬虫夏草、黄芪、酸枣仁、茯苓、桂枝、人参、甘草略微冲洗，放入砂锅内，加水浸泡 30min；将猪蹄洗净，放沸水中氽水；将猪蹄和姜片加入锅内，先用武火煲至水开，再改用文火煲 2h，加入盐调味即可。

【功效及主治】适用于充血性心力衰竭，表现为气血两虚、心悸、心神不宁、头晕眼花、乏力、气少懒言、唇淡、面色无华等症者。

【来源】《冬虫夏草养生大全》。

11. 高脂血症

虫草粟米粥

【原料】冬虫夏草 10g，粟米 100g，红糖 20g。

【制法及用法】先将冬虫夏草洗干净，晒干或烘干，研成极细末，备用。粟米淘洗干净，放入砂锅，加水适量，大火煮沸后改用小火煨煮，米熟时调入冬虫夏草粉、红糖即成。

【功效及主治】补虚益精，化痰降脂。主治各种类型的高脂血症，中老年人肝肾阴虚、阴虚阳亢型高脂血症患者尤为适用。

【来源】《高脂血饮食禁忌与中医调养》。

虫草山楂猪腱汤

【原料】冬虫夏草 3g，绞股蓝 10g，郁金 10g，山楂肉 10g，桃仁 10g，猪腱300g，姜 3 片，盐少许，水 5 碗。

【制法及用法】先将药材略冲洗，全部放入煲内，加水浸泡 1h；将猪腱洗净，切块氽水；将猪腱也放入煲内，先用武火煲至水开，再改用文火煲 2h，加入盐调味即可。

【功效及主治】适用于血脂增高、胸痛胸闷、痛处固定、两肋胀满、面色晦暗者服用。

【来源】《冬虫夏草养生大全》。

12. 糖尿病

母鸡虫草蛋

【原料】老母鸡 1 只，冬虫夏草 10g，鹌鹑蛋 20 枚，姜 5g，葱段 10g，精盐2g，味精 0.6g。

【制法及用法】将鹌鹑蛋煮熟去壳备用，将老母鸡宰杀煺毛，开膛除去内脏；将冬虫夏草、去壳的鹌鹑蛋塞入母鸡腹内，入姜、葱，武火烧开，文火慢炖，待熟透放入盐、味精即成。每日2次，早晚佐餐食用。

【功效及主治】具有补益气血、补肾益精的功效。适用于阴阳两虚糖尿病并发肺结核者。

【来源】《中华药膳防治糖尿病》。

虫草鲍鱼盅

【原料】鲍鱼300g，虫草5g，干红枣10g，莲子5g，枸杞5g，油菜心30g，盐4g，味精2g，料酒5g，胡椒粉2g，高汤适量。

【制法及用法】将鲍鱼去掉杂质，洗净，表面剞上十字花刀；虫草、莲子、枸杞、红枣用开水烫20min后洗净；将鲍鱼、虫草、红枣、莲子、枸杞、菜心摆入蒸碗内，加入高汤、盐、味精、料酒、胡椒粉，盖上盖，上笼蒸半个小时即成。

【功效及主治】补肺益肾，养血益肝。适用于辅助治疗体弱及后期糖尿病、肾虚等。

【来源】《冬虫夏草养生药膳》。

虫草豆蔻炖全鸭

【原料】虫草10g，白豆蔻6g，老鸭1只（约1000g），料酒10g，姜片5g，葱段10g，盐5g，胡椒粉3g。

【制法及用法】鸭宰杀，去毛、爪，剖腹，去内脏，冲洗干净；将鸭放入沸水锅内氽烫片刻，捞出用凉水洗净；虫草用温水洗净泥沙，用白酒浸泡30min；白豆蔻去壳，烘干，研成粉。将鸭头顺鸭颈劈开，取8~10枚虫草纳入鸭头内，再用棉线缠紧，余下的虫草与白豆蔻粉、姜、葱一同装入鸭腹内，放入炖锅中，加入清水2000mL，调入盐、料酒、胡椒粉；炖锅置大火上烧沸，再用小火炖煮1.5h即成。每日1次，佐餐食用。每次吃鸭肉30~50g，随意喝汤。

【功效及主治】平补脾胃，滋阴补肺。适宜上消、中消型糖尿病患者食用。

13. 高血压

益气降压瘦肉汤

【原料】冬虫夏草5g，黄芪20g，葛根15g，生白术15g，怀牛膝10g，当归10g，五味子6g，生晒参6g，瘦肉300g，姜3片，盐少许，水5碗。

【制法及用法】将药材略作冲洗，沥干放入锅内，加水浸泡30min；瘦肉洗净切开成几大块，连同姜片放入已浸泡好的药材中；先用武火煲至水开，再改用文火煲2h，加入盐调味即可。

【功效及主治】适用于高血压病，表现为眩晕、面色无华、舌质淡白、脉沉细无力、腰膝酸软、乏力气短、精神倦怠等症状者。

【来源】《冬虫夏草养生大全》。

冬虫夏草药膳食疗应用中注意事项：

（1）过量食用虫草，一部分人会出现一些调理反应（也称整健反应），如刚开始服用的头几天晚上可能会出现精神很好，晚上睡不着，服用虫草的人大部分都会有这种现象，这是调理反应，属正常现象，不会影响身体和工作；有部分人会出现拉肚子，有便不尽的感觉，以及有局部搔痒、口干、喉部不舒服、头昏、无力、心律不齐、血压变化，或吃虫草后有些地方感觉疼痛，或旧伤的地方出现瘀青等现象，都属于调理反应，不是副作用。如调理反应激烈时，可多喝水，亦要减少服用量，甚至停服几天后再服用。

（2）药膳制作注意事项：为了不让其有效成分流失，最好用冻水清洗，特别注意的是，绝对不能用沸水；在炖、煲、煮时，最好用特别的砂煲、砂锅，也可用搪瓷或铝锅、陶瓷器具，绝对不能用铜、铁、锡等器具，以免影响功效；炖、煲、煮时用水一定要用清洁的自来水、井水，最好是泉水；一般未沸前用武火，沸后用文火；炖、煲、煮的时间一般为水沸后 50～60min，炖 2h 左右，高山的野生虫草药效高，还可以将虫草捞起来，再煲一次；最好早晚或早中晚服用，中老年人最好是在饭前服用，特别是早晨空腹时服，有利于滋补成分的吸收。

参考文献

[1] 肖建，杜春玲. 慢性阻塞性肺疾病病因及发病机制研究进展 [J]. 中国老年学杂志，2014，34 (11)：3191 – 3194.

[2] 中国中医药学会内科分会肺系病专业委员会. 慢性阻塞性肺疾病中医诊疗指南 (2011 版) [J]. 中医杂志，2012，53 (1)：80 – 84.

[3] 牟玮，宋雅琳，张硕，等. 冬虫夏草治疗慢性阻塞性肺疾病临床疗效的系统评价 [J]. 中国循证医学杂志，2013，13 (11)：1373 – 1381.

[4] 叶文平，刘云雅，张捷. 调补肺肾法对慢阻肺稳定期综合预后指标影响的临床研究 [J]. 世界中医药，2016，11 (8)：1530 – 1534.

[5] 喻照明，李川海. 中西医结合治疗慢性阻塞性肺疾病急性加重期 66 例临床

分析［J］．现代医药卫生，2015，31（14）：2189－2191.

［6］宋宗元．中西医结合治疗慢性支气管炎临床体会［J］．亚太传统医药，2015，11（6）：79－80.

［7］郭艳玲．益气宣肺平喘方与氨溴索治疗老年慢性支气管炎45例分析［J］．河南职工医学院学报，2014，26（3）：336－337.

［8］徐曼．中医治疗慢性支气管炎临床疗效分析［J］．中国继续医学教育，2016，8（2）：179－180.

［9］辛淑梅．哮证的辨证施护［J］．中国中医药咨讯，2011，3（20）：314.

［10］王中华．哮证的中医治疗分析［J］．中国现代药物应用，2015，9（7）：237－238.

［11］崔海岩．哮证患者的中医辨证治疗［J］．中国卫生标准管理，2017，8（6）：78－80.

［12］苏亚，王玮．宣肺补肾法治疗小儿支气管哮喘64例［J］．中国中医药现代远程教育，2011，9（10）：38－39.

［13］王玮，苏亚．宣肺补肾法对支气管哮喘患儿血清IL－4和INF－γ含量的影响［J］．中国中医药现代远程教育，2011，9（14）：89－90.

［14］王玮，苏亚．宣肺补肾法对支气管哮喘患儿血浆ET－1和NO含量的影响［J］．中国中医药现代远程教育，2011，9（12）：125－126.

［15］程霄．人工冬虫夏草对肺纤维化的临床干预作用［J］．实用心脑肺血管病杂志，2014，22（4）：152－153.

［16］牟玮，宋雅琳，张硕，等．冬虫夏草治疗慢性阻塞性肺疾病临床疗效的系统评价［J］．中国循证医学杂志，2013，13（11）：1373－1381.

［17］渠景连，龚婕宁．中医药防治肺纤维化作用机制研究进展［J］．中国中医基础医学杂志，2015，21（6）：772－775.

［18］金莲，李常，王英．中医药治疗特发性肺间质纤维化研究进展［J］．中国药业，2017，26（8）：95－97.

［19］邢筱华．保元胶囊对特发性肺纤维化患者肺功能的影响［J］．陕西中医，2012，33（12）：1571－1572.

［20］杨露梅，孙艳林，刘新艳，等．保元胶囊对肺间质纤维化患者抗氧化水平的影响［J］．河北中医，2012，34（12）：1771－1773.

［21］陈炜，张念志，王前程．参七虫草胶囊治疗肺间质纤维化临床研究［J］．

中医药临床杂志，2013，25（1）：20－21.

[22] 郑莉，孙昕，刘恩顺. 中医药辅助治疗肺结核的临床研究现状［J］. 医学综述，2013，19（12）：2199－2201.

[23] 刘嵋松，孙良梅，王胜圣，等. 中西医结合疗法治疗初治继发性肺结核病的临床疗效及安全性评价［J］. 中国中医药信息杂志，2013，20（9）：6－9.

[24] 梅小平，谭赤县，敬雪明，等. 耐药性肺结核形成的原因分析与治疗［J］. 四川医学，2006，27（4）：384－385.

[25] 吴立盘，张飞龙. 中西医结合治疗肺结核102例［J］. 光明中医，2014，29（12）：2609－2610.

[26] 刘道恒，仵倩红. 结核丸辅助治疗首次复治菌阳肺结核患者疗效观察［J］. 临床肺科杂志，2014，19（7）：1339－1340.

[27] 邓郡，曾建国，欧艳. 中成药治疗结核病概况［J］. 湖南中医杂志，2011，27（3）：146－147.

[28] 杨志彬，展春，杜建民，等. 冬虫夏草辅助治疗肺原性心脏病呼吸衰竭30例疗效观察［J］. 浙江中西医结合杂志，2002，12（5）：268－269.

[29] 罗建华，李隆祥，徐婷婷，等. 矽肺患者反复呼吸道感染与免疫功能关系的临床研究［J］. 中国全科医学，2012，15（4）：400－401.

[30] 曹娅丽. 冬虫夏草制剂对慢性肾功能不全患者 T 细胞亚群的影响［J］. 北京中医，2006，25（10）：585－586.

[31] 马利平，贺蕾蕾. 肾益康胶囊联合西药治疗脾肾亏虚型慢性肾小球肾炎随机平行对照研究［J］. 实用中医内科杂志，2016，30（5）：71－73.

[32] 聂莉芳. IgA 肾病中医病名、证候特点及益气滋肾治法研究［J］. 中国中西医结合肾病杂志，2015，16（1）：1－3.

[33] 卢晓梅，李开龙. IgA 肾病治疗现状［J］. 中国中西医结合肾病杂志，2015，16（8）：747－749.

[34] 赵明明，谢雁鸣，张寅，等. 2683例 IgA 肾病患者临床特征与中西药联合应用分析［J］. 中华中医药杂志（原中国医药学报），2017，32（3）：1037－1040.

[35] 王祥生，周伟. 白金胶囊治疗血尿为主 IgA 肾病80例临床观察［J］. 光明中医，2006，21（1）：57－58.

[36] 尹懿，汪东涛，鲁路，等. 肾衰营养胶囊改善慢性肾衰竭模型大鼠贫血状态的研究［J］. 时珍国医国药，2015，26（6）：1311－1313.

[37] 汤臣，倪克民，王琴，等. 肾衰宁治疗肾性贫血疗效的临床探讨 [J]. 中外医疗，2016，35（32）：156-157，163.

[38] 刘晓利，吴玉梅. 冬虫夏草治疗糖尿病肾病作用机制研究进展 [J]. 山东医药，2015，55（46）：98-100.

[39] 陈丽萍，崔云竹. 单味中药及提取物在糖尿病肾病中的应用 [J]. 光明中医，2015，30（1）：180-181.

[40] 付望舒，邵率，战卿，等. 红参虫草胶囊联合贝那普利治疗糖尿病肾病40例临床研究 [J]. 中国药业，2015，24（6）：29-30.

[41] 王骆冰. 益肾健脾养肝法治疗老年高尿酸血症肾病的临床研究 [J]. 湖北中医药大学学报，2016，18（3）：71-73.

[42] 陈晓. 自然免疫平衡疗法治疗肾病综合征临床观察 [J]. 中国实用医药，2016，11（16）：166-167.

[43] 韦存胜，孙彬，顾小花，等. 慢性肾衰竭患者认知损伤的评估与分析 [J]. 中华医学杂志，2014，94（33）：2584-2588.

[44] 张传波，许征. 中西医结合治疗慢性肾功能衰竭62例临床观察 [J]. 中西医结合研究，2014，6（3）：149-150.

[45] 王振常，毛德文，黄彬，等. 慢性乙型肝炎免疫状态与中医证型的相关性研究 [J]. 辽宁中医杂志，2009，36（7）：1058-1059.

[46] 肖丽华，覃顺寿，覃昱，等. 冬虫夏草、黄芪对乙型肝炎表面抗原阳性转阴的研究 [J]. 中国当代儿科杂志，2000，2（3）：231-232.

[47] 赵海平，陈和利，刘红宁，等. 参灵草口服液干预64例慢性无症状乙肝病毒携带者效果的自身前后对照研究 [J]. 中国循证医学杂志，2015，15（2）：125-129.

[48] 中华医学会肝病学分会脂肪肝和酒精性肝病学组. 非酒精性脂肪性肝病诊疗指南（2010年修订版）[J]. 中华肝脏病杂志，2010，18（3）：163-166.

[49] 郑昕，王亚平. 非酒精性脂肪性肝炎的中医药研究进展 [J]. 陕西中医学院学报，2011，34（2）：86-87.

[50] 胡贤达，岳颖，武鹏，等. 冬虫夏草治疗肝脏疾病的药理作用 [J]. 临床肝胆病杂志，2016，32（4）：793-797.

[51] 俞建平，冯兰英，陈霞，等. 多烯磷脂酰胆碱联合扶正化瘀胶囊治疗非酒精性脂肪性肝炎的临床疗效 [J]. 中华全科医学，2014，12（8）：1325-1326.

［52］谢玉宝，萧焕明，施梅姐，等．肝纤维化的中医药治疗进展［J］．时珍国医国药，2016，27（3）：703－706.

［53］黎晓琴．扶正化瘀胶囊治疗日本血吸虫病肝纤维化的效果［J］．中国当代医药，2015，22（20）：136－138.

［54］刘慧．去纤软肝胶囊治疗肝硬化脾功能亢进及抗肝纤维化的效果观察［J］．中国现代药物应用，2017，11（3）：91－92.

［55］李彦霞，袁国强．从脉络学说论治慢性肺源性心脏病［J］．中医杂志，2012，53（20）：66－68.

［56］孙全立．补肺益肾汤治疗慢性肺源性心脏病心力衰竭的疗效分析［J］．中西医结合研究，2015，7（5）：233－235.

［57］蔡少杭，郑文辉，吴瑞华，等．益安宁丸辅助治疗难治性心衰41例临床研究［J］．新中医，2014，46（7）：27－29.

［58］胡贤达，黄雪，王彪，等．冬虫夏草抗肿瘤及免疫调节作用的研究进展［J］．药物评价研究，2015，38（4）：448－452.

［59］吕瑞民，王静滨，韩雪燕，等．中药联合TACE疗法对原发性肝癌免疫功能的影响［J］．中医药信息，2010，27（6）：33－35.

［60］王四明．康力欣胶囊联合甘露聚糖肽治疗肝癌的临床研究［J］．现代药物与临床，2016，31（6）：859－862.

［61］王慧敏，戈伟，曹德东，等．重组人血管内皮抑素联合放疗对Lewis肺癌小鼠肿瘤生长及VEGF表达的影响［J］．微循环杂志，2010，20（4）：19－21.

［62］Semenza GL. Defining the role of hypoxia－inducible factor1 in cancer biology and therapeutics［J］．Oncogene，2010，29（5）：625－634.

［63］郑依玲，陈小露，梅全喜，等．中药鲜药的化学成分和药理作用研究概况［J］．中药材，2017，40（10）：2485－2489.

［64］王银辉，张芳．参芪益肺糖浆联合奈达铂同步放化疗治疗晚期非小细胞肺癌临床研究［J］．河南中医，2017，37（2）：236－265.

［65］曾建伦．扶正消瘤汤联合化疗对非小细胞肺癌患者免疫功能及生活质量的影响［J］．中国中医药现代远程教育，2015，13（23）：37－38.

［66］郑晓川．中药复方联合同步放化疗治疗局部晚期直肠癌患者的疗效研究［J］．中国中西医结合消化杂志，2015，23（10）：722－724.

［67］杨峻峰，袁爱军，李平军，等．冬虫夏草口服液对晚期直肠癌化疗后 T 细胞亚群变化及副作用的影响［J］．实用临床医药杂志，2004，8（2）：69 – 70．

［68］张巍，劳微微．养胃抗瘤冲剂联合新辅助化疗方案治疗中晚期胃癌的临床疗效分析［J］．中医药导报，2015，21（12）：46 – 48．

［69］丁志明．扶正合剂对乳腺癌化疗后白细胞减少的影响［J］．中国中西医结合外科杂志，2015，21（4）：396 – 397．

［70］苏泊盛，田菲．扶正合剂联合化疗治疗晚期三阴性乳腺癌的临床观察［J］．中医药导报，2016，22（20）：23 – 25．

［71］付烨，运强，朱学明．健脾益肾气血双补法对 EPO 拮抗的肿瘤相关性贫血患者睡眠和生活质量的影响［J］．陕西中医，2016，37（6）：664 – 667．

［72］付烨，运强，张艳．茯贞膏治疗 EPO 拮抗的肿瘤相关性贫血临床研究［J］．河南中医，2016，36（12）：2140 – 2142．

［73］杨孝华．扶正消瘤汤联合 CIK 细胞对晚期恶性肿瘤患者生活质量和免疫功能的影响［J］．河南医学，2015，21（8）：1474 – 1476．

［74］王彬，张凤云，李小园，等．红归胶囊联合化疗改善恶性肿瘤患者免疫功能的疗效观察［J］．现代药物与临床，2015，30（6）：696 – 699．

［75］张旋，黄宁，郑永唐．我国中药来源的抗 HIV 天然化合物研究进展［J］．药学学报，2010，45（2）：141 – 153．

［76］陈子瑶，邓鑫，梁健，等．中医药防治艾滋病的研究进展［J］．广西医学，2013，35（11）：1534 – 1538．

［77］王江蓉，孙建军，陈军，等．2009 年上海市人类免疫缺陷病毒感染者/艾滋病患者中医证候调查［J］．中医杂志，2011，52（13）：1122 – 1127．

［78］李洪娟，李峰，王健，等．158 例 HIV/AIDS 感染者常见中医症状和证候分析［J］．北京中医药大学学报，2005，28（1）：69 – 72．

［79］张国梁，徐经凤，刘健，等．473 例艾滋病毒感染者和艾滋病患者中医临床症状和证候分布规律初探［J］．安徽中医学院学报，2009，28（5）：21 – 23．

［80］吴欣芳，王阶，李勇．免疫 1 号方联合 HAART 对 HIV/AIDS 患者免疫功能重建的干预研究［J］．中国中药杂志，2013，38（15）：2453 – 2457．

［81］马秀珍．中药扶正抗艾胶囊联合西药治疗中老年艾滋病的有效性及安全性［J］．中国老年学杂志，2013，33（4）：783 – 784．

［82］刘永存，张钊，张亚利，等．虫草补肾胶囊对少弱精子症的临床疗效观察

[J]. 中国医药导刊，2017，18（5）：490-493.

[83] 代淑静，杨颖，梁真，等. 生精片联合他莫昔芬对男性弱精症患者精液参数的影响 [J]. 现代中西医结合杂志，2016，25（15）：1642-1710.

[84] 王丽君，宝音朝格图. 蒙医治疗痛经80例疗效观察 [J]. 中国民族民间医药，2013，22（3）：15.

[85] 郭霞苹，张洁. 吉祥安坤丸联合米非司酮片治疗更年期功能失调性子宫出血临床观察 [J]. 新中医，2017，49（6）：80-82.

[86] 南如连. 补肾中药在移植排斥反应中的应用研究概况 [J]. 河北中医，2015，37（7）：1110-1113.

[87] 李贵仁，张少斌，马传香. 冬虫夏草抑制穿透性角膜移植排斥反应的临床研究 [J]. 中国中医眼科杂志，1996，6（1）：12-14.

[88] 卢俊芳，刘飞. 中药治疗雄激素性脱发200例疗效观察 [J]. 世界最新医学信息文摘，2016，16（25）：175.

[89] 宁书慧，李小倩，李园园. 中药外敷治疗面瘫210例 [J]. 中医外治杂志，2016，25（3）：24-25.

[90] 范文昌，梅全喜，葛虹. 中医药膳食疗 [M]. 北京：化学工业出版社，2017.

[91] 健康中国名家论坛编委会. 本草纲目对症药 [M]. 长春：吉林出版集团有限公司，2010.

[92] 由能力. 药食同源祛百病 [M]. 北京：人民军医出版社，2010.

[92] 汪宗莹. 家庭自制药膳250种 [M]. 上海：上海科技教育出版社，1995.

[94] 陈禹. 五谷膳食 [M]. 北京：科学出版社，2015.

[95] 叶强. 民间药疗食谱 [M]. 广州：广东科技出版社，1995.

[96] 陈虎彪，郭岳峰，李剑扬. 冬虫夏草养生大全 [M]. 广州：广州出版社，2011.

[97] 李昊，李鹏飞，王荣. 冬虫夏草药膳滋补大全 [M]. 广州：广东科技出版社，2006.

[98] 王作生，冷同宾，江世胜. 冬虫夏草养生药膳 [M]. 青岛：青岛出版社，2013.

（林慧，范文昌，李润，蔡宏伟，许玲华）